ÉTUDE

SUR LES

FRACTURES DE L'EXTRÉMITÉ INFÉRIEURE DE L'HUMÉRUS

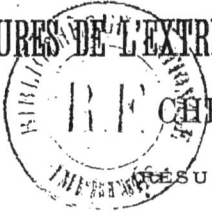

CHEZ L'ENFANT

(RÉSULTATS ÉLOIGNÉS)

ÉTUDE

SUR LES

FRACTURES

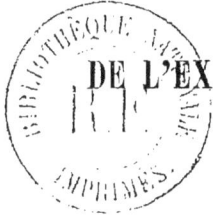

DE L'EXTRÉMITÉ INFÉRIEURE DE L'HUMÉRUS

CHEZ L'ENFANT

(RÉSULTATS ÉLOIGNÉS)

PAR

Le Docteur André TRÈVES

ANCIEN INTERNE DES HÔPITAUX DE PARIS ET DE LA CLINIQUE CHIRURGICALE INFANTILE
DE LA FACULTÉ
MEMBRE ADJOINT DE LA SOCIÉTÉ ANATOMIQUE

———— ✳ ————

PARIS

G. STEINHEIL, ÉDITEUR

2, RUE CASIMIR-DELAVIGNE, 2

——

1911

A LA MÉMOIRE DE MA MÈRE

A MON PÈRE

A MA FEMME

MEIS ET AMICIS

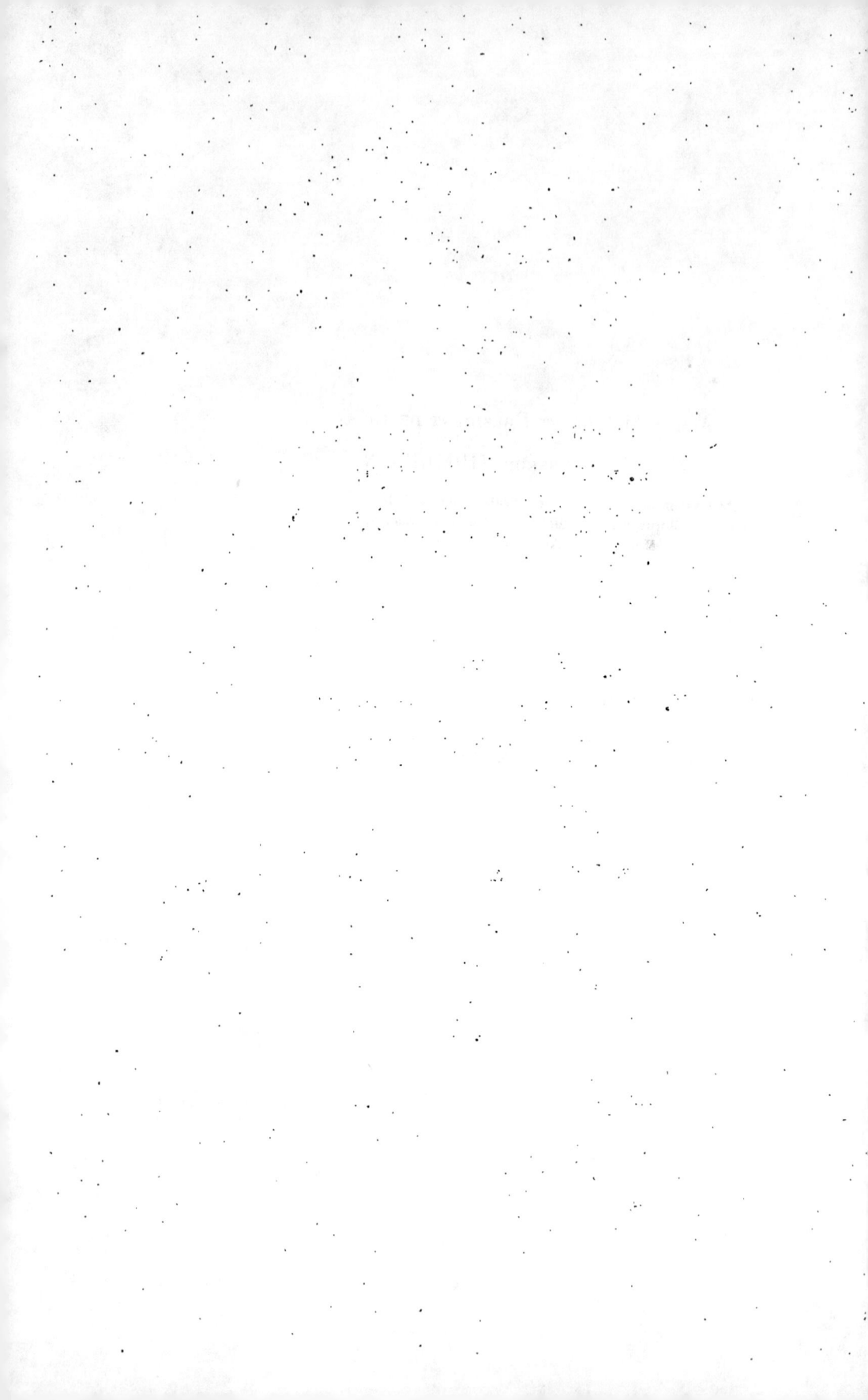

INTRODUCTION

« Nous ne connaissons pas actuellement, écrivent Destot, Vignard et Barlatier, de travail d'ensemble dans lequel figurent uniquement des observations anciennes » de fractures du coude ; c'est-à-dire de fractures remontant à deux ans au moins. Le but de cette étude est de chercher à combler cette lacune.

On y trouvera cependant des observations plus récentes : un grand nombre de fractures du coude ont en effet achevé leur évolution dans un temps beaucoup plus court ; dans certaines de nos observations, cette évolution n'était pas achevée ; je les ai publiées cependant parce qu'elles présentaient quelques particularités intéressantes.

Mais, dans son ensemble, ce travail est surtout consacré à l'étude des résultats anatomiques et cliniques éloignés des fractures de l'extrémité inférieure de l'humérus chez les enfants. J'ai éliminé de parti pris les fractures de l'adulte : elles sont beaucoup plus rares, ont une physionomie particulière, comportent des indications thérapeutiques et un pronostic tous différents.

Un travail de ce genre n'est possible que grâce à la radiographie : il faut pouvoir comparer les épreuves anciennes, prises au moment du traumatisme, avec des clichés récents. On a reconnu depuis longtemps l'importance de la radiographie. Est-il nécessaire de répéter une fois de plus qu'elle ne doit aucunement supplanter la clinique ? Elle n'a qu'un but de contrôle : l'examen le plus attentif, par le chirurgien le plus instruit, n'est pas toujours à l'abri de l'erreur ; la réduction pratiquée par les mains les plus habiles, n'aboutit pas toujours à un résultat satisfaisant : la radiographie est indispensable pour pouvoir infirmer un diagnostic erroné ou déceler une réduction insuffisante. M. Broca insiste avec raison sur la nécessité de faire exécuter toujours deux épreuves, l'une de face, l'autre de profil : il est impossible autrement d'apprécier l'ensemble des lésions d'une façon complète. Parfois même on peut être amené à faire radiographier le coude sain, dans une position symétrique, lorsque les déplacements sont légers, et qu'il subsiste un doute, surtout en présence d'un décollement épiphysaire possible. Je ne m'arrête pas à réfuter les objections faites à la radiographie : on lui a reproché de déformer les images (Sam Lloyd), d'exagérer les lésions (Grant), enfin d'être perfide (Silhol) ou inutile (Vivier). M. Broca a fait justice de ces assertions. L'exposé de la technique radiographique n'entre pas dans le cadre de ce travail : on en trouvera la description dans les ouvrages spéciaux.

La connaissance exacte du développement osseux de l'extrémité inférieure de l'humérus est indispensable : seule elle permet d'interpréter les images radiographiques : Farabeuf a publié en 1886 le résultat de ses remarquables recherches sur ce sujet : Mouchet y revient dans sa thèse. Wendt (*Fortschritte an dem Gebiete der Rœntgenstrahlen*, 1902-3, VI, pp. 215-224) montre 4o planches radiographiques, 20 de face, 20 de profil, où l'on assiste à ce développement dans tous ses détails. Enfin Destot, Vignard et Barlatier reprennent encore cette étude avec radiographies à l'appui.

J'ai laissé complètement de côté ce qui a trait à la description des symptômes, au diagnostic, à l'étiologie et au mécanisme des fractures de l'extrémité inférieure de l'humérus. Cette étude a été faite très complètement dans de nombreux ouvrages français et étrangers ; je ne crois pas qu'on puisse encore y découvrir des points intéressants ou discutés. Il en est de même pour les complications nerveuses : les travaux de MM. Broca et Mouchet, l'article de M. Savariaud ont mis au point la question : plusieurs thèses et articles plus ou moins récents en ont complété l'exposé. Elle mériterait peut-être d'être reprise, mais dans un travail d'ensemble dont elle serait l'unique objet.

Outre l'évolution et les résultats éloignés des fractures de l'extrémité inférieure de l'humérus, il m'a paru intéressant de revenir sur leur anatomie pathologique et leur traitement. Ces chapitres prêtent encore à la discussion sur bien des points, et les ouvrages récents qui leur sont consacrés sont loin d'avoir épuisé le sujet.

Muller, dans sa thèse sur les cals vicieux du coude, ne s'est occupé que des trois grandes variétés : fractures supracondyliennes, du condyle externe et de l'épitrochlée. J'ai suivi son exemple, car les autres fractures du coude sont très exceptionnelles ; l'étude des quelques cas de fractures en T et de décollement épiphysaire que j'ai pu observer, est jointe à celle des sus-condyliennes.

Sur 325 observations et radiographies du service de M. Broca, j'ai trouvé 153 sus-condyliennes, 89 condyles externes, 70 épitrochlées dont 27 avec luxation des os de l'avant-bras, 7 décollements complets de l'épiphyse humérale inférieure, et 6 décollements épiphysaires intra-articulaires de la seconde enfance (fracture diacondylienne de Kocher).

J'ai pu suivre ou retrouver 124 de ces 325 malades. Le nombre des observations s'est encore augmenté, grâce à M. le professeur Kirmisson et à M. Mouchet, et atteint le chiffre total de 162.

Voici comment se répartissent ces 162 observations :

79 fractures supracondyliennes (dont une classée par erreur parmi les condyles externes);

42 fractures du condyle externe (dont une bilatérale);

34 fractures de l'épitrochlée (dont 13 avec luxation du coude) ;

5 disjonctions épiphysaires complètes ;

1 disjonction épiphysaire intra-articulaire ;

2 fractures en T.

La proportion relative des différentes variétés de fractures relevées dans cette statistique se rapproche beaucoup des chiffres fournis par M. Mouchet en 1909 et par Destot, Vignard et Barlatier en 1908. Il en est de même pour le sexe, l'âge des malades, et le côté fracturé.

Sur 160 observations où le sexe est noté, 118 concernent des garçons, 42 seulement des filles.

Les renseignements sur l'âge des malades ont un certain intérêt. En voici le tableau pour les différentes variétés de fractures :

	Enfants de moins de 5 ans.	De 5 à 10 ans.	De 10 à 15 ans.
Sus-condyliennes	18	51	10
Condyles externes	17	21	4
Épitrochlée	1	16	17
Fractures en T.	0	1	1
Disjonctions épiphysaires totales	3	2	0
Disjonction intra-articulaire.	0	0	1
Total.	39	91	33

La grande majorité de ces fractures se produit donc chez des enfants de 5 à 10 ans; cependant les fractures des enfants très jeunes sont plus fréquentes qu'on ne le dit parfois. Seules les fractures de l'épitrochlée appartiennent presque exclusivement à la seconde enfance, ce qui s'explique par l'ossification tardive de l'épiphyse épitrochléenne.

Enfin sur 163 fractures, 97 ont atteint le coude gauche, 66 le coude droit. La proportion change seulement pour les fractures de l'épitrochlée : 20 fois la fracture siège du côté droit, 14 fois du côté gauche.

On trouvera à la fin de ce travail une bibliographie des fractures du coude ; cette bibliographie n'a pas la prétention d'être complète : je me suis efforcé seulement d'y relever aussi soigneusement que possible les publications postérieures à l'année 1897-1898, date de la thèse de Mouchet ; cet ouvrage est le premier où les renseignements fournis par la radiographie aient été utilisés systématiquement.

Je désire, en terminant cette introduction, exprimer à mon maître, M. le professeur agrégé Broca, toute ma gratitude. C'est grâce à ses conseils et à la richesse de son service en malades et en documents que j'ai pu me livrer à ce travail. Il m'a aidé de son expérience d'une question qu'il a depuis longtemps approfondie, mais en me laissant mon indépendance et le droit d'exposer mes idées, même lorsqu'elles ne concordaient pas tout à fait avec les siennes.

Mon maître, M. le professeur Kirmisson, a fait à son ancien interne le grand honneur de présider sa thèse, et l'a autorisé à utiliser les observations et les radiographies de son service ; je tiens à lui témoigner toute ma reconnaissance.

Je remercie M. le docteur Mouchet, chirurgien des hôpitaux, de l'obligeance avec laquelle il a mis à ma disposition ses observations et ses malades. Sa thèse a marqué une date dans l'histoire des fractures du coude ; j'ai essayé d'en compléter certains chapitres, que l'utilisation trop récente de la radiographie ne lui avait pas permis d'approfondir. Cette thèse n'a pas d'autre ambition que d'apporter une modeste contribution à l'ensemble des travaux publiés sous l'inspiration de notre commun maître.

M. Contremoulins et ses assistants, M. Infroit, M. Maheu, ont consenti, avec une inépuisable complaisance, à exécuter les nombreuses radiographies nécessaires à cet ouvrage. Voulant publier une sorte d'iconographie des fractures du coude, j'en ai fait calquer et dessiner un grand nombre. Mme Jeanrenaud et Mlle Chérier m'ont prêté le concours de leur talent pour cette besogne longue et parfois fastidieuse. A tous ces collaborateurs si dévoués, j'adresse un cordial remercîment.

PREMIÈRE PARTIE

FRACTURES SUPRACONDYLIENNES

CHAPITRE PREMIER

ANATOMIE PATHOLOGIQUE

Suivant la violence du traumatisme qui leur donne naissance, les fractures supracondyliennes peuvent être classées en fractures avec déplacement du fragment inférieur, fractures sans déplacement, et fractures incomplètes.

Avec Kocher, on peut distinguer en outre des fractures *par extension*, à déplacement postérieur et trait de fracture oblique en bas et en avant, et des fractures *par flexion* à type inverse.

Presque toutes les fractures supracondyliennes appartiennent à la variété dite « par extension ». Le déplacement en arrière du fragment inférieur y est plus ou moins marqué. Il peut être tel que les deux portions de l'os aient perdu tout contact et soient à une distance variable l'une de l'autre (obs. 19, 24, 27, etc.). En outre, comme l'a bien montré M. Mouchet, le fragment inférieur bascule souvent, de telle sorte que sa face postérieure tend à devenir postéro-supérieure.

Cette rotation en arrière, parfois à peine visible sur les radiographies de profil, a, nous le verrons, une importance considérable au point de vue de l'excursion future de la flexion et de l'extension. Enfin les radiographies de profil permettent d'apprécier le degré d'obliquité en avant et en bas du trait de fracture, obliquité très variable, souvent nulle. J'ai même observé deux fois une obliquité en sens inverse (obs. 5 et 14). Chez le second malade cependant le déplacement en arrière était classique.

Destot, Vignard et Barlatier accordent à la grande obliquité du trait de fracture une valeur pronostique fâcheuse, au point de vue de la réduction du déplacement et de son maintien ; je n'ai pu vérifier ce fait chez nos malades, et des fractures à trait particulièrement oblique (obs. 14, 23, etc.) ont été réduites et maintenues facilement ; elles ont présenté un résultat éloigné aussi favorable que les autres. Parmi les observations de malades traités pour cals vicieux, cette obliquité plus grande n'a pas été notée davantage (obs. 62 et suiv.).

Outre le déplacement postérieur, les fractures supracondyliennes s'accompagnent presque toujours d'un déplacement latéral, d'où, pour certains auteurs, pour Kocher en particulier, la nécessité d'admettre quatre variétés : par flexion, extension, abduction et adduction. Avec Hilgenreiner, il me semble plus logique de rattacher ces deux derniers types aux deux premiers. Sur deux radiographies seulement de fractures récentes (obs. 29 et 37), le déplacement latéral était nul ; encore avait-il peut-être été réduit dans l'observation 29. Il semble donc étrange que Colton considère ce déplacement comme exceptionnel, et résultant le plus souvent du traitement.

La fréquence et la valeur pronostique des deux variétés de déplacement latéral sont très différentes. Sur les radiographies de face, le déplacement du fragment inférieur en dedans est deux fois plus fréquent que le déplacement en dehors. Il s'accompagne très souvent d'un mouvement de bascule ; les deux fragments, engrenés en dedans, sont séparés en dehors. Dans un cas cependant (obs. 44), le mouvement de bascule était inverse. Toutes nos fractures opérées pour consolidation vicieuse présentaient ce déplacement en dedans, qui entraîne presque toujours des déformations plus marquées que le déplacement en dehors. Celui-ci s'accompagne aussi, le plus souvent, d'une bascule du fragment inférieur, mais en sens inverse. Dans l'une et l'autre variété, le degré de déplacement est très variable ; il peut être si considérable que les deux fragments perdent presque tout contact (obs. 47 et 66).

J'ai rencontré assez rarement cette obliquité du trait de fracture dans le sens frontal dont parlent Mouchet et Wendt ; ces fractures me semblent bien mériter le nom de *transversales* que leur a donné

Malgaigne. Le mouvement de bascule du fragment inférieur donne une obliquité apparente à son bord fracturé sur les radiographies de face. Cette rotation corrigée, le trait de fracture apparaît bien horizontal dans son ensemble.

Contrairement à l'opinion de Wendt, dans les quatre cas où cette obliquité existait (obs. 5, 18, 40, 72), le trait se dirigeait en haut et en dehors. Dans l'observation 98, où l'inverse s'était produit, il s'agit d'une fracture très spéciale : elle avait été classée parmi les fractures du condyle externe, même après l'examen radiographique.

La forme du trait de fracture est variable ; parfois rectiligne, il est, le plus souvent, concave en haut. Dans quelques cas (obs. 26, 36, 46), le trajet, rectiligne en dedans et en dehors, dans la portion épaisse de l'os, devient concave en haut, au niveau de la fosse coronoïdienne.

La plupart des auteurs insistent sur la gravité du passage de la solution de continuité au travers de la fosse olécranienne. Le fait est assez fréquent (obs. 17, 24, 37, 40, 41, etc.). Mais dans la très grande majorité des cas, le trait de fracture suit le bord inférieur de cette portion amincie de l'humérus (obs. 15, 19, 21, 26, 29, 30, 31, etc.). Enfin, beaucoup plus rarement, l'os est divisé, soit au-dessous (obs. 14, 43), soit au-dessus (obs. 27, 66, 67) de la cavité olécranienne. Dans ce dernier cas, le fragment inférieur est remonté très haut derrière le supérieur, qui forme en avant un butoir très saillant.

Les lésions du périoste présentent une importance considérable, en raison de son rôle dans la réparation de la fracture. Dans son ensemble, le manchon périostique est rompu aux points où s'est produit l'écartement des fragments ; il est intact dans le sens du déplacement. Le plus souvent, nous l'avons dit, le fragment inférieur est déplacé en arrière et en dedans. Le périoste est intact de ce côté ; il est adhérent au bord supérieur du fragment inférieur qu'il a suivi dans son déplacement, et décollé de la partie correspondante de la diaphyse. Il représente en somme un demi-cornet unissant les faces postérieure et interne du fragment épiphysaire, avec les faces postérieure et interne de la diaphyse, à une hauteur variable ; au-dessous du point de jonction, la diaphyse est dénudée. En avant et en dehors, au contraire, le périoste est déchiré, effiloché, et ses lambeaux irréguliers pendent au-devant de la pointe diaphysaire. Si le fragment inférieur est déplacé en dehors, le périoste est évidemment rompu en dedans, décollé, mais intact en dehors.

Les fractures sans déplacement, ou avec déplacement ébauché, méritent d'être signalées. M. Mouchet, en 1909, en avait vu 7 sur 78 sus-condyliennes. Destot, Vignard et Barlatier les considèrent comme très rares, et à peu près impossibles à diagnostiquer sans le secours de la radiographie ; mais ces auteurs pratiquent de parti pris l'examen du coude traumatisé sous anesthésie, et se privent ainsi de la recherche de la douleur localisée, si importante pour le diagnostic clinique de la fracture sans déplacement.

On trouve ébauchées, dans cette variété, toutes les déformations des fractures complètes : légère saillie antérieure du fragment diaphysaire, forme variable du trait de fracture, etc. Dans mes quatre observations de fractures sans déplacement (obs. 10 à 13), le fragment inférieur est légèrement transporté en dehors, à l'inverse de ce qui se produit le plus souvent.

Plus intéressantes sont les *fractures incomplètes.* Elles ont été très peu étudiées. Mouchet et Lobligeois, dans leurs thèses, Destot, Vignard et Barlatier dans leur livre récent, n'en font pas mention. M. Mouchet, en 1909, n'en avait vu qu'un seul cas sur 78 sus-condyliennes. M. Broca, dans ses cliniques, en a fait le premier l'étude. J'en ai réuni 9 observations (nos 1 à 9).

Le mécanisme de leur production est celui de toutes les fractures sus-condyliennes, mais la violence de l'agent du traumatisme est atténuée. La radiographie de face y montre, le plus souvent, un trait de fracture à point de départ interne, épitrochléen. La solution de continuité, après un trajet variable, s'arrête avant d'atteindre le bord opposé de l'os (obs. 1, 4, 8, 9), le plus souvent au bord externe de la cavité olécranienne.

Sur le profil, le mouvement de bascule en arrière du fragment inférieur fait bâiller l'os fracturé en avant ; mais une lame osseuse d'épaisseur variable reste intacte en arrière. La direction du trait de fracture est, en général, classique, en haut et en arrière. Parfois on trouve seulement une petite encoche au bord antérieur.

Quelquefois, à première vue, il semble s'agir d'une fracture complète. Dans l'observation 2, par exemple, sur la radiographie de face, le trait de fracture intéresse toute la largeur de l'os ; sur le profil, au contraire, on voit nettement qu'il s'agit d'une fracture incomplète. Chez le malade de l'observation 4, c'est l'inverse.

Enfin, dans l'observation 5, il s'agit d'un trait de fracture anormal fortement oblique en haut et en dehors, se terminant en pleine diaphyse, tandis que sur le profil il est très oblique en bas et en arrière.

Dans ces fractures incomplètes et dans les fractures sans déplacement, les lésions du périoste sont atténuées, mais constantes, son décollement postérieur en particulier ; sa rupture en avant est souvent peu importante.

La radiographie systématique et la recherche de la douleur localisée permettent de reconnaître la fréquence de cette forme de fractures, et évitent la confusion avec des variétés rares, telles que les fractures du condyle interne, dont je n'ai pas trouvé un seul exemple sur les 400 radiographies que j'ai examinées. L'erreur de diagnostic m'a paru évidente sur une radiographie de Frazier : l'observation n° IV de son article de 1898 publié dans l'*Universal Medical Magazine*, montre avec évidence une sus-condylienne incomplète, étiquetée fracture du condyle interne ; le trait de fracture, parti du bord interne de l'os, aboutit à la fosse coronoïdienne.

La fracture avec *déplacement antérieur*, dite fracture *par flexion* de Kocher, est beaucoup moins fréquente que la fracture classique. Mouchet, dans sa thèse, déclare n'en avoir jamais vu, Judet non plus. Cotton la considère comme purememt expérimentale. Destot, Vignard et Barlatier en ont vu deux cas, qu'ils considèrent eux-mêmes comme peu probants ; ils croient qu'elle succède le plus souvent à des tentatives de réduction du déplacement postérieur, aboutissant à une hypercorrection.

Cependant, même avant la description de Kocher, Malgaigne en avait observé un cas ; Gurlt croyait même le déplacement en avant plus fréquent. M. Broca, dans ses cliniques, en signale deux observations ; Wendt en montre plusieurs radiographies ; Hilgenreiner en compte 8 sur 21 sus-condyliennes, dont 2 seulement concernent des enfants.

Sur 153 radiographies de fractures supra-condyliennes du service de M. Broca, j'en ai trouvé 6 cas incontestables. Un septième a été observé en janvier 1910. J'ai revu ou suivi 2 de ces 7 malades (obs. 12 et 26). Deux autres observations (obs. 61 et 78) se rapportent à des malades du professeur Kirmisson.

Je ne reviens pas sur l'étude de ces fractures ; elle a été faite très complètement par Kocher et Hilgenreiner. Ce dernier auteur fait observer qu'en cas de déplacement complet, le fragment inférieur se place presque toujours perpendiculairement à la diaphyse humérale et dans le prolongement des os de l'avant-bras. Ce mode de déplacement semble le plus logique ; cependant, je n'en ai vu qu'un seul cas, en janvier 1910, chez une fillette qui n'a pu être retrouvée. Trois de nos malades sur quatre (obs. 12, 26, 78) présentaient en outre un déplacement en dehors. Chez le quatrième, il n'était pas signalé.

Dans la fracture par flexion, le périoste, rompu en arrière, est intact mais décollé en avant.

CHAPITRE II

TRAITEMENT

Certains points du traitement des fractures supracondyliennes prêtent encore à la discussion.

L'anesthésie, au moins inutile à l'examen clinique, est nécessaire à la réduction. Hilgenreiner est seul à s'en passer habituellement ; tous les autres auteurs la jugent indispensable.

L'accord n'est pas bien loin d'être fait sur la position à donner à l'avant-bras. « C'est le mode de production qui déterminera le sens du déplacement, dit M. Broca, et celui-ci, à son tour, impliquera la nature de la réduction et du traitement. » Cela semble le bon sens même. L'extension dans les fractures sus-condyliennes, préconisée par Pézerat, puis par Laroyenne et ses élèves, n'a plus guère de défenseurs. Destot, Vignard et Barlatier semblent cependant encore trop éclectiques.

En réalité, la flexion à angle aigu est la seule position qui puisse donner une réduction satisfaisante, en raison même du mode de production de la fracture. Jones (de Liverpool) et Smith (de Boston) ont eu les premiers le grand mérite de la préconiser, avec de solides arguments étiologiques et mécaniques. Ils ont bien montré que le coroné et la tête radiale, en avant, l'olécrane et le triceps, en arrière, constituent de solides attelles maintenant la réduction. On peut y ajouter les ligaments et surtout, avec Lusk, le périoste, intact à la face postérieure.

La logique indique que les fractures par flexion doivent au contraire être réduites en extension. En réduisant une fracture par flexion en janvier 1910, j'ai vu le déplacement, complet en avant, corrigé par l'extension ; il se reproduisait chaque fois que je cherchais à fléchir l'avant-bras. Frœlich, cependant, relate une observation où l'inverse

se produisit. Il s'agissait probablement d'un de ces cas où le fragment
inférieur est parallèle à l'humérus et en flexion par rapport aux os de
l'avant-bras. Hilgenreiner recommande alors la flexion à angle aigu.
Il en est de même dans notre observation 26.

On peut pratiquer la réduction, aussitôt le diagnostic confirmé par
la radiographie, sans se préoccuper du gonflement plus ou moins
marqué des tissus.

La réduction des fractures par extension, demande une certaine
habitude : c'est un tour de main à acquérir. L'enfant doit être
endormi pendant toute l'opération, jusqu'à siccité de l'appareil :
Vivier y insiste avec raison. Un aide fait l'extension en prenant l'avant-
bras à pleines mains, un autre, la contre-extension au tiers supérieur
du bras. La descente du fragment inférieur se produit au bout de
quelques minutes ; il faut avoir la patience d'attendre qu'elle se soit
effectuée. A ce moment l'opérateur, d'une main, repousse d'arrière en
avant le fragment inférieur, et de l'autre, fléchit brusquement l'avant-
bras à angle aigu.

Telle est la méthode très simple qu'emploie M. Broca. Son succès
est à peu près constant entre des mains exercées. Parfois, une première tentative échoue : on en est souvent averti par l'impossibilité
d'obtenir la flexion complète (obs. 39) ; une seconde tentative est alors
nécessaire (obs. 17, 37, 38, 39, etc.), parfois même une troisième.

Destot, Vignard et Barlatier insistent sur les causes d'irréductibilité : engrènement des fragments, obliquité très grande du trait de
fracture rendant la contention impossible, rotation du fragment inférieur, etc. Ces causes doivent être bien exceptionnelles, puisque,
seule, la fracture de l'observation 27 ne put être réduite malgré trois
tentatives. Ces auteurs signalent encore le danger de l'hyperréduction. Le fait s'est produit seulement chez deux malades (obs. 42 et
47). Dans l'un et l'autre cas, le déplacement postérieur était minime
et le déplacement latéral considérable. Chez le premier, on n'essaya
pas de corriger l'hyperréduction : le malade guérit fort bien ; chez le
second, une nouvelle intervention avec plâtre en extension remit les
choses en place. Il s'agissait d'ailleurs d'une fracture très exceptionnelle, avec rotation du fragment inférieur autour de l'axe vertical.

Quelques auteurs signalent l'interposition musculaire comme cause
possible d'irréductibilité. M. Broca n'en a jamais observé un seul cas
chez l'enfant, quel que fût l'os fracturé.

La correction du déplacement latéral se fait dans le premier temps de la réduction par la traction en extension. Cette correction est souvent imparfaite, surtout dans le déplacement latéral interne, et les divers procédés préconisés n'évitent pas le varus consécutif, sans importance en général, nous le verrons. Dans le cas, très rare, de déplacement latéral pur, difficile à réduire et sans déplacement postérieur, on pourra appliquer le plâtre en extension, et peut-être cette méthode aurait-elle été préférable chez le malade de l'observation 47.

Depuis quelques années, M. Broca a remplacé la gouttière plâtrée

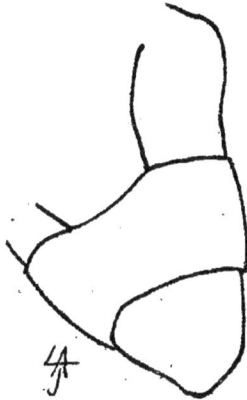

par une simple attelle plâtrée circulaire unissant le bras et l'avant-bras (fig. A). Cet appareil est d'ailleurs très semblable à ceux qu'emploient en Amérique Scudder et Lusk. Il présente plusieurs avantages : application rapide et aisée, abrégeant la durée de l'anesthésie ; impossibilité de toute compression fâcheuse au niveau du pli du coude ; surveillance constante de la région malade ; netteté plus grande de la radiographie, si nécessaire pour contrôler la réduction.

L'enfant conserve son appareil de quinze à dix-huit jours ; on peut lui permettre ensuite de se servir de son bras : la consolidation est achevée.

Nous avons complètement renoncé à la mobilisation passive et au massage même tardifs ; l'expérience nous a montré leur inutilité absolue chez l'enfant. Le mieux est de l'habituer peu à peu à se servir de son membre, quitte à lui faire faire au besoin quelques exercices de mobilisation active.

Quant au massage immédiat, Lucas-Championnière lui-même le rejette chez l'enfant. Il insiste, il est vrai, sur l'utilité de la mobilisation précoce, mais presque tous les chirurgiens d'enfants lui donnent tort. Dès 1891, Stimson s'élève vigoureusement contre cette pratique et en montre longuement les dangers. M. Kirmisson raconte volontiers l'histoire d'un malade dont le coude s'enraidissait de plus en plus, grâce à une mobilisation quotidienne ; une maladie du médecin interrompit le traitement et le patient guérit.

L'observation 49 de mon travail est un nouvel exemple des méfaits de ce traitement ; le cal exubérant visible sur les planches VII et VIII est le résultat d'une mobilisation passive de plusieurs semaines, avec massages, suivie d'une mobilisation forcée sous chloroforme. Destot, Vignard et Barlatier ont longuement insisté sur les dangers de cette méthode.

Je n'ai pas la pratique des appareils à extension préconisés par Bardenheuer ; leur succès est assez vif en Allemagne, mais ils me semblent compliqués, nécessitent la surveillance la plus minutieuse, le maintien du malade au lit et une collaboration du chirurgien et du patient, qu'on ne peut demander à un enfant. Les résultats obtenus sont loin d'être supérieurs aux nôtres.

Le traitement des fractures sans déplacement et des fractures incomplètes est bien simple : mettre le bras en écharpe pendant une huitaine de jours, pour éviter des mouvements intempestifs ou simplement douloureux, et laisser ensuite à l'enfant l'usage de son bras, sans nuire au retour des mouvements par le massage ou la mobilisation passive. Judet, sur cinq observations de sus-condyliennes incomplètes, a vu deux mauvais résultats chez des malades massés et mobilisés. Par contre, M. Mouchet a raison de trouver excessive l'immobilisation de trois semaines dans l'appareil plâtré, qu'imposent Destot, Vignard et Barlatier aux malades de cette catégorie.

Les succès de la chirurgie contemporaine et l'usage de la radiographie ont créé un fort courant en faveur du traitement opératoire immédiat des fractures ; on se flatte d'obtenir ainsi la réduction anatomique parfaite, presque impossible avec les procédés non sanglants. Un grand nombre des promoteurs de la méthode, Tuffier, Lambotte, par exemple, ne s'en sont guère occupés au point de vue des enfants. D'autres, comme Arbuthnot Lane ou Kœnig, la préconisent chez l'adulte, mais la rejettent chez l'enfant. Certains chirurgiens, à la suite de Kocher, restent très interventionnistes, même chez l'enfant ;

Destot, Vignard et Barlatier jugent l'opération nécessaire, toutes les fois que la reposition exacte ne peut être obtenue.

Or, nous savons combien rare est cette reposition mathématique. Les auteurs lyonnais n'ont pas poussé jusqu'au bout les conséquences de leur affirmation, puisque sur 25 sus-condyliennes récentes, traitées par eux de 1905 à 1908, 2 seulement furent opérées, l'une pour engrènement des fragments, l'autre pour bascule du fragment inférieur derrière la diaphyse.

Il semble donc que les indications de la méthode se présentent rarement, de l'aveu même de ses partisans. Elles seraient plus rares encore, si le traitement non sanglant des fractures supracondyliennes était de pratique plus courante. Berger insiste avec raison sur la nécessité pour tout bon praticien de savoir bien réduire une fracture, alors qu'il n'est pas obligé de savoir bien l'opérer. Toutes les observations de consolidation vicieuse de MM. Kirmisson et Broca concernent des malades mal soignés avant leur admission à l'hôpital.

Bien entendu, la réduction n'est pas toujours satisfaisante. Chez notre malade de l'observation 26, elle avait même complètement échoué après trois tentatives ; chez plusieurs autres, elle était imparfaite ; la saillie diaphysaire antérieure n'était pas supprimée. Cependant tous ces malades ont obtenu des résultats excellents ; mais il faut savoir attendre pendant des mois, des années peut-être. Je reviendrai plus loin sur la merveilleuse faculté d'adaptation des os des enfants.

Chez l'adulte, le problème est différent : l'usage de son membre supérieur lui est indispensable dans un délai aussi rapide que possible ; au reste, le temps n'améliorera guère son état : une fracture mal réduite risque fort d'entraîner une infirmité définitive. On comprend, dans ces conditions, la tendance de nombreux chirurgiens à faire courir à ces malades les risques d'une intervention.

Ces risques sont réels. Aucun chirurgien ne peut se flatter d'éviter à coup sûr l'infection post-opératoire, dans ces traumatismes récents surtout, où les tissus sont contus, infiltrés, en état évident de moindre résistance.

Destot, Vignard et Barlatier insistent sur la nécessité d'opérer dans les trois ou quatre jours qui suivent le traumatisme, avant le début de la période de réparation : on préviendrait ainsi à coup sûr le cal exubérant et la prolifération périostique exagérée, presque inévitables par la suite. Or, dans des opérations pour consolidation vicieuse, même très ancienne, on n'évite pas toujours la reproduction partielle de la saillie osseuse abrasée, malgré l'achèvement de la période d'activité périostique. Une pareille mésaventure semble bien plus à craindre encore dans une opération précoce.

Seule, la lésion d'un nerf, soit (très rarement) par section, soit (plus souvent) par déplacement ou par coincement entre les fragments, nécessite absolument une intervention immédiate. Le fait s'est produit dans notre observation 78 : le cubital était luxé et comprimé dans une fracture par flexion grave. L'intervention n'est pas discutable non plus dans les fractures ouvertes ; ce sont là des éventualités exceptionnelles.

La question se pose ainsi en cas de réduction imparfaite sans complication nerveuse : ou bien opérer immédiatement, malgré les risques d'infection, malgré la reproduction possible de l'obstacle osseux, malgré le danger de la difformité consécutive irréparable; ou bien attendre, sans grand inconvénient pour l'enfant, une guérison spontanée, lente sans doute, mais presque certaine à mon avis. Cette guérison spontanée serait-elle exceptionnelle, comme l'affirment certains auteurs, pourquoi priver l'enfant de l'heureuse chance dont il peut bénéficier ? Il sera temps d'intervenir plus tard, si la motilité ne s'est pas rétablie; l'opération, faite alors, est certainement plus facile, moins grave, et ses résultats sont au moins aussi favorables.

La nécessité de cette intervention pour consolidation vicieuse n'est pas discutée, mais on ne doit l'entreprendre qu'une fois la réparation osseuse définitive, et l'activité du périoste calmée. Il faut avoir également la certitude que la motilité est définitivement compromise, et que l'amplitude des mouvements ne s'accroît plus.

On recommande en général l'abstention pendant cinq ou six mois, mais ce conseil n'est guère mis en pratique, même par ses partisans. Muller relate plusieurs opérations pour cals vicieux, pratiquées quelques semaines seulement après le traumatisme; on en trouvera également quelques exemples dans ce travail. Les malades auraient peut-être tiré bénéfice d'une expectation plus prolongée. En réalité, on ne devrait opérer les fractures sus-condyliennes vicieusement consolidées, qu'au moins deux ans après le traumatisme. Même après un temps aussi long, on observe parfois des résultats surprenants de guérison spontanée.

M. Broca a adopté un mode opératoire très simple : incision externe, exempte de danger et donnant un jour très suffisant; abrasion *large* du butoir diaphysaire ou du cal gênant la flexion. Destot, Vignard et

Barlatier préfèrent la reposition sanglante ou la résection du fragment inférieur, en cas de grand déplacement postérieur : ils reprochent à l'abrasion large de compromettre la solidité du membre. Cependant l'os périostique néoformé reconstitue en quelques mois une nouvelle diaphyse très solide en arrière : la figure 60 de l'ouvrage de ces auteurs représente la radiographie d'un cas de ce genre où l'abrasion du butoir ne fut pas pratiquée. Dans la *Tribune médicale* du 21 mars 1908, pp. 165-167, M. Broca en montre un autre, identique, où l'ablation de la diaphyse humérale dans toute son épaisseur fut suivie d'un excellent résultat. J'ai revu ce malade (obs. 74); la solidité de son humérus est parfaite.

L'hémirésection, préconisée par Muller, est une opération beaucoup plus grave au point de vue fonctionnel, puisqu'elle prive l'enfant de son épiphyse humérale; l'abrasion large me paraît préférable dans toutes les circonstances.

CHAPITRE III

ÉVOLUTION ET RÉSULTATS

§ 1. — Évolution et résultats anatomiques.

L'évolution anatomique des fractures supracondyliennes dépend de la bonne réduction des déplacements. Prenons le cas d'une fracture typique, avec déplacement postéro-latéral. Si la réduction n'a pas été tentée ou a échoué, au bout de quelques jours apparaissent des traînées osseuses partant de l'extrémité supérieure du fragment épiphysaire ; elles sont visibles sur la radiographie (au 10e jour, obs. 23 ; au 11e jour, obs. 24) ; elles marquent le début de l'ossification du périoste. La prolifération gagne de bas en haut, plus ou moins rapidement ; l'ossification était plus avancée au 10e jour dans l'observation 23 qu'au 11e dans l'observation 24. A ce moment, l'os périostique néoformé n'est pas encore très solide ; la réduction de la fracture de l'observation 24 réussit au 11e jour, celle de l'observation 43 au 15e jour. Mais, peu à peu, l'angle ouvert entre la diaphyse et la bande périostique se comble d'os de plus en plus compact ; au bout de quelques semaines, les deux fragments sont unis en arrière et latéralement, d'un seul côté, par une masse osseuse solide (obs. 19, 20, 27, etc.). Parfois même on trouve une bande d'os périostique à la fois en dedans et en dehors (obs. 23, 46), mais toujours plus marquée dans le sens du déplacement.

En avant, le fragment diaphysaire forme une véritable cale osseuse (obs. 27, 62, etc.), d'autant plus saillante, d'autant plus rapprochée des os de l'avant-bras que le fragment inférieur est plus déplacé en arrière et remonte plus haut derrière la diaphyse. Au-devant de ce butoir, un cal exubérant se développe aux dépens du périoste déchiqueté, et accroît d'autant le volume de la masse saillante en avant.

Son ossification n'est pas régulière ; il est en général visible sur les radiographies sous la forme d'une ombre à contours flous. Parfois il s'arrête au stade fibreux. Il n'en reste pas moins dangereux. Le nerf médian, par exemple, risque d'être embroché primitivement par la pointe osseuse, ou d'être enserré plus tard dans une gangue conjonctive : on sait que ces lésions nerveuses sont peu fréquentes (obs. 73, 77, 78).

Le massage et la mobilisation, en irritant le périoste, peuvent accroître ce cal dans des proportions considérables. L'observation 49 en est un exemple frappant : on n'observe jamais le développement spontané de pareilles lésions.

Latéralement, du côté opposé au déplacement, l'écart entre les fragments est variable. Le cal osseux vient remplir l'espace libre. Le fragment inférieur, généralement oblique en haut et en dedans, se consolide dans cette position : il en résulte une hauteur plus grande de la région condylienne externe, une obliquité de l'interligne articulaire et une consolidation en cubitus varus ; la déformation inverse, en cubitus valgus, est très rare, même avec un déplacement en dehors.

Latéralement encore, le fragment inférieur est en retrait par rapport au supérieur, et la saillie diaphysaire est parfois aussi marquée qu'en avant (obs. 65, 66, etc.) ; d'où une déformation en baïonnette, un « gunstock », bien plus fréquent ici que dans les fractures du condyle externe.

Je n'ai jamais observé, dans ces fractures, d'absence de consolidation ou de pseudarthrose ; ni M. Broca, ni M. Mouchet n'en ont vu. Malgaigne, Smith en citent chacun une observation, Hilgenreiner en relate 2 cas et les attribue à l'interposition musculaire, qui me semble problématique chez l'enfant. Dieulafé est intervenu pour une pseudarthrose, chez un malade dont le traumatisme datait de quatre mois ; mais peut-être s'agissait-il d'un simple retard de consolidation, par défaut de réduction. Je n'insiste pas sur ces faits qui me paraissent absolument exceptionnels.

Dans les fractures bien réduites, les choses se passent plus simplement : le fragment inférieur replacé, la bande de périoste postérieure et latérale vient s'appliquer contre la diaphyse, le cal se constitue régulièrement, et s'il est, au début, un peu saillant en avant, sa résorption est ensuite très rapide ; l'os reprend en quelques mois une apparence normale.

Cette *restitutio ad integrum* anatomique est en réalité peu fréqente,

quels que soient les procédés de réduction employés. Dans les résultats parfaits cliniquement que nous avons pu observer, la radiographie montrait presque toujours quelque déformation osseuse, parfois
très légère, véritable signature du traumatisme antérieur.

Sans doute, dans la fracture bien réduite, les deux fragments reviennent au contact ; mais la rotation en arrière du fragment inférieur est
rarement corrigée d'une façon absolue : les deux portions de l'os se
consolident en formant un angle, très obtus, ouvert en arrière, et la
pointe du fragment diaphysaire fait encore en avant une légère saillie ;
cela est vrai même des fractures sans déplacement, même dans des fractures incomplètes, car le premier stade de la fracture est précisément
cet écartement en avant, avec légère saillie diaphysaire, et cette bascule en arrière du fragment inférieur. La consolidation laissera donc
les deux fragments dans cette attitude ; le butoir antérieur, plus ou
moins marqué, viendra en contact avec les os de l'avant-bras dans les
mouvements de flexion, et le périoste, un peu décollé, épaissira l'os
en arrière.

La correction parfaite du déplacement latéral, et surtout du déplacement en dedans avec bascule, est plus rare que celle du déplacement postérieur. On retrouvera plus ou moins cette augmentation de
hauteur du condyle externe, cette saillie angulaire latérale visible sur
les radiographies, plusieurs semaines après le traumatisme.

Dans l'observation 12, le cal osseux n'avait pas comblé entièrement
l'écartement des fragments en dedans. Il en résultait une encoche
assez profonde au-dessus de l'épitrochlée, trois semaines après l'accident.

Si les choses restaient en l'état, les fractures supracondyliennes
mériteraient leur mauvaise réputation. Mais c'est ici qu'intervient la
merveilleuse faculté d'adaptation des os chez l'enfant, favorisée encore
par la croissance.

Deux éléments interviennent, en effet : l'accroissement de l'os en
longueur par le cartilage dia-épiphysaire, et le « modelage progressif »
par le périoste, suivant l'expression de Nové-Josserand.

M. Broca insiste depuis longtemps sur l'heureuse influence de cet
accroissement de l'os en longueur. Sur toutes les radiographies faites
plusieurs années après la fracture, on voit le butoir diaphysaire ou
ses vestiges remontés de plusieurs centimètres : c'est un fait absolument constant, surtout chez les enfants de moins de 10 ans. La rencontre de la face antérieure des os de l'avant-bras avec la saillie du

fragment supérieur se fait ainsi à un angle de plus en plus aigu.

Mais, à elle seule, cette ascension de la cale osseuse antérieure pourrait se montrer insuffisante à rétablir la flexion compromise ; un élément capital intervient ici : la résorption de la saillie osseuse elle-même.

La plupart des auteurs, avec Deslot, Vignard et Barlatier, considèrent ces faits comme « paradoxalement heureux ». « Une amélioration légère peut être espérée, dit Chazal, jamais une guérison. »

Cependant Cotton (*Ann. of. surg.*, 1902, fig. 32-33) montre une sus-condylienne non réduite, avec butoir saillant en avant, presque disparu au bout d'un an. Muller indique que la saillie diaphysaire remonte et s'émousse parfois. Arbuthnot Lane, dans une série de radiographies remarquables (fig. 36 à 40 de son livre), montre chez une fille de 6 ans la disparition progressive en trois ans du butoir antérieur et son remplacement par l'os périostique postérieur néoformé. Kœnig, Birt (*Beitr. z. klin. Chir.*, 1909, obs. XVIII, tableau XXIV, nos 5, 6, 7) présentent des faits identiques.

Avec Kœnig, je considère cette résorption, ce modelage du butoir antérieur comme une règle presque constante. Le malade de mon observation 27 (Planches I à VI) en est un exemple particulièrement typique : c'est le seul aussi complet que j'en puisse présenter, car c'est le seul où la réduction ait échoué complètement. Les autres consolidations vicieuses concernaient des malades amenés à l'hôpital à une époque trop tardive pour que la réduction pût encore être obtenue ; il est permis de regretter, malgré les résultats, favorables en général, qu'on soit intervenu chirurgicalement chez eux, d'une manière un peu précoce. Un seul malade (obs. 62) fut opéré au bout de six mois : la fracture n'avait pas été réduite ; on avait massé et mobilisé à outrance ; la cale diaphysaire était située très bas ; le coroné était pris entre la face postérieure du butoir et la face antérieure du fragment épiphysaire, dans les mouvements de flexion. L'intervention semblait bien légitime. Chez les autres, opérés un mois (obs. 64, 68, 69), six semaines (obs. 65), deux mois (obs. 63, 67), quatre mois (obs. 66) après l'accident, ou presque immédiatement pour irréductibilité (obs. 70, 71), on se demande ce qu'une attente d'un ou deux ans aurait pu amener. On a à compter, il est vrai, avec l'impatience des parents, lassés souvent par les résultats fâcheux d'un traitement mal dirigé auparavant ; la tentation peut être grande, de chercher à obtenir, au prix d'une intervention, des résultats souvent rapides, et parfois brillants.

Il n'en est pas moins vrai que la persistance définitive du butoir diaphysaire me paraît exceptionnelle, en l'absence de manœuvres aggravantes de massage et de mobilisation. Sa disparition, fréquente en l'absence de toute réduction, devient presque constante en cas de réduction partielle. On en trouvera des exemples nombreux dans ce travail.

La saillie de la diaphyse s'émousse peu à peu ; elle est de plus en plus transparente aux rayons X (obs. 21, 28). Au bout de plusieurs mois, de quelques années, le butoir est remplacé par une convexité plus ou moins marquée, arrondie, régulière, de la face antérieure de l'os, remplaçant la concavité physiologique normale. Cette convexité antérieure des anciennes sus-condyliennes est pour ainsi dire constante, même après une réduction excellente, même dans les fractures incomplètes (obs. 3, 5, 6, 10, 17, 22, 23, etc.). Avec les années, elle remonte le long de la diaphyse, et s'atténue plus ou moins, mais elle ne disparaît presque jamais (voir cependant les obs. 20 et 33).

Cette convexité antérieure dépend encore d'un autre élément : nous l'avons vu, la bascule du fragment inférieur en arrière est rarement corrigée d'une façon complète. L'angle que forment les deux fragments s'émousse et remonte petit à petit, mais il en résulte une inflexion de l'os en arrière, peu accentuée d'ailleurs ; à la convexité de la face antérieure, correspond parfois une concavité moins marquée de la face postérieure. Le plus souvent, le périoste décollé vient combler cet angle en arrière : il en résulte seulement un épaississement antéro-postérieur de cette région (obs. 2, 3, 5, 6, 8, 16, etc.), un transport en arrière de l'axe de flexion et d'extension. Il est intéressant de noter que les fractures *par flexion* ont une conséquence inverse : la concavité physiologique de l'extrémité inférieure de l'humérus est plutôt exagérée, et l'axe de rotation des os de l'avantbras autour de la poulie humérale est reporté en avant (obs. 12, 26, 61, 78). Tous ces faits anatomiques entraînent des modifications fonctionnelles intéressantes, sur lesquelles nous reviendrons.

Lorsque le butoir diaphysaire est accentué, il peut laisser des traces permanentes un peu plus visibles : tantôt quelques petites nodules osseux, une petite pointe persistent en avant ou juste au-dessous de la zone convexe (obs. 21, 23, 27) : dans ce cas, la résorption n'était pas achevée, même après plusieurs années ; tantôt la convexité allongée est remplacée par une voussure plus brusque, mais située toujours au-dessus de la zone des mouvements. Parfois, enfin, cette voussure surplombe une encoche profonde, creusée par la coronoïde dans les mouvements de flexion (obs. 36).

Cette faculté que présentent la coronoïde en avant, l'olécrane en arrière, de creuser à nouveau les cavités olécranienne et coronoïdienne, atténue beaucoup la gravité pronostique du passage du trait de fracture à travers cette région de l'os. La plupart des auteurs y insistent cependant. En réalité, ici encore, le cal se résorbe en partie spontanément ; les deux apophyses cubitales contribuent au modelage, et la gêne des mouvements se réduit à une limitation de quelques degrés.

Sur quelques fractures, graves en général, on peut observer, tantôt en avant (obs. 49), plus souvent en arrière (obs. 42, 63, 71, 73), un petit crochet osseux surmontant une dépression étroite et assez profonde. Ces dépressions semblent correspondre, en avant, au point où le bec coronoïdien vient s'articuler dans l'extrême flexion ; en arrière, au point qu'atteint le bec de l'olécrane dans l'extension complète. Peut-être faut-il voir là encore une preuve du modelage par adaptation fonctionnelle.

Je n'insiste pas sur l'étude du cal exubérant. Pour Destot, Vignard et Barlatier, pour Mouchet, il peut se produire même après une bonne réduction, même en l'absence de tout déplacement. Cette production doit être transitoire, car je n'ai pas observé un seul cal exubérant non résorbé, une fois le résultat définitif acquis. Savariaud est d'avis de ne pas opérer dans ces circonstances : ce cal disparaît en effet spontanément, et on risque de le voir se reproduire lorsqu'on l'enlève ; Savariaud conseille même de ne pas se hâter d'opérer, lorsqu'un nerf est enserré dans le cal, la guérison spontanée se produisant souvent. Dans mon observation 49 (planches VII à X), un cal exubérant considérable, conséquence du massage et de la mobilisation, s'était régularisé et avait presque disparu par le repos en trois mois.

Les déformations dues au déplacement latéral s'atténuent, elles aussi, le plus souvent, mais ne disparaissent pas toujours.

Anatomiquement, la *restitutio ad integrum* semble assez fréquente. Dans de nombreuses observations (obs. 2, 5, 6, 8, 17, 23, 29, 30, 31, etc.), l'aspect radiographique de face est celui d'un os normal ; malgré cette apparence, l'examen clinique révèle parfois un certain degré de cubitus varus (obs. 17, 30, 36, etc.).

Dans les rares cas où le déplacement latéral se réduit à une translation sans bascule; on trouve seulement,.la réparation terminée, un élargissement dê la palette humérale (obs. 28).

Si le mouvement de bascule et le déplacement latéral ne sont pas trop marqués, le bord de l'os du côté opposé présente seulement une convexité ou une voussure, qui remonte de plus en plus le long de la diaphyse en s'atténuant (obs. 20, 22, 34, etc.) ; cette voussure devient parfois presque invisible (obs. 21). De même l'encoche latérale, signalée dans l'observation 12, était déjà remontée et en voie de disparition six mois après le traumatisme.

Lorsque le déplacement latéral, presque toujours interne, et la rotation sont très accentués et n'ont pas été corrigés, la région du condyle externe présente une hauteur plus grande que normalement (obs. 12, 16, 21, etc.) ; l'obliquité de l'interligne articulaire persiste (obs. 16, 20, 38) ; la déformation en crosse de fusil, le « gunstock », reste définitif ; un cubitus varus est constitué.

La lésion inverse, par persistance du déplacement externe avec bascule, le cubitus valgus, est très rare de l'avis unanime (Rieffel, Broca, Mouchet, Muller, Destot, Vignard et Barlatier). Sur 78 fractures suscondyliennes, je ne l'ai noté que deux fois (obs. 12 et 13) ; encore était-il à peine supérieur à celui du côté sain dans l'observation 23.

Dans toutes nos observations, des radiographies successives, faites à plusieurs mois, ou à plusieurs années de distance, indiquent toujours une atténuation progressive des déformations, une régularisation des contours osseux (obs. 21, 49, etc.)..

Les fractures supracondyliennes de l'humérus s'accompagnent fréquemment de légers troubles de l'ostéogénèse.

Le plus souvent, au niveau de l'ancien trait de fracture, les travées osseuses sont irrégulières ; cette irrégularité atteint surtout la région de la cavité olécranienne, presque toujours intéressée par le traumatisme : ses contours, son aspect général sont déformés, sa cavité semble rétrécie sur les radiographies de face (obs. 18, 24, 26, 27, 28, etc.).

Le trait de fracture peut rester longtemps visible. Dans l'observation 39, on le retrouve un an après l'accident.

Assez souvent, la zone du traumatisme ancien reste plus transparente aux rayons X que le reste de l'os, indiquant une reminéralisation incomplète, une raréfaction osseuse. Cette transparence est visible, tantôt sur la radiographie de face (obs. 28, 55), tantôt sur celle de profil (obs. 26, 32). Elle ne paraît pas compromettre la solidité de l'humérus.

D'autres fois, la région sous-jacente au trait de fracture présente quelques altérations : tantôt elle est plus perméable aux rayons X dans son ensemble (obs. 3, 73), tantôt les noyaux épiphysaires, le point trochléen en particulier, sont mal développés, présentent des contours irréguliers (obs. 12, 49), tantôt, enfin, on note une véritable atrophie de toute cette portion de l'os ; dans l'observation 42, l'épiphyse paraît réduite au point condylien, et la partie sous-jacente à la fosse olécranienne semble avoir disparu.

La possibilité d'un cubitus varus vrai, ostéogénique, me paraît douteuse. Rieffel, dans son mémoire, le considère comme rare ; Mouchet en cite un cas dans sa thèse. Avec Stimson et la majorité des auteurs, je considère le varus comme résultant uniquement de l'écartement des fragments en dedans, écartement comblé par l'ossification ultérieure, grâce au périoste intact. Les coupes frontales, pratiquées par Stimson dans des cubitus varus, lui ont montré de l'os de constitution absolument normale. On comprend d'ailleurs difficilement comment des troubles semblables succéderaient à un traumatisme intéressant toute la largeur de l'os, bien au-dessus de la région épiphysaire. Aucune des observations citées n'est probante : le varus semblait se développer avec l'amélioration de l'extension ; or on sait que les déformations latérales de l'angle huméro-cubital sont d'autant plus nettes que l'extension est plus complète.

L'évolution anatomique des cas opérés pour cals vicieux ou lésions nerveuses est rarement aussi favorable. Les grosses déformations osseuses y sont plus fréquentes. L'ablation du butoir diaphysaire est toujours suivie de la reproduction, au moins momentanée, d'un cal plus ou moins exubérant (obs. 62 et suivantes). Ce cal disparu, la face antérieure de l'humérus ne retrouve pas toujours une convexité arrondie et peu marquée (obs. 74). L'épaississement antéro-postérieur, les voussures, les déviations latérales, le « gunstock », y sont fréquents. Les troubles ostéogéniques (irrégularité des travées osseuses, de la cavité olécranienne, des points épiphysaires, mauvaise recalcification de l'os, etc.), y sont plus souvent marqués. Parfois ces troubles de développement s'étendent jusqu'à l'extrémité supérieure des os de l'avant-bras (obs. 69, 72). La régularisation des contours osseux se fait moins rapidement, parfois avec des aspects étranges : la résorption partielle de l'angle diaphysaire latéral avait donné naissance à des exostoses présentant absolument l'aspect d'épines de rosier sur les radiographies de face des observations 65 et 66. Quelques mois plus tard, on pouvait assister à un début de résorption de ces productions.

Dans quelques cas, cependant, le résultat anatomique est aussi bon que dans les fractures simples (obs. 63, 64, 70, 73). Mais quand l'opération a été suivie de complications (infection, etc.), les déformations peuvent être telles qu'on arrive à peine à reconnaître les différentes saillies de l'extrémité inférieure de l'humérus (obs. 67, 72).

§ 2. — Évolution et résultat cliniques.

La marche des fractures supracondyliennes dépend de deux facteurs principaux : la gravité du traumatisme initial, la perfection de la réduction.

Prenons un cas moyen, une fracture avec déplacement bien réduit plâtrée à angle aigu. Le plâtre enlevé, du 15e ou 18e jour, la consolidation est achevée. Le coude est en général très enraidi ; la pronation et la supination, presque toujours indemnes dès le début, recouvrent rapidement leur intégrité. L'extension, et surtout la flexion, reviennent plus lentement ; on s'accorde à reconnaître que le résultat définitif n'est atteint qu'après deux ou trois mois.

Dans les fractures incomplètes ou sans déplacement, l'évolution est la même, mais elle se fait en général beaucoup plus rapidement. Les malades recouvrent parfois en quelques semaines l'intégrité de leurs mouvements.

Dans les fractures *par flexion*, le rétablissement se fait en sens inverse : l'extension revient la dernière, et moins parfaitement.

Supposons maintenant le cas plus grave : le déplacement en arrière n'a pas été réduit, ou l'a été insuffisamment : la limitation de la flexion va persister. Pendant des mois, elle ne dépassera pas l'angle droit. Bien des malades ont été opérés à cette période, nous l'avons vu ; il vaut mieux cependant ne pas se hâter d'intervenir. Mouchet, dans sa thèse et dans ses travaux ultérieurs, Muller, Compayré, Lebourgeois, et bien d'autres encore, disent leur étonnement d'avoir vu des malades, dont la flexion semblait à jamais compromise, recouvrer une mobilité presque parfaite. Les exemples en sont extrêmement fréquents. Il faut savoir attendre ; la résorption et l'ascension du cal et du butoir diaphysaire se font très lentement ; l'amélioration ne commence à se produire qu'après plusieurs mois, le résultat n'est définitif qu'après un ou deux ans, et plus encore (obs. 20, 21, 27). « Le temps fait souvent mieux que le chirurgien, et à moins de frais », dit Mou-chet. C'est « presque toujours », qu'il faut écrire, je le répète encore : en dehors des cas aggravés par le massage et la mobilisation, je crois la limitation définitive de la flexion par le butoir diaphysaire tout à fait exceptionnelle.

Au reste, on ne gagne rien à opérer trop tôt ces cals vicieux. L'in-tervention terminée, le chirurgien est heureux de constater la dispa-rition de l'obstacle anatomique. La flexion, même sous anesthésie, ne pouvait dépasser l'angle droit; elle est complète maintenant. On ap-plique un appareil plâtré à angle aigu. Au sortir du plâtre, trois semaines après, on vérifie avec plaisir la perfection de la flexion, et on ne s'étonne pas de voir l'extension atteindre l'angle droit sans le dépasser : l'excursion des mouvements est en somme satisfaisante ; elle a une amplitude de 40 à 50°. Huit jours plus tard, l'extension a gagné 10°, mais la flexion en a perdu autant. Au bout d'un mois, les mouvements se retrouvent exactement au points où ils étaient avant l'intervention : le cal s'est reproduit ; le temps n'a pas respecté ce qu'on a voulu faire sans lui.

Les conséquences cliniques de cette reproduction du butoir osseux enlevé se manifestent parfois, même chez des malades opérés, plu-sieurs mois après le traumatisme (obs. 62, 66). Souvent, le processus de réparation spontanée et d'adaptation reprend ensuite son cours, et le résultat final reste satisfaisant. Mais il l'aurait peut-être été tout autant sans intervention. Les malades de Kœnig, de Birt, d'Arbuthnot Lane, de Cotton, celui de mon observation 27, ont obtenu plus ou moins rapidement une guérison spontanée presque parfaite, sans avoir couru les risques d'une intervention. Actuellement, M. Broca, M. Mouchet sont des partisans bien plus résolus qu'ils ne l'étaient naguère, de l'abstention opératoire très prolongée dans ces fractures.

Voyons maintenant ce qu'est le résultat clinique définitif de ces frac-tures.

En raison du siège élevé de la lésion, la pronation et la supination ne restent pour ainsi dire jamais atteintes. Sur 79 sus-condyliennes, dans 3 observations la pronation (obs. 11, 62, 66), dans 3 autres la supination (obs. 27, 61, 78), dans 2 enfin ces deux mouvements (obs. 40 et 72) sont notés comme limités. 2 cas sur 3 de limitation de la supi-nation seule concernent des fractures par flexion (obs. 61 et 78). Dans toutes les observations, cette diminution est très légère. Il est à remarquer, enfin, que la plupart de ces cas concernent des fractures graves: la moitié se rapporte à des malades opérés (obs. 62, 66, 72, 78).

La flexion et l'extension reviennent souvent à leur état normal, surtout dans les fractures incomplètes (obs. 1, 4, 5, 9) ou sans déplacement (obs. 10 et 13), mais aussi dans les fractures à déplacement bien corrigé (obs. 14, 22, 28, 35, 44, 50, 55).

La persistance de la rotation en arrière du fragment inférieur entraîne fréquemment un transport en arrière de l'axe de la flexion et de l'extension. Hilgenreiner a bien observé ce fait et l'une de ses conséquences : la diminution de la flexion ; mais il n'en signale pas une autre tout aussi importante : l'exagération de l'hyperextension. Cette modification de la flexion et de l'extension est en général très légère, et de valeur identique pour ces deux mouvements. Pour s'en rendre compte, il est nécessaire d'observer simultanément les deux membres supérieurs. Sur 61 sus-condyliennes traitées sans opération, nous l'avons notée 23 fois, dont 5 fois dans des fractures incomplètes ou sans déplacement, traitées par le port d'une simple écharpe (obs. 2, 3, 6, 7, 11).

Quelquefois, l'exagération de l'hyperextension est très marquée : elle atteint 4 à 5° de plus que du côté sain. Le plus souvent, la flexion ne dépasse pas alors 45 à 50° (obs. 3, 6, 33, 59). Dans les observations 25 et 34, cependant, à une hyperextension très exagérée correspond une flexion à peine limitée de 1° ou de 2°. Dans plusieurs observations enfin (obs. 11, 17, 19, 31, 32), la flexion est identique des deux côtés, malgré une légère exagération de l'hyperextension du côté de la fracture. Cela n'est pas fait pour surprendre : à l'état normal, en effet, la flexion est arrêtée par le contact des parties molles, et non par la rencontre des os ; on conçoit aussi la possibilité d'un transport en arrière de l'axe des mouvements, suffisant pour augmenter l'hyperextension, sans pour cela limiter la flexion.

Les manœuvres de réduction peuvent parfois exagérer la correction de cette rotation postérieure : on se trouve amené à une orientation du fragment inférieur, identique à celle qu'il présente dans les fractures *par flexion* : l'axe de la flexion et de l'extension est reporté en avant. La flexion, évidemment, ne peut être augmentée; mais l'hyperextension est très légèrement limitée. Trois de nos fractures *par flexion*, sur quatre, présentent une flexion normale, et une extension n'atteignant qu'à peine la rectitude (178° dans les obs. 12 et 61 ; 180° dans l'obs. 78). Dans un cas cependant (obs. 26), la flexion est à 45°, l'hyperextension complète.

Le même fait s'est produit dans un certain nombre de fractures *par extension* : mais alors sur toutes les radiographies de profil, on voit que le fragment inférieur a subi une légère rotation en avant (obs. 24, 27, 37, 38, 39, 41). Dans ces cas, la flexion est complète, l'extension atteint à peine ou ne dépasse pas la rectitude. Deux fois le déplacement postérieur avait subi une hypercorrection complète, avec déplacement en avant du fragment inférieur : l'un des malades guérit comme une fracture par flexion (obs. 42) (flexion normale, extension 178°); l'autre est trop récent pour avoir achevé son évolution (obs. 47).

Dans quelques cas, la diminution porte à la fois sur la flexion et sur l'extension : c'est que le trait de fracture traversait la partie moyenne de la cavité olécrano-coroïdienne (obs. 8, 40, 43, 46). La conséquence en est bien moins grave qu'on ne le dit habituellement. Dans l'observation 40, qui présente la limitation la plus notable, la flexion atteint 55°, l'extension 175. Encore faut-il remarquer que les mouvements gagnent encore en amplitude dix mois après le traumatisme. Nous sommes loin de ces cals comblant les deux cavités dont on parle habituellement. Comme le dit fort bien Muller, la pointe de l'olécrâne et le bec de la coronoïde ont peu à peu creusé à nouveau les cavités, et l'obstacle osseux reste bien minime.

Les déformations latérales définitives sont bien plus importantes.

Sur 65 fractures supra-condyliennes avec déplacement postérieur ou antérieur, 19 seulement ont un angle huméro-cubital identique des deux côtés. Quatre de ces 19 malades présentaient un déplacement latéral interne, léger en général, dont un avec bascule inverse (obs. 44). Sur les 15 autres, on avait noté 6 fois un déplacement latéral plus ou moins important, 9 fois le déplacement latéral était nul ou n'avait pas été indiqué.

Dans deux observations seulement, la consolidation s'est faite en valgus. La première (obs. 12) concerne une fracture *par flexion* avec déplacement antérieur à peine ébauché, et déplacement latéral externe très notable, accompagné de bascule du fragment inférieur : l'angle huméro-cubital mesure 10° de moins que du côté sain (165° au lieu de 175°). Ce valgus n'a aucune tendance à s'accroître ; il est stationnaire après plusieurs mois. Dans le second cas (obs. 23), le cubitus valgus n'est qu'ébauché. Le malade, vu pour la première fois dix jours après l'accident, présentait un léger déplacement externe, visible sur la radiographie (fig. 77).

La rareté du cubitus valgus dans les fractures supra-condyliennes est reconnue par tous les chirurgiens. C'est certainement une lésion sans aucune gravité. L'étude anatomique de ces fractures démontre en effet que le cubitus valgus ne peut guère être très marqué; de plus il atteint d'emblée son amplitude complète, et on ne risque pas de voir apparaître les lésions nerveuses tardives par compression du cubital, observées dans les fractures anciennes du condyle externe : Hilgenreiner signale la possibilité de cette complication dans les cas de valgus accentué et conseille l'ostéotomie pour la prévenir; cela me paraît une vue bien théorique.

Tous les autres malades (45 sur 65 fractures avec déplacement) présentent un varus plus ou moins marqué, depuis la simple diminution du valgus physiologique, à peine indiquée parfois, jusqu'à la difformité réelle, avec « gunstock ». Cinq de ces malades (obs. 18, 25, 40, 47, 78) avaient cependant présenté un déplacement latéral externe : cela prouve une fois de plus que ce déplacement est moins grave et plus facile à corriger que le déplacement en dedans. Chez ces 5 malades, le varus est d'ailleurs très léger.

Le cubitus varus se rencontre aussi bien chez les malades opérés que chez ceux dont la lésion a évolué sans intervention chirurgicale. La déformation n'est visible que dans l'extension complète : elle constitue plutôt une manifestation clinique intéressante qu'une difformité. Les cas de varus accentué dépassant un angle de 170° ne sont pas fréquents. Deux fois je l'ai trouvé à 165° (obs. 20 et 22), quatre fois à 160° (obs. 21, 38, 57, 66), deux fois à 150° (obs. 16 et 60). Même dans les cas où il est aussi accentué, le cubitus varus n'a qu'une importance esthétique. La valeur fonctionnelle, la musculature du membre n'en sont pas atteintes. Je n'ai jamais rencontré chez ces malades la diminution de vigueur admise par Hilgenreiner. La prédisposition à la luxation du cubital, dont parle cet auteur, me semble également très hypothétique. Les indications de l'ostéotomie sont exceptionnelles : aucun de nos malades n'aurait consenti à une telle intervention, même ceux dont le varus atteignait 150°.

La palpation attentive des coudes anciennement atteints de fracture supracondylienne fournit parfois quelques renseignements intéressants.

A un varus accentué correspond toujours une augmentation plus ou moins considérable du volume du condyle externe. En général, il s'agit seulement d'un accroissement en hauteur. Parfois, cependant, l'augmentation de volume porte sur tous ses diamètres, et la palpation ne fait que confirmer une déformation visible. Dans tous les cas de cubitus varus, sans exception, il s'agit bien d'une augmentation de volume du condyle externe, et non d'une atrophie de la région interne. De même, dans l'observation 12 où le valgus est assez notable, la région interne est plus haute, le condyle externe sans atrophie : le contrôle radiographique ne laisse aucun doute à cet égard ; il ne s'agit en aucun cas d'un trouble d'accroissement de l'os, c'est toujours un défaut de réduction ; la déformation ne présente aucune tendance à s'accroître.

Chez certains malades, même après plusieurs années, le cal reste perceptible à la palpation en avant. Son siège est en général assez élevé au-dessus de l'interligne. Le fait se traduit sur la radiographie de profil par la présence d'une voussure plus marquée, parfois avec quelques traces de butoir osseux (obs. 21, 27).

La pression au niveau du cal reste un peu douloureuse dans quelques cas (obs. 27, 34, 60), sans aucune localisation nerveuse.

Chez le malade de l'observation 56, au contraire, la pression est nettement douloureuse sur le trajet du médian, surtout au coude ; dans l'observation 54, on note quelques douleurs au médius, et une tendance aux engelures. Ce sont les seuls troubles nerveux persistants que nous ayons rencontrés ; ils ne sont pas assez graves pour indiquer une intervention.

Parmi les opérés pour cal vicieux, le malade de l'observation 66 a présenté une paralysie radiale temporaire, ayant guéri spontanément. Dans l'observation 67, un appareil plâtré trop serré a entraîné une contracture ischémique de Volkmann, qui n'a cédé qu'après plusieurs mois de traitement.

Les 6 malades opérés pour paralysie ont guéri après un temps variable. Trois fois la lésion intéressait le médian, deux fois le radial, une fois le cubital dans une fracture par flexion (obs. 78). Chez 3 de ces malades, il ne reste plus aucune trace de cette complication (obs. 73, 74, 77). Chez les 3 autres (obs. 75, 76, 78), il persiste une atrophie musculaire assez légère ; dans l'observation 75, on note de plus un peu de sensibilité du médian au pli du coude ; dans l'observation 78, l'auriculaire reste un peu fléchi, et la malade ressent parfois quelques crampes douloureuses.

Une atrophie musculaire légère succède presque toujours aux fractures supracondyliennes : elle est le plus souvent passagère. Elle persiste cependant dix mois (obs. 41), deux ans (obs. 57), trois ans (obs. 56), après l'accident, sans amener aucune diminution de la valeur fonctionnelle du membre.

Telles sont les séquelles des fractures supracondyliennes. Elles sont vraiment bien légères, et le cubitus varus, la plus importante, ne présente aucune gravité.

Considérons le résultat global de nos 79 sus-condyliennes.

Seule, l'observation 66 montre un résultat médiocre (flexion 45°, extension 90°, pronation diminuée, condyle externe déformé, atrophie musculaire). Il s'agit d'un malade opéré pour cal vicieux un mois seulement après sa fracture. L'opération fut suivie de suppuration et de contracture ischémique de Volkmann, due au plâtre trop serré. L'enfant était complètement rétabli depuis trois mois, quand, brusquement, il eut une ostéomyélite de son ancien foyer de fracture. Au dernier examen clinique, cette complication était guérie depuis huit mois seulement ; l'évolution clinique n'est peut-être pas achevée. Il semble bien, en tout cas, que cet enfant n'aurait rien perdu à une expectation plus prolongée.

Trois autres malades ne présentent pas un résultat pleinement satisfaisant : celui de l'observation 47 (flexion 85°, extension 175°) a été examiné pour la dernière fois trois mois à peine après l'accident, celui de l'observation 49 (ankylose presque complète à angle obtus d'une fracture non réduite, massée et mobilisée), huit mois après ; seul celui de l'observation 76 (flexion 80°, extension 170°) a été revu deux ans après le traumatisme initial ; il s'agissait d'un malade opéré pour lésion du médian, huit mois après sa fracture.

On ne peut tenir compte des deux premières observations : elles sont trop récentes et je ne les ai relatées qu'en raison des particularités intéressantes qu'elles présentaient.

Reste donc un résultat médiocre sur 77 malades, et un autre que Destot, Vignard et Barlatier classeraient parmi les résultats satisfaisants puisque la flexion dépasse l'angle droit de 10° et que tous les autres mouvements sont à peu près normaux. Ajoutons-y, si l'on veut, les 6 malades qui présentent un varus de 10°, joignons encore le malade de l'observation 62 opéré pour cal vicieux, dont la flexion est à peu près normale (50°), mais dont l'extension ne dépasse pas 130°. Il convient de remarquer que chez ces 8 derniers malades, le membre a une vigueur normale et le résultat fonctionnel est excellent.

Les 68 autres ont recouvré à peu près complètement l'intégrité de leurs mouvements. En adoptant la classification de Destot, Vignard et

Barlatier, cela nous fait 68 résultats parfaits, 8 résultats très satisfaits, et un seul résultat passable, susceptible encore d'amélioration.

Nous sommes bien loin des 5o p. 100 de mauvais résultats admis par M. Mouchet en 1909, de la conclusion plus pessimiste encore de certains auteurs.

Avec Cotton, je reste persuadé que la raison de ce pessimisme réside tout entière dans la rareté des examens à longue échéance. Les malades guéris ne reviennent pas ; or ils constituent la grande majorité. Les autres viennent consulter plusieurs mois après la fin du traitement, parce que le résultat reste médiocre. Le chirurgien en tire une conclusion défavorable ; deux ans après, son malade est guéri et ne se dérange pas pour le lui dire.

Fractures en T.

On trouvera, à la suite de nos fractures supra-condyliennes, deux observations de fractures en T, dues à l'obligeance de M. Mouchet.

Je ne reviens pas sur leur étude : elle a été faite bien des fois, notamment par M. Mouchet dans sa thèse.

Ce sont des fractures rares : Destot, Vignard et Barlatier, Cotton, Muller n'en ont jamais vu. Cotton fait remarquer qu'elles sont de moins en moins fréquemment constatées, depuis l'existence du contrôle radiographique. Il en est de même de toutes les variétés exceptionnelles de fractures de l'extrémité inférieure de l'humérus.

Mouchet les considère surtout comme des fractures de l'adulte ; Bardenheuer les a observées presque exclusivement entre 18 et 41 ans.

Ce sont de plus des fractures graves, presque toujours. Les 5 fractures en T appartenant à Kocher étaient toutes compliquées et nécessitèrent une opération.

Nos deux malades subirent deux interventions : l'un (obs. 79, obs. 104 de la thèse de Mouchet) fut opéré deux fois pour cal vicieux, l'autre (obs. 80) présentait une fracture ouverte avec paralysie radiale immédiate ; on dut inciser un hématome suppuré, et un peu plus tard on enleva un séquestre et on libéra le nerf enserré dans un tissu de cicatrice.

Ces fractures évoluent comme des sus-condyliennes; le trait vertical n'est qu'une complication : ce sont des sus-condyliennes aggravées.

L'aspect des radiographies de face, faites après guérison, n'est pas

très caractéristique : la gravité primitive des lésions, les modifications
consécutives aux opérations ont altéré trop profondément la forme de
l'os pour permettre une conclusion. Le profil, au contraire, est bien
semblable à celui d'une sus-condylienne ancienne : dans les deux
observations, l'humérus présente l'épaississement antéro-postérieur
habituel ; dans l'observation 79, on remarque en outre une inflexion
légère en arrière ; dans l'observation 80, un butoir antérieur très net.

L'évolution clinique est intéressante chez le malade de l'observation 79. Je l'ai revu plus de treize ans après le traumatisme. Le résultat
est assez bon, puisque la flexion atteint 50° et l'extension 135°, avec
un varus assez accentué (160°). Mais le malade raconte que la motilité
s'est rétablie très lentement, et qu'elle a atteint son amplitude actuelle
depuis deux ou trois ans seulement.

Le résultat est plus médiocre dans l'observation 80. La paralysie
radiale est guérie, mais les mouvements restent limités (flexion 75°,
extension 115°). Cet état n'est probablement pas encore définitif, car
les progrès sont très nets depuis le dernier examen pratiqué par
M. Mouchet dix mois auparavant.

Sur ces deux observations, nous trouvons en somme un résultat très
satisfaisant, et un autre, très médiocre, mais encore un peu trop récent.

Disjonctions de l'épiphyse humérale inférieure.

Les disjonctions épiphysaires totales de l'extrémité inférieure de
l'humérus ne sont que des sus-condyliennes, dont le trait de fracture
traverse le cartilage dia-épiphysaire. Leur évolution et son résultat
final sont identiques à ceux de ces fractures.

Leur étude a été faite très complètement par Poland, par Oscar
Wolff, par M. Mouchet dans sa thèse, par M. Broca dans ses leçons
cliniques. Joüon leur consacre en 1902 une excellente étude, avec une
bibliographie complète.

On s'accorde à les considérer comme des lésions peu fréquentes.
Poland leur accorde cependant le quatrième rang parmi les disjonctions épiphysaires (75 cas), entre le décollement de l'extrémité inférieure du radius (112 cas) et celui de l'épitrochlée (61 cas). Oscar
Wolff, lui, les considère comme les plus fréquentes de toutes : il en
compte 6 sur 37 traumatismes de l'extrémité inférieure de l'humérus.

En réalité, Poland comme Oscar Wolff classent parmi les décollements épiphysaires des fractures vraies, avec trait bas situé. Oscar Wolff y ajoute même des contusions simples. Les deux observations de la thèse de Mouchet ne sont pas non plus des décollements purs, puisque le fragment inférieur comprend une lamelle diaphysaire.

On doit désigner comme décollement épiphysaire total de l'extrémité inférieure de l'humérus les seuls cas où la solution de continuité passe tout entière et uniquement par le cartilage dia-épiphysaire, lésion impossible chez les enfants de plus de 4 ans.

Je n'affirmerais pas que mes 5 malades présentaient un décollement épiphysaire pur, mais on avait noté ce diagnostic sur leurs fiches ; l'observation 81 seule est d'une authenticité indiscutable.

L'intérêt de cette question est plutôt théorique : en dehors du siège de la solution de continuité, ces lésions sont identiques à des fractures supracondyliennes : même traitement, même mécanisme, même déplacement habituel en arrière et latéralement. Hutchinson cependant cite un cas de déplacement inverse « par flexion ». Poland également : ce sont des curiosités cliniques.

Cornil et Coudray prétendent que le raccourcissement ultérieur du membre est inévitable par trouble de l'ostéogénèse ; le professeur Kirmisson, avec Oscar Wolff et Poland, n'admet pas cette évolution. Joüon la croit possible, mais rare et peu importante, en raison du faible accroissement de l'épiphyse humérale inférieure. Ce dernier argument n'est pas très valable, car cette épiphyse s'accroît surtout avant 10 ans (de 7 millimètres environ), c'est-à-dire précisément à l'âge des décollements épiphysaires.

En réalité, l'arrêt du développement en longueur est très exceptionnel. Comme dans les sus-condyliennes vraies, les inégalités d'accroissement de l'os avec varus ou valgus sont fonction de la mauvaise réduction du déplacement latéral (Joüon).

L'évolution se fait comme dans ces fractures : la formation du cal est la même ; à certains déplacements mal réduits succède un cal vicieux nécessitant une intervention sanglante (Poland).

Dans nos cinq observations, le résultat final est parfait. Chez un de nos malades (obs. 82), la flexion est moins marquée de 1 ou 2° que du côté sain, avec une hypertension normale ; chez deux autres (obs. 81 et 84) l'hyperextension mesure en plus ce que la flexion mesure en moins ; dans l'observation 85, à une hyperextension légèrement exagérée correspond une flexion normale. Enfin l'ancien malade de Mouchet (obs. 83 ; obs. 101 de sa thèse) a un varus de 10°.

Au point de vue anatomique, l'aspect est tout à fait celui des sus-condyliennes légères sur les radiographies. Dans deux cas, le cal est encore perceptible à la palpation.

Disjonctions épiphysaires intraarticulaires.

« Sur un sujet ayant dépassé 3 à 4 ans, dit M. Broca, on peut obtenir un décollement intraarticulaire du condyle (il faut y joindre l'épicondyle), ... accompagné de la mince lèvre interne de la trochlée, ou bien un décollement extraarticulaire de l'épitrochlée ; mais le décollement en masse ... est devenu tout à fait impossible. » La figure de la page 79 des cliniques de M. Broca en montre un exemple très net, chez un garçon de 13 ans.

Cette lésion a été observée pour la première par Smith (de Dublin) en 1850, et étudiée depuis par Poland, Oscar Wolff, Broca et Joüon. Elle n'est pas plus rare que le décollement total vrai. Kocher lui donne le nom, très mal choisi, de fracture diacondylienne. J'en ai retrouvé plusieurs exemples très nets sur des radiographies du service de M. Broca, mais je n'ai pu suivre ou revoir que deux malades. L'un (obs. 86) présentait le décollement classique du condyle, de l'épicondyle et de la partie externe de la trochlée, avec faible déplacement ; l'épitrochlée était intacte. L'autre (obs. 158) présentait à la fois une luxation du coude en arrière, une disjonction des trois épiphyses externes en bloc et de l'épitrochlée isolément.

Dans les deux observations, le déplacement des trois épiphyses externes était minime : c'est d'ailleurs le cas habituel. Cerné cependant en cite une observation avec déplacement latéral, et, dans un autre cas, M. Broca dut faire, trois mois après l'accident, l'ablation du fragment déplacé, pour remédier à l'abolition presque complète de la flexion et de l'extension.

En général ces décollements guérissent parfaitement, mais plutôt comme des fractures du condyle externe que comme des sus-condyliennes : nos malades présentent en effet, au lieu de l'hyperextension habituelle, une extension ne dépassant pas la rectitude (180°), avec une flexion à peu près normale dans un cas, trois mois après l'accident (45°) (obs. 86), complète dans l'autre (obs. 158). Le malade de l'observation 86 n'a plus de valgus physiologique.

Il s'agit bien là d'une lésion particulière, ayant une individualité bien tranchée.

OBSERVATIONS

FRACTURES SUPRACONDYLIENNES

1° Fractures supracondyliennes incomplètes.

Obs. 1. — *Fracture sus-condylienne droite incomplète.*

Rout..., Gabrielle, 4 ans et demi, *25 août 1902.* — L'observation n'a
pas été prise, mais il existe deux radiographies faites à la Salpêtrière.

Sur l'épreuve de face (fig. 1), on voit nettement le trait de fracture,

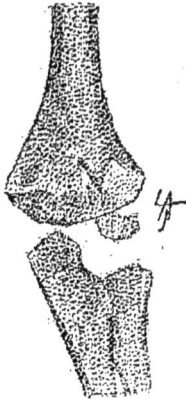
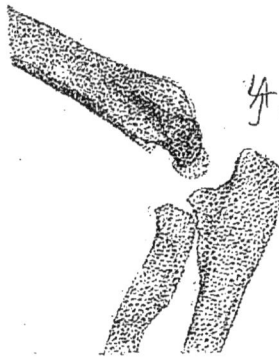

Fig. 1.   Fig. 2.

partant de la pointe de la diaphyse, au voisinage de laquelle se développera l'épitrochlée, dont le noyau osseux n'existe pas encore. Ce trait de

fracture se dirige horizontalement en dehors, en s'atténuant peu à peu, et n'est plus visible à partir du bord externe de la cavité olécranienne.

Sur l'épreuve de profil (fig. 2), il existe seulement une encoche au-dessous de la pointe du fragment diaphysaire.

L'enfant est revue le *14 mai 1910*. — Il ne reste aucune trace de l'acci-dent, ni à la vue, ni à la palpation, ni au point de vue fonctionnel. La radiographie n'a pas été faite.

Obs. 2. — *Fracture sus-condylienne gauche incomplète.*

Monn..., Gaston, 2 ans et demi, *16 mai 1904*. — L'enfant, porté sur les bras, a glissé et est tombé sur le côté gauche. On ne sait si le coude ou l'épaule ont porté. On constate un gonflement régulier et une teinte ecchymotique de toute la région du coude, plus marqués à la face externe. Les rapports des trois saillies osseuses sont conservés. A la pal-

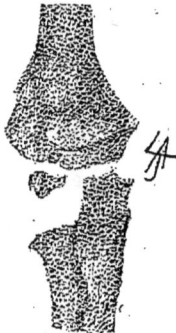 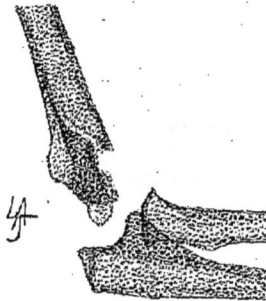 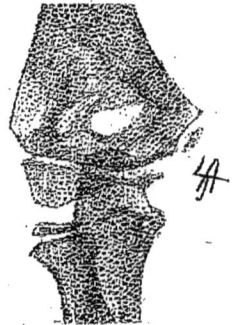

FIG. 3.　　　　　FIG. 4.　　　　　FIG. 5.

pation, il existe une douleur très nette sur toute la largeur de l'humérus au-dessus du pli du coude.

La flexion est un peu douloureuse et limitée, mais dépasse cependant l'angle droit. L'extension est presque complète, la pronation et la supi-nation normales.

La radiographie de face (fig. 3) n'est pas nette; on y constate cepen-dant l'existence d'une zone claire, correspondant certainement au trait de fracture, à point de départ situé au-dessus de l'épicondyle, à direc-tion transversale, venant aboutir immédiatement au-dessus de l'épitro-chlée. Il n'existe pas de déplacement latéral.

Sur l'épreuve de profil (fig. 4), on constate très nettement que la con-tinuité de l'os n'est interrompue qu'en avant, sur une profondeur d'un centimètre et demi. Malgré le peu d'importance de la fracture, la direction du fragment diaphysaire forme avec celle du fragment épiphysaire un angle ouvert en avant. Le trait de fracture est oblique en bas et en avant et le fragment supérieur présente un bec saillant.

Le membre est immobilisé en flexion à angle aigu par une bande de toile le *17 mai 1904.*

16 juin 1910. — L'hyperextension a quelques degrés de plus qu'à droite, la flexion quelques degrés de moins. L'aspect, la musculature, les fonctions sont absolument normaux.

Les nouvelles radiographies ne décèlent aucune trace de lésion osseuse. Peut-être cependant l'humérus est-il un peu épaissi d'avant en arrière, et ses travées assez irrégulières sur l'épreuve de face (fig. 5).

Obs. 3. — *Fracture sus-condylienne gauche incomplète.*

Guich..., Gabrielle, 5 ans et demi, *9 novembre 1907.* — L'enfant a fait une chute la veille sur une marche en pierre, mais il est impossible de préciser la manière dont elle est tombée.

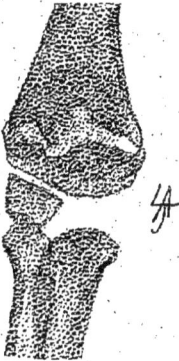 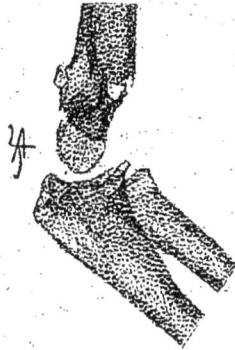

FIG. 6.   FIG. 7.

On ne constate pas de déformation appréciable à la vue ni à la palpation. Celle-ci révèle une douleur nettement localisée transversalement, à 2 centimètres au-dessus de l'interligne articulaire. L'examen de la motilité n'est pas noté dans l'observation.

La radiographie de face montre nettement un trait de fracture sinueux, à direction générale transversale, étendu de la pointe diaphysaire épicondylienne à la pointe épitrochléenne (fig. 6).

De profil, la continuité de l'os ne semble pas interrompue (fig. 7); on aperçoit seulement deux encoches, l'une antérieure, plus marquée, où le fragment supérieur pointe un peu en avant, l'autre postérieure, bien moindre, où le fragment inférieur dépasse à peine en arrière le supérieur.

Le membre est mis en écharpe et soumis au massage à partir du 12 novembre.

5 mai 1910. — Le valgus physiologique, à peine marqué à droite,

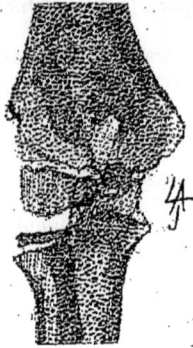 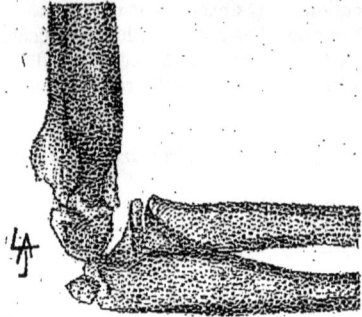

Fig. 8.   Fig. 9.

n'existe plus à gauche. Dans l'hyperextension, l'avant-bras forme avec le bras un angle de 170° en arrière, plus marqué qu'à droite d'au moins 5°. La flexion n'atteint que 50°. A la palpation, on note un léger épaississement du condyle externe. Tous les autres mouvements sont normaux, l'aspect, la musculature, la motilité sont parfaits.

La radiographie de face (fig. 8) indique très nettement une raréfaction osseuse, marquée par une teinte plus claire, dans toute la portion de l'os correspondant à l'ancien fragment épiphysaire. Sur le profil (fig. 9), on constate l'inflexion en arrière au niveau de l'ancien trait de fracture; en ce point l'os présente une convexité en avant et une concavité en arrière.

Obs. 4. — *Fracture sus-condylienne gauche incomplète.*

Souff..., 6 ans, *26 mai 1908.* — L'observation n'a pas été prise, mais la radiographie de face (fig. 10) permet de constater l'existence d'un trait de fracture partant de la région épitrochléenne et ne dépassant pas la cavité olécranienne. Sur l'épreuve de profil (fig. 11), on voit seulement une légère encoche à la région antérieure, et en arrière un léger décollement du périoste avec une fine lamelle osseuse.

26 mai 1910. — Sans les commémoratifs, il serait impossible de reconnaître le coude qui a été fracturé. Il n'est pas fait de nouvelle radiographie.

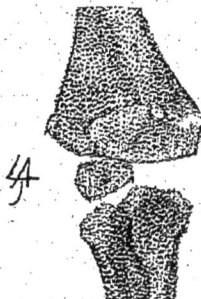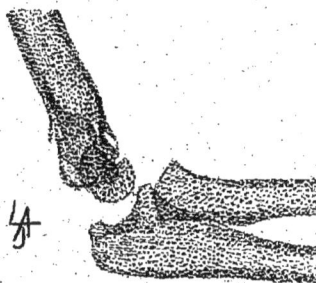

FIG. 10.   FIG. 11.

Obs. 5. — *Fracture sus-condylienne oblique incomplète du coude droit.*

Bouch..., Roger, 6 ans, *14 octobre 1909.* — Dans les antécédents de l'enfant, on note qu'il s'est déjà fait à deux reprises une fracture des deux os de l'avant-bras au tiers supérieur à deux mois d'intervalle.

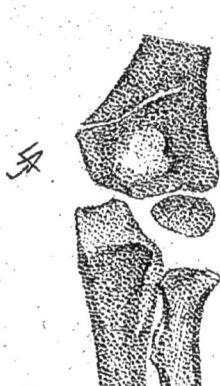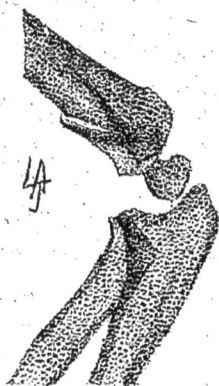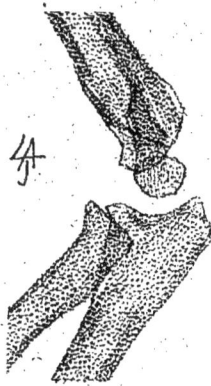

FIG. 12.   FIG. 13.   FIG. 14.

Le *14 octobre 1909,* l'enfant fait en courant une chute sur le coude droit. A l'inspection, on constate un gonflement modéré de la région, et une petite ecchymose au pli du coude.

A la palpation, on éveille une douleur vive très peu au-dessus de la pointe de l'épitrochléé. En dehors, la pression est indolore au point correspondant, elle est douloureuse au contraire à 4 centimètres au-dessus et en dedans de l'épicondyle. L'extrémité inférieure de l'humérus est d'ailleurs très sensible au toucher entre ces deux points, c'est-à-dire sur une ligne oblique ouverte en bas et en dedans. Il n'y a pas de déplacement appréciable.

La pronation et la supination sont normales. La flexion spontanée atteint presque l'angle droit; provoquée, elle est très douloureuse au delà de 70°. L'extension provoquée va jusqu'à 160°, et spontanément jusqu'à 180° environ.

La radiographie de face (fig. 12) explique bien le siège anormal de la douleur. On y constate un trait de fracture à point de départ sus-épitrochléen, oblique en haut et en dehors, se terminant en pleine diaphyse, à 4 centimètres au-dessus du condyle, sans atteindre le bord externe de l'os. On retrouve d'ailleurs la trace de ce trait de fracture sur l'épreuve de profil, où il semble descendre presque verticalement de la face antérieure de l'os, à 4 centimètres au-dessus de l'interligne; en ce point le fragment inférieur semble un peu déplacé en avant (fig. 13).

Le bras est immobilisé en flexion à angle aigu par une bande de tarlatane amidonnée.

26 octobre — On enlève le pansement. Flexion, 40°. Extension douloureuse à partir de 160°. Il persiste une petite ecchymose à la partie externe du coude.

24 novembre. — Le résultat est parfait. L'extension et la flexion sont complètes.

18 décembre. — Nouvelle radiographie. La fracture est invisible sur l'épreuve de face. Le profil (fig. 14) indique un peu d'épaississement et une petite convexité de l'os au niveau du point de départ de l'ancien trait de fracture.

19 mai 1910. — Le coude droit est absolument normal. Il n'est pas fait de nouvelle radiographie.

Obs. 6. — *Fracture sus-condylienne droite incomplète.*

Trib..., Augustine, 3 ans et demi, *2 décembre 1909*. — L'enfant a fait une chute la veille; on ne sait si le coude ou la main ont porté d'abord.

A l'inspection, le coude droit présente un gonflement uniforme, et une ecchymose à la région antérieure. L'avant-bras est en flexion légère et en demi-pronation.

A la palpation, il existe une douleur vive sur toute la largeur de la palette humérale, à 2 centimètres environ au-dessus de l'interligne articulaire, à la région postérieure, mais surtout à la région antérieure.

La pronation est libre, la supination complète mais douloureuse. La flexion ne dépasse pas 100°, l'extension 165°.

La radiographie de face, assez floue, montre difficilement un léger trait de fracture transversal à siège classique (fig. 15). De profil on voit le trait de fracture qui bâille en avant sur une profondeur d'un centi-

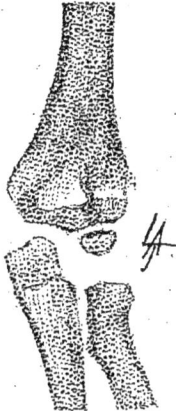

FIG. 15.

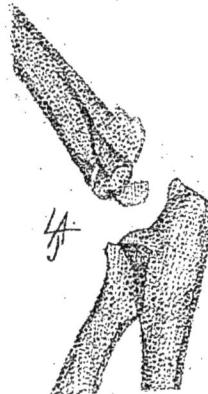

FIG. 16.

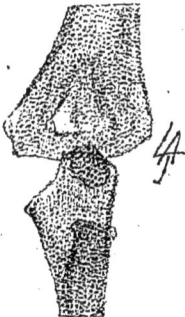

FIG. 17.

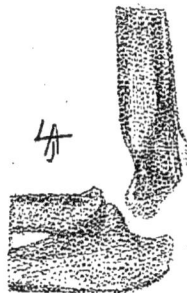

FIG. 18.

mètre environ ; en arrière, existe une légère encoche au-dessus du fragment inférieur, mais entre ces deux points la continuité de l'os ne semble pas interrompue (fig. 16).

Le membre est simplement mis en écharpe.

21 décembre. — Il existe encore une ecchymose au pli du coude.

Hyperextension un peu douloureuse. Flexion devenant douloureuse
vers 50°.

11 janvier 1910. — Légère trace d'ecchymose antérieure. Hyperextension normale. Flexion un peu douloureuse vers 45°.

3 mai 1910. — Aspect normal. Pronation et supination complètes.
Hyperextension de quelques degrés plus marquée qu'à gauche, flexion
diminuée d'autant. Très légère diminution du valgus physiologique. A la
palpation, un peu d'épaississement sus-condylien au niveau du cal. Le
résultat fonctionnel est parfait.

Sur la radiographie de face, l'os a un aspect normal. Le profil montre
un peu d'épaississement antéro-postérieur et une légère inflexion en
arrière (fig. 17 et 18).

Obs. 7. — *Fracture sus-condylienne gauche incomplète.*

Dav..., Émile, 12 ans, *13 décembre 1909.* — Le 11 décembre, l'enfant a
fait une chute, l'avant-bras fléchi ; le bord interne du coude a heurté la
bordure d'un trottoir.

A l'inspection, il n'existe pas d'ecchymose, mais un gonflement assez
marqué au niveau de l'extrémité inférieure de l'humérus, n'empiétant pas

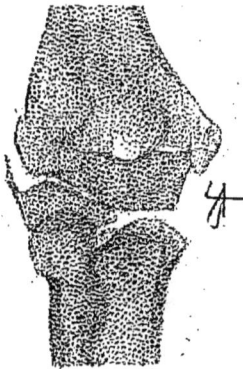

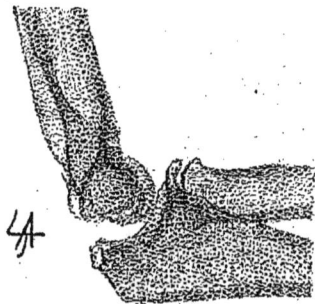

Fɪɢ. 19.   Fɪɢ. 20.

sur la région antibrachiale. La flexion et l'extension sont très limitées, la
pronation normale, la supination douloureuse.

La palpation décèle une douleur vive sur toute la largeur de la palette
humérale, au niveau et un peu au-dessus de la ligne épicondylo-épitro-
chléenne. L'interligne articulaire est également douloureux. On ne perçoit pas de crépitation ; pas de déplacement appréciable.

La radiographie de face (fig. 19) montre en dedans un léger trait de fracture divisant l'épitrochlée et se dirigeant transversalement en dehors à la partie inférieure de la fossette olécranienne. En dehors l'épicondyle et la partie externe du condyle sont très écartés de la diaphyse. Il s'agit en somme d'un trait de fracture un peu complexe, mi-fracture en dedans, mi-décollement du condyle et de l'épicondyle en dehors. L'épreuve de profil (fig. 20) montre seulement une petite encoche au bord antérieur de l'extrémité inférieure de l'humérus.

L'enfant n'est pas appareillé. On se contente de mettre le bras en écharpe.

28 décembre. — Extension presque complète. Flexion dépassant l'angle droit. Pronation et supination normales.

5 mai 1910. — Aspect et musculature normaux. Pronation et supination complètes. Hyperextension 165° en arrière (5 à 6° de plus qu'à droite). Flexion 45°. L'enfant touche cependant son épaule avec sa main gauche et fait de la gymnastique à l'école. Le résultat fonctionnel est parfait. A la palpation, le condyle externe est un peu épaissi d'avant en arrière et l'épitrochlée un peu saillante.

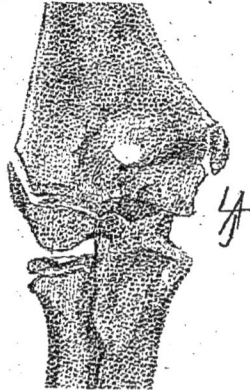

FIG. 21.

La radiographie de profil ne donne aucun renseignement, et sur l'épreuve de face (fig. 21), on remarque seulement la persistance de l'écartement de l'épicondyle et de la partie externe du condyle, et un peu d'épaississement en dedans de la cavité coronoïdienne.

Obs. 8. — *Fracture sus-condylienne droite incomplète.*

Baub ...Henri, 8 ans 24 *janvier 1910.*— L'observation n'a pas été prise. On note seulement qu'il s'agit d'un cas léger, qu'il existe une ecchymose et de la douleur à la pression. Mais la radiographie de face (fig. 22) montre l'existence d'un léger trait de fracture partant de la pointe diaphysaire sus-épitrochléenne, et se dirigeant transversalement en dehors à travers les fossettes olécranienne et coronoïdienne, pour s'arrêter à la limite externe de ces fossettes, sans entamer la partie externe de l'os. Le profil (fig. 23) montre seulement une petite solution de continuité au bord antérieur, au niveau de laquelle le trait de fracture bâille en avant mais ne pénètre pas l'os à plus d'un centimètre.

7 mai 1910. — Musculature et aspect normaux. Ni varus ni valgus.

Pronation et supination normales. Extension complète à un ou deux degrés près (hyperextension normale à gauche). Flexion 50°. L'enfant

ne peut toucher facilement son épaule droite avec sa main droite. Néanmoins le résultat fonctionnel est excellent.

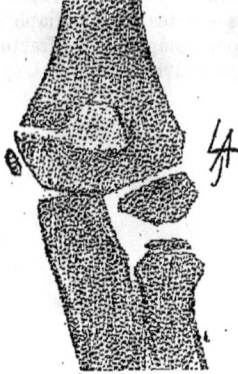

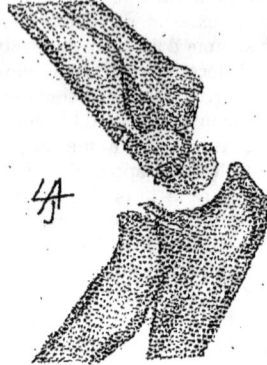

FIG. 22.   FIG. 23.

La radiographie de face donne un aspect normal (fig. 24). Sur le
profil, on constate un peu d'épaississement antéro-postérieur.

Obs. 9. — *Fracture sus-condylienne gauche incomplète.*

Gœth.. Jeanne, 7 ans et demi, *28 décembre 1907.* — Le 27 décembre 1907,

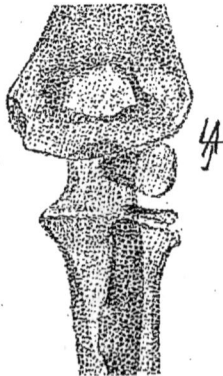

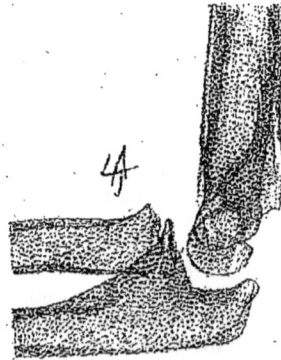

FIG. 24.   FIG. 25.

l'enfant est tombée de sa hauteur. L'observation n'a pas été prise. On a noté seulement qu'elle présentait de la douleur à la partie interne du coude. On fait le diagnostic de fracture de l'épitrochlée.

Cependant la radiographie de face (fig. 26) montre nettement un trait de fracture transversal à concavité supérieure. Son point de départ est en dedans, immédiatement au-dessus de l'épitrochlée ; il contourne ensuite la fossette olécranienne en passant au-dessous d'elle, et se termine à 1 centimètre environ du bord externe qu'il n'atteint pas. Le pro-

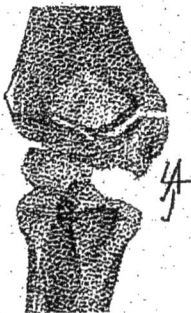
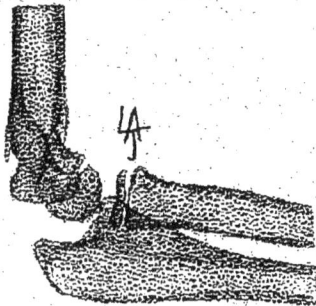

FIG. 26.   FIG. 27.

fil ne donne aucun renseignement précis ; tout au plus voit-on en arrière une petite épine osseuse au-dessus du trait de fracture probable (fig. 27).

L'enfant présentant une éruption suspecte, la mère la garde chez elle. On ne sait si elle l'a ramenée.

Mai 1910. — Le résultat anatomique et fonctionnel est parfait. Il est impossible de reconnaître le coude malade. Il n'est pas fait de nouvelle radiographie.

2° Fractures sus-condyliennes complètes sans déplacement.

Obs. 10. — *Fracture sus-condylienne gauche sans déplacement.*

Bar... Camille, 10 ans, *25 mars 1903.* — Le 21 mars 1903, l'enfant, en jouant, est tombé sur le coude gauche. La douleur éprouvée a été très violente, l'impotence fonctionnelle absolue, mais il n'a pas perçu de craquement.

Le *25 mars*, le membre présente un gonflement énorme, une ecchymose s'étendant au-dessus et au-dessous du pli du coude surtout à la face interne.

La flexion provoquée dépasse un peu l'angle droit, l'extension n'est pas complète, mais plus libre, la pronation et la supination normales.

La pression provoque une très vive douleur à la région antérieure et moyenne du coude, une douleur moindre au niveau de l'épitrochlée. La palpation de la région épicondylienne est indolore.

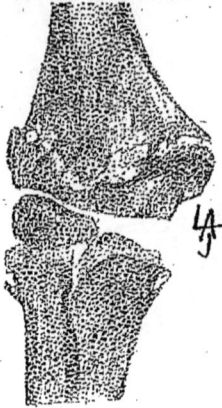

FIG. 28.

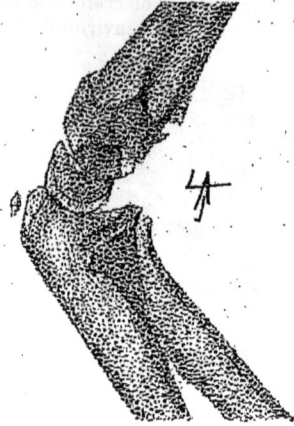

FIG. 29.

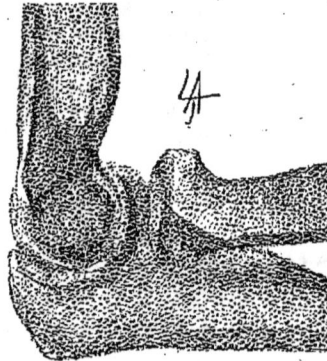

FIG. 30.

La radiographie de face (fig. 28) montre un trait de fracture à point de départ sus-épitrochléen, oblique en bas et en dehors, traversant la partie inférieure des cavités olécranienne et coronoïdienne jusqu'à un centimètre au-dessus du cartilage diaphyso-condylien, remontant ensuite en haut et en dehors, pour atteindre le bord externe de l'os à 4 centimètres

au-dessus de l'interligne. On constate également un très léger déplacement en dehors. Sur l'épreuve de profil (fig. 29), on voit le trait de fracture bâillant en avant; on le suit assez difficilement au travers de l'os,
mais on le voit aboutir au bord postérieur, au point correspondant.

On applique un appareil plâtré.

9 avril. — On enlève le plâtre. La consolidation semble parfaite ; les
tissus sont encore un peu épaissis par l'infiltration sanguine. La flexion
et l'extension sont très limitées mais non douloureuses. L'enfant est
soumis au massage.

12 mai 1910. — Le résultat est absolument parfait à tous les points de
vue ; la radiographie de profil montre cependant une incurvation nette
de l'os à convexité antérieure (fig. 30).

Obs. 11. — *Fracture sus-condylienne gauche, sans déplacement.*

Beau..., Andrée, 6 ans, *30 octobre 1908.* — L'observation n'a pas été retrouvée, mais on sait que l'enfant n'a pas eu d'appareil plâtré. La radiographie de face (fig. 31) montre un trait de fracture transversal à type
classique avec léger déplacement en dehors du fragment inférieur (1 cm.

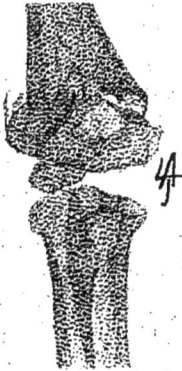

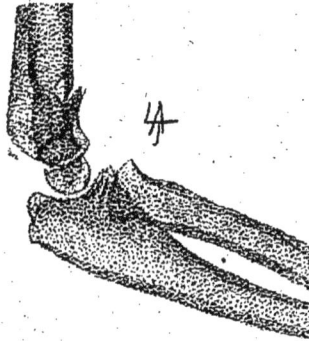

FIG. 31.   FIG. 32.

environ). On retrouve le même trait de fracture sur le profil, sans aucun
déplacement en arrière (fig. 32). On voit seulement en arrière un petit
fragment osseux détaché dont la signification est difficile à déter-
miner.

5 mai 1910. — Aspect extérieur absolument normal. Pas de déviation.
Hyperextension 1 ou 2° de plus qu'à droite. Pronation très légèrement
limitée. Tous les autres mouvements sont normaux et le résultat fonc-

tionnel est parfait. Les deux nouvelles épreuves radiographiques mon-

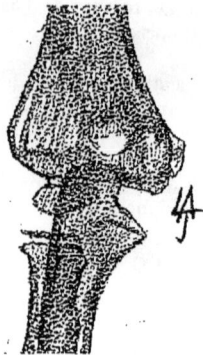

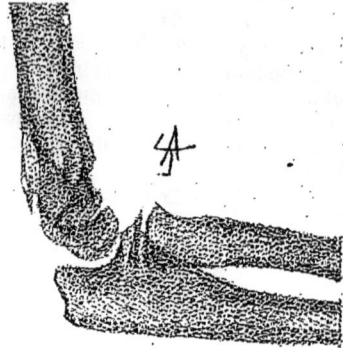

FIG. 33.   FIG. 34.

trent des os absolument normaux, tout vestige du léger déplacement latéral ayant disparu (fig. 33 et 34).

Obs. 12. — *Fracture sus-condylienne droite*, par flexion, *sans déplacement.*

Conn..., Suzanne, 10 ans, *9 avril 1910.* — Le 8 avril, l'enfant a fait une chute sur la région interne du coude droit.

On constate un gonflement considérable de toute la région du coude droit remontant jusqu'au tiers inférieur du bras. Il existe à la région interne, au-dessus de l'interligne articulaire, une plaie superficielle, arrondie, du diamètre d'une pièce d'un franc. On remarque aussi une vaste ecchymose remontant jusqu'au tiers inférieur de la région interne du bras.

A la palpation, il n'existe de douleur vive qu'au niveau de l'épitrochlée. L'œdème des tissus rend l'exploration difficile. Mais il semble que les rapports de l'humérus et des os de l'avant-bras soient conservés. On pose avec réserve le diagnostic de fracture de l'épitrochlée.

Ce diagnostic est infirmé par la radiographie. Sur l'épreuve de face (fig. 35), on constate une fracture sus-condylienne transversale, dont le trait traverse la cavité olécranienne. Elle s'accompagne d'un léger transport en dehors du fragment inférieur, avec légère bascule en haut et en dehors, de sorte que les fragments sont engrenés en dehors, et écartés d'un centimètre en dedans. L'épreuve de profil montre qu'il s'agit d'une fracture du type dit « par flexion » de Kocher. Le fragment inférieur est en effet très légèrement déplacé en avant (fig. 36).

On se contente pour tout traitement de mettre le bras en écharpe, et de panser la plaie.

23 avril. — La plaie est cicatrisée. Le coude est encore un peu œdématié, le bras est le siège d'une vaste ecchymose qui, à la face interne, remonte presque jusqu'à l'aisselle, s'étend à la face postérieure, et également sur plusieurs centimètres de hauteur à la région externe.

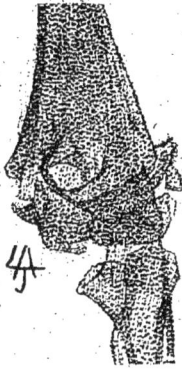
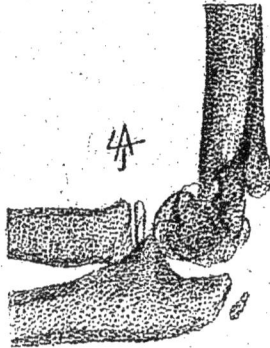

FIG. 35.   FIG. 36.

A la palpation, on sent la persistance du léger déplacement en dehors du fragment inférieur. Il ne subsiste qu'une douleur très atténuée au niveau de la région interne, un peu en arrière et au-dessus de l'épitrochlée. La flexion est facile jusqu'à 50°; l'extension douloureuse au delà de 135° environ. La pronation est normale, la supination un peu douloureuse, quand on cherche à l'obtenir complète.

3 mai. — La flexion et l'extension ont gagné quelques degrés. La supination est complète et indolore. L'ecchymose a disparu, sauf à la face interne du coude. On rend à l'enfant l'usage de son bras.

16 juin. — L'enfant se sert très bien de son membre. La flexion atteint presque 40°, mais l'extension a peu gagné. On fait une nouvelle radiographie. L'épreuve de face montre seulement une encoche au-dessus de l'épitrochlée (fig. 37). Le cal est complètement ossifié. L'épreuve de profil semble celle d'un os presque normal. On conseille de mobiliser le coude.

27 septembre. — Flexion complète à 1 ou 2° près. Extension, 170°. Valgus, 165° (10° de plus qu'à gauche). Musculature normale. La palpation n'indique qu'un peu d'épaississement antéro-postérieur de l'os. L'épitrochlée est un peu abaissée. Le résultat fonctionnel est parfait.

Sur la radiographie de face (fig. 38), on constate un aspect plus massif de l'extrémité inférieure de l'humérus, qui est à la fois élargie et plus haute, surtout en dedans. On voit nettement qu'il existe en dehors une lame d'os périostique dont la teinte, plus foncée que sur la deuxième radiographie, est plus claire encore que celle du reste de l'os. En dedans l'encoche sus-épitrochléenne, correspondant au bord de l'ancien trait de fracture, si nette sur la seconde radiographie, est en voie de dispari-

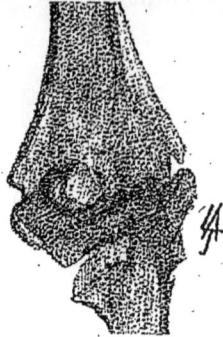

Fig. 37.

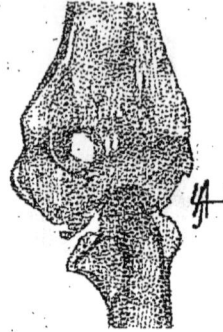

Fig. 38.

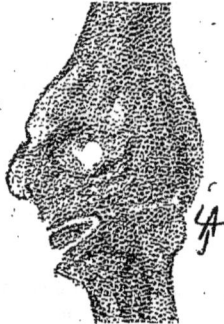

Fig. 89.

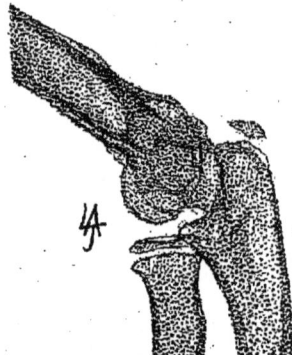

Fig. 40.

tion ; enfin le point épiphysaire de la trochlée est un peu irrégulier et inégalement dense. Le profil montre seulement la persistance de la courbure à concavité antérieure ; de plus, en avant de la base de l'olécrane, entre cette apophyse et l'humérus, une petite masse d'os clair, grosse comme un petit pois, est dans l'interligne articulaire.

27 décembre 1910. — Le valgus n'a pas augmenté. La flexion est normale, l'extension est complète à quelques degrés près, la gouttière épitrochléo-olécranienne n'est pas rétrécie. Résultat fonctionnel parfait.

La radiographie de face (fig. 39) montre seulement une tendance au développement de l'os du côté interne ; l'encoche sus-épitrochléenne prend en effet une direction oblique en haut et en dehors, et continue à s'atténuer. Sur le profil (fig. 40), on note seulement la tendance à l'organisation de la petite masse intraarticulaire, dépendant probablement du point trochléen.

Obs. 13. — *Fracture sus-condylienne droite, sans déplacement.*

Ler..., Yvonne, 3 ans et demi, *6 août 1904.* — L'enfant a fait une chute sur le coude. Celui-ci présente un gonflement uniforme. L'avant-bras est

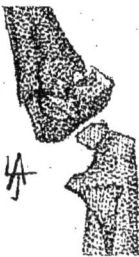

FIG. 41.

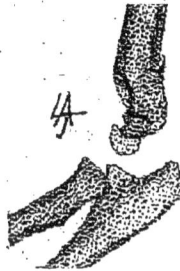

FIG. 42.

en demi-flexion. Les mouvements sont douloureux, mais possibles. Les saillies du coude ont conservé leurs rapports. La pression éveille de la

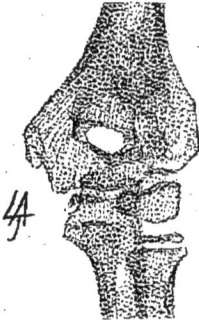

FIG. 43.

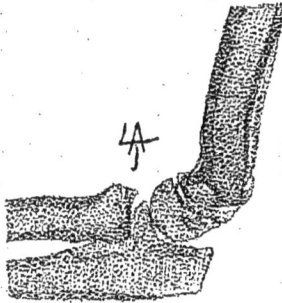

FIG. 44.

douleur sur toute la face antérieure du coude, avec maximum très net au niveau de l'épitrochlée ; en ce point, l'abduction est très douloureuse également. On pense à un arrachement de l'épitrochlée, mais la radiographie montre un trait de fracture sus-condylien transversal, passant au travers de la fosse olécranienne, visible sur les deux épreuves, mais sans déplacement autre qu'une très légère ébauche de translation en dehors (fig. 41 et 42).

15 septembre 1910. — Le coude droit est absolument normal à l'examen clinique et sur les radiographies de face et de profil (fig. 43 et 44) ; sur cette dernière, on note cependant une inflexion de l'os en arrière, un peu plus marquée sur le dessin que sur la radiographie.

3° Fractures supracondyliennes avec déplacement.

Obs. 14. — *Fracture sus-condylienne droite.*

Web... (fille), 5 ans, *8 octobre 1901.* — L'observation n'a pas été retrouvée. On sait seulement qu'une gouttière plâtrée a été appliquée.

La radiographie, faite en 1901, montre sur l'épreuve de face (fig. 45) un léger déplacement du fragment inférieur en dedans et un trait de fracture bas situé, passant au-dessous de la cavité olécranienne. Le profil (fig. 46) montre un déplacement complet en arrière, avec légère bascule en haut du fragment inférieur, et chevauchement, la pointe antéro-supérieure de ce fragment étant seule en contact avec la face postérieure de l'humérus. La face fracturée du fragment épiphysaire est dentelée, irrégu-

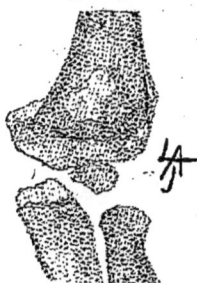 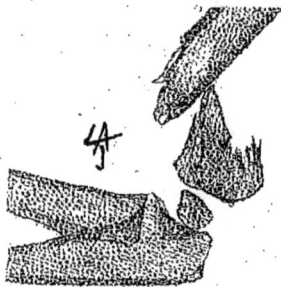

FIG. 45.   FIG. 46.

lière, concave en haut. Le trait de fracture, anormal, est très oblique en bas et en arrière, surtout au niveau du fragment supérieur.

19 mai 1910. — État physique et fonctionnel absolument parfaits. Il n'est pas fait de nouvelle radiographie.

Obs. 15. — *Fracture sus-condylienne gauche.*

Bau. (garçon), 5 ans, *10 mars 1902.* — Le 8 mars 1902, à 7 heures du soir, l'enfant a fait une chute sur la face postérieure du coude gauche, l'avant bras fléchi. Le lendemain, on constate un gonflement considérable de la région du coude, intéressant aussi le bras et l'avant-bras, et rendant l'examen difficile. La région antéro-externe est le siège d'une ecchymose.

La palpation montre l'olécrane saillant en arrière, et les os de l'avant-bras déplacés en dedans. Elle éveille une vive douleur au-dessus de l'épitrochlée, de l'épicondyle, et en avant, au niveau du pli du coude.

L'extension est diminuée de 20° environ, la flexion n'atteint pas l'angle droit, la supination et la pronation sont incomplètes et douloureuses.

La radiographie de face (fig. 47) montre un déplacement très notable en dedans, avec fragment inférieur concave en haut, trait de fracture à direction générale transversale, contournant en bas la cavité olécranienne. Sur le profil (fig. 48), le bec diaphysaire est très saillant en avant, bas situé, très voisin de la pointe du coroné; en arrière, les deux fragments semblent fusionnés et on ne distingue pas nettement le trait de fracture.

On applique sous chloroforme un plâtre à angle droit.

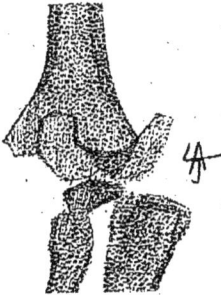

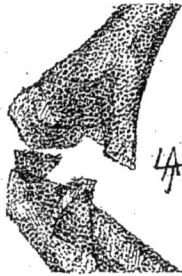

FIG. 47.   FIG. 48.

14 mai 1910. — L'aspect est celui d'un coude normal, à la vue et à la palpation. L'hyperextension est un peu plus marquée qu'à droite, la flexion un peu moins. La pronation et la supination sont normales. Le valgus physiologique est de 1 ou 2° moins marqué qu'à droite, où il est très notable. Le résultat fonctionnel est parfait. Le malade refuse de se laisser radiographier.

Obs. 16. — *Fracture sus-condylienne gauche.*

Delap... (garçon), 4 ans et demi, *9 octobre 1902.* — L'observation, très incomplète, indique seulement que l'enfant a fait une chute sur le coude gauche, que les mouvements sont limités et très douloureux, l'œdème assez considérable.

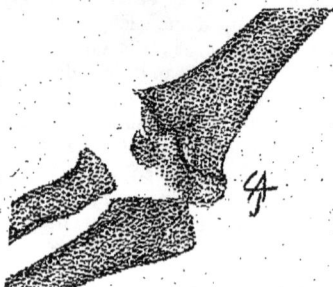 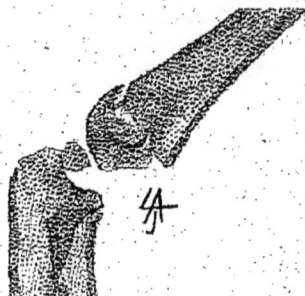

Fig. 49.   Fig. 50.

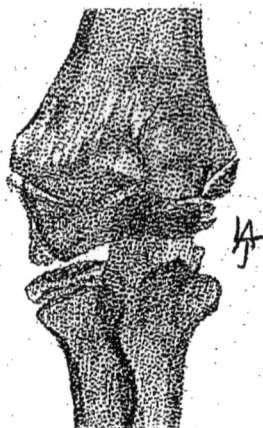 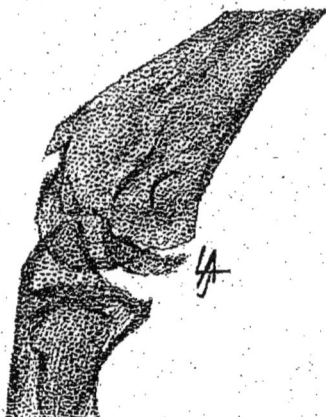

Fig. 51.   — Fig. 52

La radiographie de face, assez floue, montre un fort déplacement en dedans (fig. 49); sur le profil, au contraire (fig. 50), on voit un déplacement postérieur à peine marqué, avec légère saillie en avant du fragment diaphysaire, et trait de fracture à peine oblique en bas et en avant, presque transversal.

30 avril 1910. — Le condyle externe fait, en arrière surtout, une saillie considérable, saillie en rapport avec un varus exceptionnel (150° au moins). Malgré cela, tous les mouvements sont normaux, la musculature également. Le résultat fonctionnel est parfait. L'hyperextension est un peu plus marquée qu'à droite, la flexion un peu moins (40°).

Les nouvelles radiographies donnent peu de renseignements intéressants. L'épreuve de face (fig. 51) montre seulement le condyle externe abaissé et l'interligne articulaire oblique en bas et en dehors. Le profil montre un épaississement antéro-postérieur assez considérable, et un petit crochet osseux en arrière.

Obs. 17. — *Fracture sus-condylienne gauche.*

Tro... René, 11 ans, *25 décembre 1903*. — Le 23 décembre 1903, l'enfant est tombé en arrière sur les mains. On constate des signes très nets de fracture sus-condylienne : gonflement considérable de la région du coude gauche, crépitation, mobilité anormale, etc.

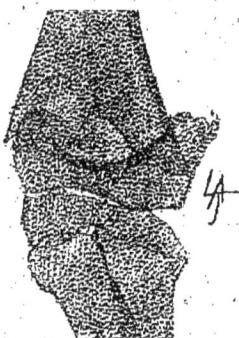 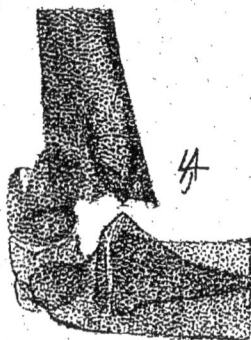

Fig. 53.　　　　　　　　　Fig. 54.

La radiographie de face (fig. 53) montre un trait de fracture transversal, passant à la partie supérieure de la fossette olécranienne, et un assez fort déplacement en dedans du fragment inférieur. Sur le profil (fig. 54), le fragment postérieur est déplacé en arrière, mais sans rotation sur son axe ; il reste en rapport avec le fragment diaphysaire sur le tiers de sa surface fracturée ; le trait de fracture est à peu près transversal.

Le *28 décembre*, l'enfant est endormi à l'éther et malgré l'œdème et une ecchymose considérable, surtout du côté interne du coude, on applique un appareil plâtré en flexion aussi marquée que possible. La radiographie faite le 29 décembre montre une réduction insuffisante : le fragment inférieur est abaissé, mais le déplacement postérieur subsiste.

Le *30 décembre*, nouvelle tentative de réduction, avec anesthésie à l'éther, et appareil plâtré. La radiographie, très floue, montre une réduction qui semble satisfaisante.

L'enfant sort avec son plâtre le 1er janvier 1904.

23 juin 1910. — Varus 170°. Hyperextension de 2 ou 3° plus marquée.

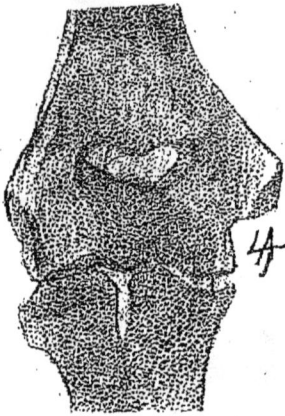 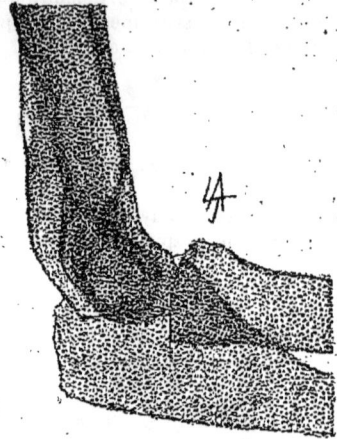

Fig. 55.   Fig. 56.

qu'à droite. Tout le reste est normal, et le résultat fonctionnel parfait. Les radiographies seraient celles d'un coude normal, n'était la très légère inflexion en arrière visible sur le profil. Il est à noter que ce point d'inflexion postérieure est situé bien plus loin de la jointure que l'ancien trait de fracture (fig. 55 et 56).

Obs. 18. — *Fracture sus-condylienne droite.*

Mol... (garçon), 6 ans, *17 mai 1904.* — La veille, l'enfant est tombé d'une balançoire, le bras replié sous lui ; le coude a probablement porté. L'impotence fonctionnelle est complète. Le coude présente un gros gonflement circulaire, remontant le long du bras, et une ecchymose à sa partie interne. L'olécrane est saillant en arrière, mais conserve ses rapports normaux avec les éminences latérales. Il existe une saillie douloureuse à la palpation, un peu au-dessus du pli du coude. L'axe de l'avant-bras est un peu déplacé en dehors. La flexion ne dépasse pas l'angle droit, la pronation et la supination sont normales.

La radiographie de face (fig. 57) montre un fragment épiphysaire fortement déplacé en dehors et remonté derrière le fragment diaphysaire; celui-ci, le trait de fracture étant oblique en dedans et en bas, présente une arête saillante en dedans; le fragment inférieur, de plus, a un peu basculé en dehors et en haut. Sur l'épreuve de profil (fig. 58), il est complètement déplacé en arrière et un peu en haut, mais avec très peu

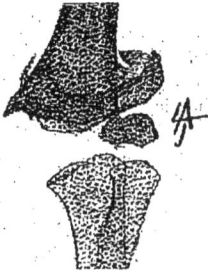

Fig. 57.

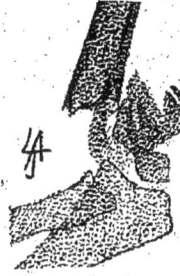

Fig. 58.

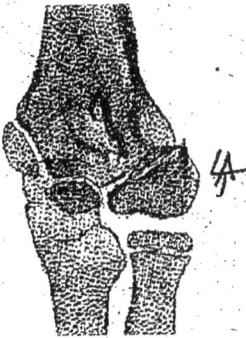

Fig. 59.

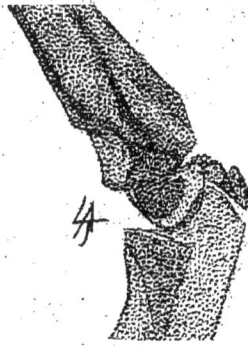

Fig. 60.

de rotation, et conserve par son bord antérieur le contact avec la diaphyse. Le trait de fracture est presque transversal.

La fracture est réduite sous anesthésie, et un plâtre appliqué en flexion.

19 mai 1910. — Le cal est encore perceptible à la palpation. L'hyperextension est un peu plus marquée qu'à gauche, la flexion un peu moins. Il existe un très léger varus (178°). Le résultat fonctionnel est parfait.

Sur la radiographie de face (fig. 59), on constate une déformation de la fosse olécranienne et un épaississement de l'os en dehors d'elle. Le point épitrochléen est particulièrement épaissi. Sur le profil (fig. 60), l'os est épaissi d'avant en arrière. L'olécrane possède deux points épiphysaires.

Obs. 19. — *Fracture sus-condylienne gauche.*

Monn...Jean-Baptiste, 4 ans et demi, *17 mai 1904.* — L'enfant est tombé sur le coude pendant l'absence de sa mère, qui conduisait à l'hôpital son autre enfant, auquel pareil accident venait d'arriver (V. obs. 2). On constate un gonflement circulaire du coude, particulièrement dans sa partie

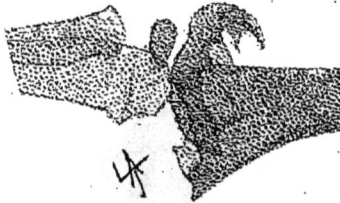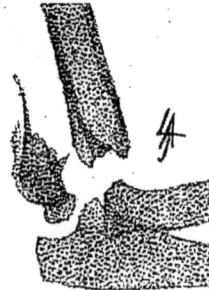

FIG. 61.   FIG. 62

brachiale, et une teinte ecchymotique marquée surtout en dedans. On éveille une vive douleur à la palpation à un travers de doigt au-dessus du pli du coude. On sent la saillie osseuse du fragment diaphysaire en avant et en dedans. L'axe de l'avant-bras est dévié en dehors. La flexion ne dépasse pas l'angle droit, la pronation et la supination sont normales.

La radiographie de face (fig. 61) montre un fragment inférieur très fortement déplacé en dehors, et basculé en haut et en dehors. Le trait de fracture, passant à la partie inférieure de la fossette olécranienne, est fortement concave en haut. Sur l'épreuve de profil (fig. 62), le déplacement postérieur est tel que les fragments sont distants de près d'un centimètre. Le trait de fracture est très peu oblique, mais le fragment inférieur a arraché une longue lamelle osseuse postérieure au fragment supérieur. Il présente très peu de rotation sur son axe.

On applique un appareil plâtré sous anesthésie à l'éther.

16 juin 1910. — A part une hyperextension un peu plus marquée qu'à droite, le coude gauche est absolument normal.

La radiographie de face (fig. 63) montre une zone osseuse un peu plus claire le long du bord externe de la diaphyse, correspondant évidemment à de l'os périostique néoformé. Les travées, autour et au-dessous de la

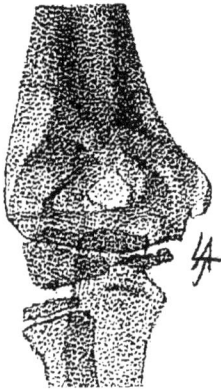
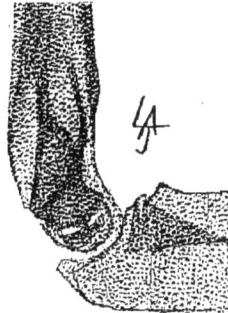

FIG. 63.   FIG. 64.

cavité olécranienne, sont irrégulières. Sur l'épreuve de profil, on observe une légère voussure de la diaphyse, à 4 centimètres au-dessus de l'interligne (fig. 64).

Obs. 20. — *Fracture sus-condylienne gauche*

Latr... René, 3 ans, *10 septembre 1904*. — L'enfant a été vu une demi-heure après une chute sur le coude. Il n'y a pas encore d'ecchymose, et le gonflement est peu apparent. Le déplacement est peu marqué en arrière, très accentué en dedans. Les mouvements sont possibles. Il y a de la crépitation. La pression est douloureuse au-dessus du pli du coude.

La radiographie de face (fig. 65) montre un déplacement notable en dedans, et un trait de fracture concave en haut, semblant suivre le bord inférieur de la fosse olécranienne. Cette radiographie est très floue ; celle de profil l'est plus encore, et ne donne guère de renseignement. On y voit seulement que le déplacement postérieur est peu marqué.

On applique un appareil plâtré en flexion à angle aigu.

L'enfant est revu le 8 novembre suivant : la flexion et l'extension sont à peine limitées, la pronation et la supination normales. Il persiste un léger degré de varus. L'enfant se sert aussi bien du bras malade que du bras sain.

Deux nouvelles radiographies sont prises. Le profil est celui d'un coude normal. Sur l'épreuve de face (fig. 66), on voit que l'ossification du cal est complète. Il persiste cependant en dedans une bande latérale d'os périostique un peu plus clair. L'extrémité inférieure de l'os semble plus haute en dehors, et l'interligne articulaire est oblique en haut et en dedans. L'os présente une saillie à 1 centimètre au-dessus de la pointe diaphysaire correspondant à l'épicondyle non développé encore.

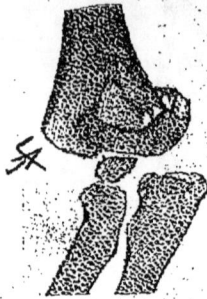

FIG. 65.

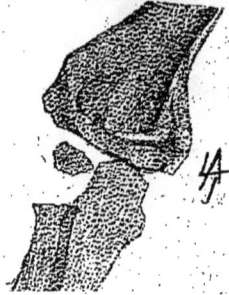

FIG. 66.

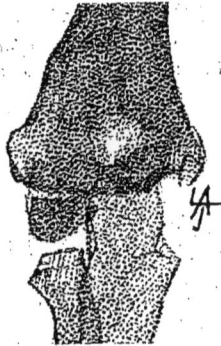

FIG. 67.

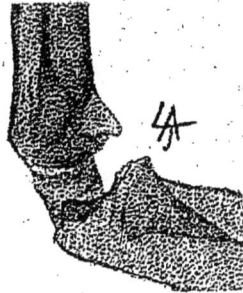

FIG. 68.

5 mai 1910. — Varus, 165°. L'hyperextension est un peu plus marquée qu'à droite, la flexion un peu moins (40°). La pronation et la supination sont normales, la musculature également. Le condyle externe, légèrement saillant à la palpation, est surtout allongé en hauteur. Le résultat fonctionnel est parfait.

Sur la radiographie de face (fig. 67), on constate l'abaissement du condyle externe et l'obliquité de l'interligne. La bande d'os périostique n'est plus visible. La saillie constatée sur l'épreuve de novembre 1904 existe toujours, mais sous la forme d'une voussure allongée, très peu marquée, et située beaucoup plus haut, à 4 centimètres de la pointe externe. Le profil est à peu près normal (fig. 68).

Obs. 21. — *Fracture sus-condylienne gauche.*

Carp... Marguerite, 11 ans, *29 septembre 1904.* — Les quelques mois d'observation nous apprennent que l'enfant s'est fait il y a 18 mois une première fracture, pour laquelle elle a été soignée à l'hôpital des Enfants-Malades. Un appareil plâtré a été appliqué pendant trois semaines; la guérison était complète.

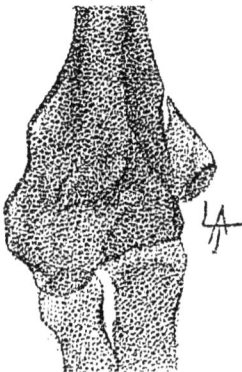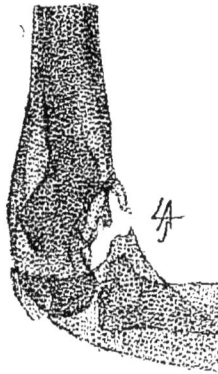

Fig. 69.   Fig. 70.

L'enfant a fait une seconde chute sur le coude, un nouveau plâtre a été appliqué au même hôpital; on a ensuite pratiqué des massages. Les notes qui suivent, ainsi que les radiographies, s'appliquent évidemment à un examen ultérieur. On indique que l'extension est normale, « même exagérée », la flexion limitée à l'angle droit; il existe un cubitus varus, et l'olécrane est fortement reporté en dedans.

Sur la radiographie de face (fig. 69), on voit le condyle externe fortement augmenté de volume en hauteur, surmonté d'une voussure. La région épitrochléenne semble remontée; l'os y est de teinte plus claire. Sur le profil (fig. 70), l'obliquité de l'interligne fait que l'olécrane se superpose au condyle externe. Le fragment inférieur est encore un peu déplacé en arrière et a basculé sur son axe, de sorte qu'il existe en avant un butoir très peu distant du bec de la coronoïde, mais plus perméable aux rayons X que le reste de l'os, comme s'il était en voie de résorption; en arrière, on voit une bande d'os périostique plus clair également, remontant à trois travers de doigts au-dessus de l'interligne.

17 mai 1910. — L'hyperextension est de 4 ou 5° plus marquée qu'à droite. La flexion atteint 50°, le varus 160° (stationnaire depuis les six mois qui ont suivi le second accident). La pronation et la supination sont normales. Le condyle externe est un peu augmenté de volume. A la palpation, à 3 centimètres, au-dessus de l'interligne, on perçoit encore le cal, qui n'est pas douloureux. Pas d'atrophie musculaire. Le résultat fonctionnel est excellent.

Les nouvelles radiographies sont très intéressantes à comparer avec les précédentes. Sur l'épreuve de face (fig. 71), le condyle externe est

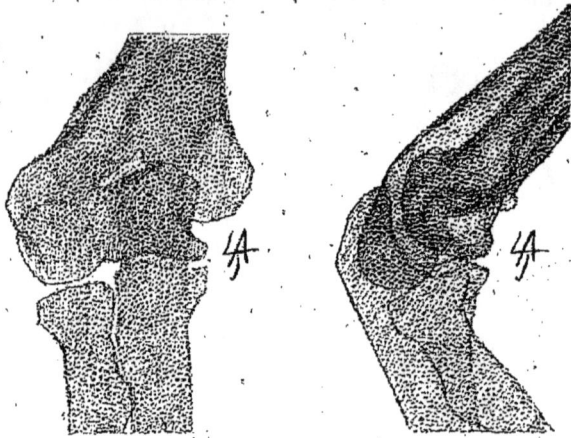

FIG. 71.   FIG. 72.

plus abaissé et comme allongé, mais la voussure qui le surmontait a presque disparu. Il s'est fait une véritable régularisation des surfaces articulaires et de l'épitrochlée, qui ont repris un aspect normal; cependant l'interligne est très oblique en haut et en dedans. Ce modelage des surfaces articulaires est encore visible sur le profil (fig. 72), où n'existe plus de butoir diaphysaire. La limitation légère de la flexion doit être due à une petite saillie osseuse, très peu visible d'ailleurs, sur le bord antérieur de la diaphyse, à plusieurs centimètres au-dessus de l'articulation.

Obs. 22. — *Fracture sus-condylienne gauche.*

Mar... Maurice, 3 ans, *6 mai 1905.* — L'observation n'a pas été retrouvée, mais des renseignements que j'ai pris, il résulte que l'enfant s'est fracturé le coude en 1904, a été plâtré à ce moment, et a fait une seconde chute sans fracture en mai 1905. La radiographie faite à ce moment montre de face un condyle externe abaissé et augmenté de volume, avec obliquité très grande de l'interligne articulaire (fig. 73).

D'après le profil (fig. 74), il semblerait qu'il s'agissait d'une fracture

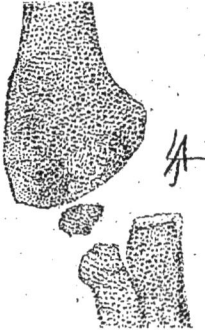

FIG. 73.

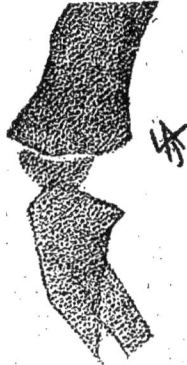

FIG. 74.

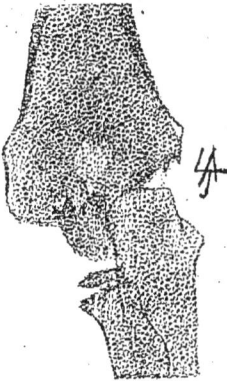

FIG. 75.

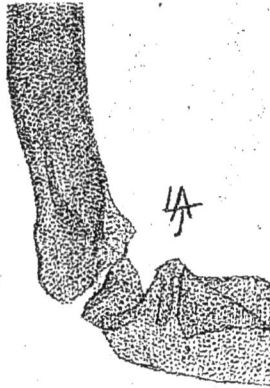

FIG. 76.

par flexion, car l'humérus a son extrémité inférieure infléchie en avant; mais peut-être cette inflexion est-elle consécutive à la réduction.

19 mai 1910. — Le condyle externe est saillant à la vue et à la palpation; il y a un varus de 165°, mais tous les mouvements sont normaux et le résultat fonctionnel excellent.

Les nouvelles radiographies montrent un retour très net des os vers la forme normale; le condyle externe est moins abaissé, la voussure qui le surmontait en dehors s'est atténuée, et est située à plusieurs centimètres au-dessus de son niveau précédent; l'interligne est moins oblique (fig. 75). Sur le profil (fig. 76), la courbure antérieure a un rayon bien plus considérable; elle s'est éloignée de l'extrémité inférieure de l'os, et se trouve maintenant en pleine diaphyse.

Obs. 23. — *Fracture sus-condylienne droite, et luxation en arrière des os de l'avant-bras.*

Tair... Henri, 8 ans et demi, *27 juin 1905*. — L'enfant est tombé sur le coude gauche, d'une hauteur de 3 mètres environ, le 17 juin dernier. Amené à la consultation, il est vu par M. Broca, qui diagnostique une luxation du coude en arrière, et la réduit.

Dix jours après, l'enfant revient à la consultation avec un coude augmenté de volume et une impotence fonctionnelle complète. Admis à la salle Molland, il présente en outre des ecchymoses jaunâtres tout autour de l'articulation. L'avant-bras est demifléchi et en supination

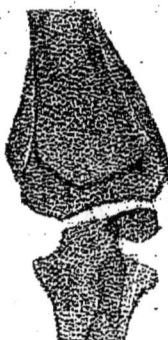
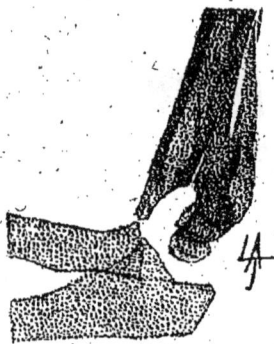

FIG. 77.   FIG. 78.

presque complète. La palpation du coude n'est pas douloureuse; les saillies olécranienne, épicondylienne et épitrochléenne ont conservé leurs rapports normaux. La flexion est douloureuse au delà de l'angle droit, l'extension limitée, la pronation et la supination complètes. En outre, l'enfant présente un kyste du creux poplité.

La radiographie de face (fig. 77) montre une zone d'os périostique clair en dedans et en dehors, remontant sur la diaphyse humérale jusqu'à 3 ou 4 centimètres au-dessus de l'interligne. Sur l'épreuve

de profil (fig. 78), le fragment diaphysaire montre le trait de fracture très oblique en bas et en avant, et une pointe antérieure très aiguë, qui vient presque au contact du bec coronoïdien, et semble toucher le bord de la cupule radiale, effet dû évidemment à l'absence de perspective. Le fragment inférieur déplacé en arrière et en haut n'a pas basculé, et reste en contact avec le tiers postérieur de la surface de fracture du fragment supérieur, auquel il est déjà soudé par un cal osseux plus transparent que l'os normal. En arrière,
son trait de fracture, très oblique, se continue presque verticalement avec une bande osseuse effilée d'os périostique néoformé, séparée du bord postérieur de la diaphyse par une zone claire, qui se continue jusqu'au-dessus de sa pointe supérieure.

La suite de l'observation dit que l'enfant a été soumis à la mobilisation forcée et a été massé régulièrement. Il part en convalescence à La Roche le 17 juillet, avec une limitation très peu marquée de la flexion et de l'extension; la région épicondylienne (?) est épaissie, et les muscles du bras légèrement atrophiés.

27 septembre 1910. — A part une très légère tendance au valgus et une flexion

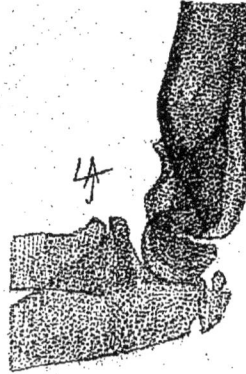

FIG. 79.

à 45° (quelques degrés de moins qu'à gauche), le résultat est parfait.

La radiographie de face est celle d'un os normal, et sur le profil (fig. 79), l'humérus présente à 3 ou 4 centimètres, au-dessus de l'interligne, une convexité antérieure au-dessous de laquelle est une petite pointe d'os plus clair.

Obs. 24. — *Fracture sus-condylienne gauche.*

Chass... Roger, 9 ans et demi, *6 octobre 1905.* — Le 25 septembre, en jouant sur des madriers, l'enfant a fait un faux pas et est tombé sur la main gauche, l'avant-bras étant en hyperextension sur le bras. L'enfant a ressenti une douleur très vive, et l'impotence fonctionnelle a été complète. On lui a appliqué une simple écharpe, sans tenter la réduction de la fracture.

Le *6 octobre 1905,* l'enfant est vu à la consultation par M. Broca. La douleur est déjà très atténuée, mais il persiste une ecchymose et une déformation en coup de hache à la partie postérieure et inférieure du bras.

La radiographie de face (fig. 80) montre un fort déplacement en dedans, sans bascule, du fragment inférieur; c'est une translation sans rotation. Le trait de fracture, rectiligne, traverse le tiers supérieur de la fosse olécranienne. Sur le profil (fig. 81), les fragments ont perdu tout contact et sont distants d'un bon centimètre. Une zone très légère-

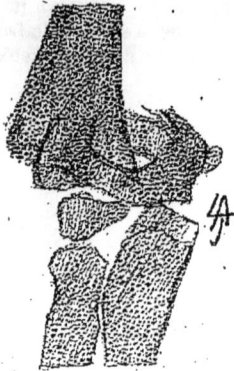

FIG. 80.

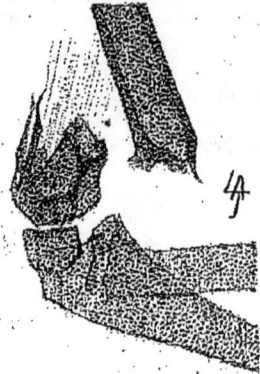

FIG. 81.

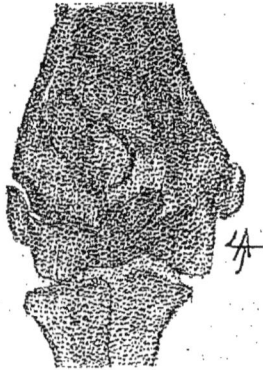

FIG. 82

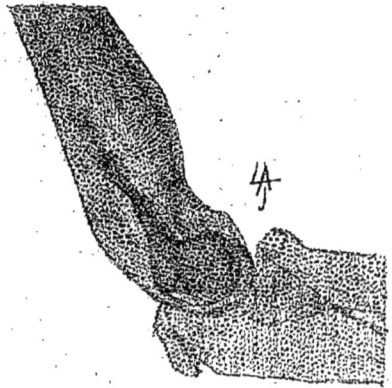

FIG. 83.

ment ombrée indique entre eux un début d'ossification, avec un petit point plus foncé entre le bord postérieur de la diaphyse et la face fracturée du fragment inférieur. Le trait de fracture est oblique à 45°, plus net sur le fragment supérieur que sur l'inférieur. Celui-ci est fortement remonté en arrière et basculé. Le voile périostique postérieur, en voie d'ossification, présente une bande osseuse haute de 2 centimètres environ, faisant avec le bord postérieur du fragment épiphysaire un angle à sommet inférieur.

7 octobre. — Réduction sous chloroforme, et application d'un appareil plâtré en flexion à angle aigu. La radiographie de profil montre que la réduction est bonne.

17 mai 1910. — La pronation, la supination, la flexion sont normales. L'extension est complète sans hyperextension. Il n'y a pas de valgus physiologique à gauche. La musculature est un peu moins forte qu'à droite, mais le sujet est droitier. L'apparence esthétique est normale et le résultat fonctionnel parfait.

La nouvelle radiographie de face (fig. 82) montre un humérus de forme normale, avec seulement un peu d'irrégularité osseuse au-dessus et autour de la fosse olécranienne. Sur le profil (fig. 83), l'os est un peu épaissi, convexe en avant et en arrière. La convexité postérieure est située plus bas que l'antérieure : celle-ci ne peut gêner la flexion, tandis que nous avons vu qu'il n'y a pas d'hyperextension.

Obs. 25. — *Fracture sus-condylienne droite.*

Crét... Sylvain, 3 ans, *8 décembre 1905.* — L'observation n'a pas été prise. On sait seulement que la fracture a été réduite et un appareil plâtré appliqué pendant huit jours.

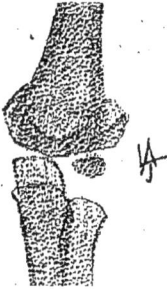 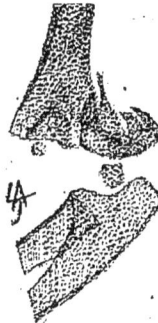

Fig. 84.   Fig. 85

La radiographie de face (fig. 84) montre une très légère ébauche de déplacement en dehors avec bascule en dehors et en haut. Le trait de fracture est ici peu visible, mais sur le profil (fig. 85), on voit qu'il est concave en haut, et présente plusieurs dentelures, dont une antérieure très marquée; le trait de fracture est transversal; le déplacement est

total, mais les fragments sont en contact sur toute leur hauteur, l'inférieur présentant un peu de rotation en arrière.

12 mai 1910. — L'hyperextension a une amplitude de 4 ou 5° de plus
qu'à gauche, la flexion 1 ou 2° de moins. Varus, 170°. Le résultat fonctionnel et la musculature sont parfaits.

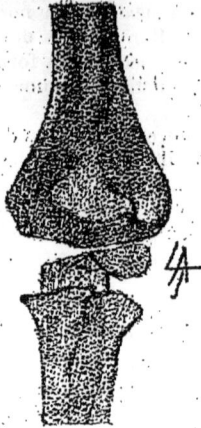 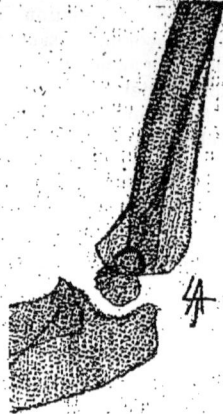

Fig. 86.   Fig. 87.

Sur la radiographie de face (fig. 86), on constate une très légère déviation en dedans de l'axe de l'extrémité inférieure de l'humérus, et sur le
profil (fig. 87), une courbure très légère à convexité postérieure assez
haut située.

Obs. 26. — *Fracture sus-condylienne droite* par flexion.

Lior... Henri, 7 ans, *10 mai 1906.* — L'observation n'existe plus, mais
on apprend que l'enfant a été plâtré *en flexion*, et que la motilité s'est
vite rétablie.

La radiographie de face (fig. 88) montre un trait de fracture concave
en haut au niveau de la fosse olécranienne, dont il suit le bord inférieur,
horizontal en dedans et en dehors d'elle. Il y a en dehors un déplacement marqué, avec bascule en haut, de sorte que les deux fragments
sont un peu écartés en dedans. Le profil (fig. 89) montre une fracture
par flexion, avec déplacement antérieur presque complet, les deux fragments ne reposant l'un sur l'autre que sur une petite surface, et l'antérieur remonté et basculé un peu en avant.

23 juin 1910. — L'os semble un peu épaissi d'avant en arrière à la palpation. La flexion atteint 45°. Tous les autres mouvements sont normaux, ainsi que la musculature. Le résultat fonctionnel est parfait.

La radiographie de face (fig. 90) montre un humérus à contours normaux, mais les travées osseuses sont irrégulières à la partie supérieure et à plusieurs centimètres au-dessus de la fosse olécranienne. Sur le

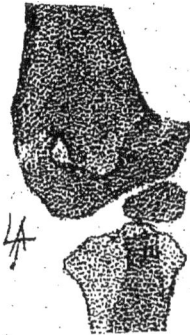

Fig. 88.

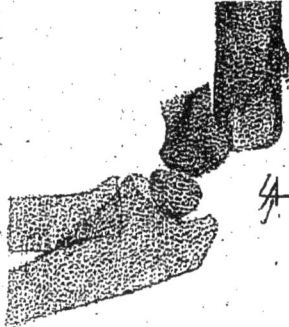

Fig. 89.

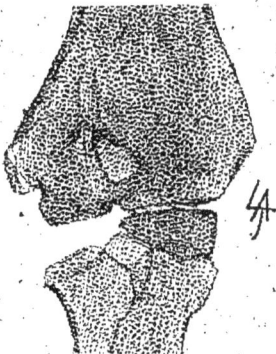

Fig. 90.

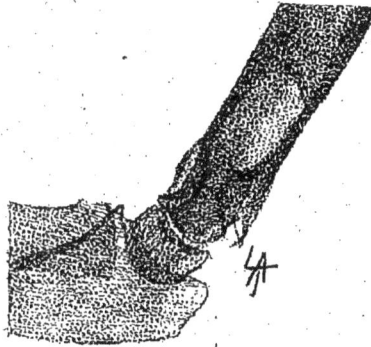

Fig. 91.

profil (fig. 91), au même niveau, on trouve une zone osseuse beaucoup plus perméable aux rayons X, sur une hauteur de 3 centimètres environ. Le tiers inférieur de la diaphyse présente une très légère concavité antérieure.

Obs. 27. — *Fracture sus-condylienne droite.*

Franç... Charles, 8 ans, *29 mai 1906*. — L'avant-veille, l'enfant est tombé en jouant sur un anneau de fer bordant une pelouse. L'examen clinique n'est pas noté sur l'observation.

La radiographie de face n'a pas été faite, mais le profil (pl. I) montre un déplacement considérable en arrière; les deux fragments sont distants de 2 centimètres; l'inférieur a subi une rotation en arrière de 45°, et est déplacé en haut. Le trait de fracture est transversal.

Une première tentative de réduction est faite le *29 mai*, et un plâtre appliqué à 85° environ. Le résultat est à peu près nul; le déplacement persiste, mais sans rotation, et les fragments viennent presque au contact.

Seconde tentative infructueuse le *6 juin*, avec plâtre en flexion forcée.

Troisième tentative le *13 juin*. Le fragment inférieur est un peu abaissé, mais le déplacement postérieur n'est pas corrigé. Bien que la radiographie soit faite avec le plâtre, on voit la bande périostique postérieure en voie d'ossification sur une hauteur de 6 centimètres (pl. II).

L'enfant sort avec son plâtre le *29 juin*.

Le *4 juillet*, le plâtre est enlevé. L'articulation est très enraidie. On peut provoquer de petits mouvements de flexion, mais l'extension est impossible.

Nouvelles radiographies, le *7 juillet*. — L'épreuve de face (pl. III) montre un gros déplacement en dedans avec bascule du fragment inférieur. Le trait de fracture, horizontal, passe au-dessus de la fosse olécranienne. De son bord supérieur part une lame d'os périostique, haute de 5 centimètres et demi, qui remonte en s'effilant le long de la diaphyse. Sur le profil (pl. IV), les fragments sont encore distants d'un millimètre environ, mais le fragment inférieur est abaissé, en rotation postérieure, un peu en hypercorrection, de sorte qu'il a maintenant son axe vertical un peu oblique en bas et en avant. De toute sa surface de fracture part une lame périostique, d'abord écartée du bord postérieur de la diaphyse sur une hauteur de 1 centimètre et demi, puis fusionnée avec elle, et montant en s'effilant et en prenant une teinte de plus en plus claire. Cette lame périostique présente une hauteur totale de près de 8 centimètres. Le fragment diaphysaire, sur cette épreuve prise à angle droit, forme un butoir osseux distant d'un centimètre du bec de la coronoïde.

17 juillet 1906. — La motilité a beaucoup gagné. On obtient une excursion d'au moins 45°.

7 mai 1910. — A l'inspection, le coude a un aspect normal, et le bras et l'avant-bras ne présentent aucune atrophie musculaire. A la palpation, le condyle externe est un peu augmenté de volume, et on perçoit encore le cal sus-condylien, qui est un peu douloureux à la pression. L'enfant, dit la mère, en souffrirait parfois aux changements de temps. Il existe un varus de 170°, mais il n'y a pas de valgus physiologique à gauche. L'extension atteint 175°, la flexion, la pronation sont complètes, la supination un peu limitée. Le résultat fonctionnel est excellent.

Sur la radiographie de face (pl. V), les travées osseuses sus-olécraniennes sont un peu irrégulières, le condyle externe dans son ensemble présente une hauteur un peu plus grande que normalement, mais tout vestige de la bande périostique a disparu, les contours osseux sont réguliers et les points épiphysaires ont un développement normal.

Sur le profil (pl. VI), on constate une résorption presque complète du butoir diaphysaire, dont il ne reste plus que quelques vestiges, probablement en voie de disparition, qui se présentent sous la forme de petites épines osseuses presque transparentes aux rayons X. La diaphyse présente une légère courbure à convexité antérieure. On constate aussi que l'axe vertical du fragment inférieur est resté un peu déplacé en bas et en avant.

Obs. 28. — Fracture sus-condylienne gauche.

Truch... Albert, 9 ans et demi, *3 octobre 1906*. — L'enfant s'était fait une fracture ouverte du coude gauche en juillet 1903. Un appareil plâtré avait été appliqué. Il se fait une nouvelle fracture du même côté. L'observation n'a pas été retrouvée et les radiographies ne sont pas nettes, mais

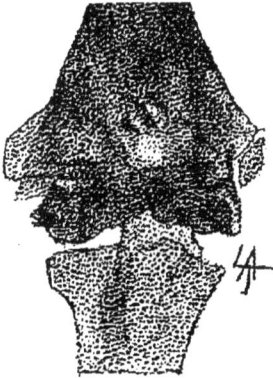 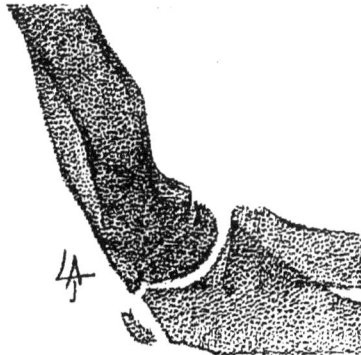

Fig. 92.   Fig. 93.

on a marqué le diagnostic de fracture supracondylienne du coude gauche. On voit seulement sur le profil une inflexion postérieure de la diaphyse, due probablement à la première fracture.

27 septembre 1910. — L'enfant n'avait pas répondu à ma convocation, mais a été obligé de revenir à l'hôpital il y a un mois, pour une fracture de l'épitrochlée droite, avec déplacement en dehors. Cette fracture, traitée par le port d'une écharpe pendant quinze jours, est actuellement en bonne voie de guérison.

A l'examen du coude gauche, on voit deux cicatrices à sa face antérieure, vestiges des plaies de la première fracture. A la palpation, l'épicondyle est saillant et surmonté d'une encoche. On note une légère tendance au varus. A part cela, le coude est absolument normal, la motilité et le fonctionnement parfaits.

La radiographie de face (fig. 92) est un peu bougée ; on y constate cependant un agrandissement du diamètre transversal, et on y retrouve la saillie arrondie de la région épicondylienne, avec la légère encoche qui la surmonte. Toute la région de l'ancienne fracture présente une teinte plus claire que les régions sus et sous-jacentes, et les travées osseuses y sont irrégulières. Sur le profil, on constate une inflexion de la diaphyse en arrière, avec une convexité osseuse marquée en avant.

Obs. 29. — *Fracture sus-condylienne gauche.*

Mouss... André, 4 ans. *18 mars 1907.* — L'observation n'a pas été prise, et les radiographies sont faites à travers le plâtre. Sur celle de face, on suit à peu près le trait de fracture, concave en haut, qui longe le bord inférieur de la cavité olécranienne. Il n'y a pas de déplacement latéral. Sur le profil (fig. 94), fait dans le plâtre à angle droit, on constate que la

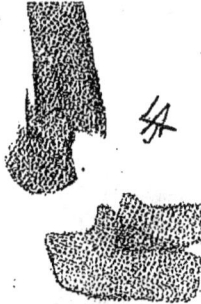 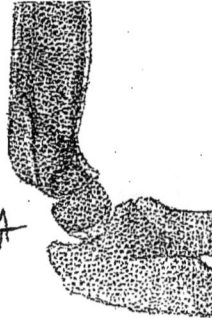

Fig. 94.   Fig. 95.

réduction est médiocre. Le déplacement en arrière persiste, mais les deux fragments n'ont pas perdu contact. Le supérieur fait butoir en avant, mais il est à 1 centimètre et demi du bec de l'olécrane. L'inférieur ne semble plus basculé en arrière. Le trait de fracture est peu oblique.

11 juin 1910. — A la palpation, l'extrémité inférieure de l'humérus semble un peu épaissie en dehors. L'hyperextension a une amplitude de

2 ou 3° de plus qu'à droite, la flexion est moindre dans les mêmes proportions. L'aspect, la musculature sont normaux, le résultat fonctionnel parfait.

Les radiographies semblent celles d'un os normal; tout au plus voit-on sur le profil un peu d'épaississement, une légère convexité antérieure, et une transparence un peu plus grande de l'os (fig. 95).

Obs. 30. — *Fracture sus-condylienne droite.*

Bid... Raymond, 4 ans et demi, *19 mars 1907.* — Le *15 mars*, l'enfant étant à l'école, a fait une chute sur le coude, l'avant-bras, prétend-il, étant en flexion. L'observation, très sommaire, indique seulement la pré-

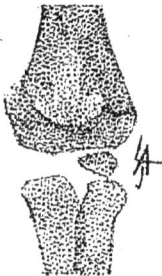

FIG. 96.

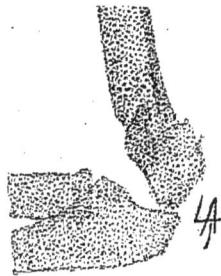

FIG. 97.

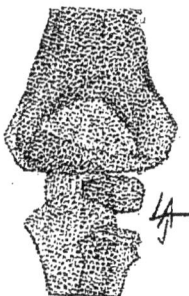

FIG. 98.

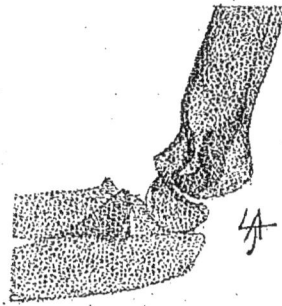

FIG. 99.

sence de phlyctènes à la face antérieure du bras, à peu près au niveau de la pointe du fragment supérieur. Il s'agit d'une sus-condylienne typique, avec déplacement en arrière et en dedans.

La radiographie, faite sous plâtre à angle droit, montre de face la correction du déplacement en dedans (fig. 96). On suit à peu près le trait de fracture concave en haut, et suivant le bord inférieur de la fosse olécranienne. Sur le profil, la réduction est bonne, le trait de fracture est moyennement oblique, la rotation en arrière du fragment inférieur est encore légère (fig. 97).

19 mai 1910. — L'hyperextension est un peu plus marquée qu'à gauche, et dans cette position la région sus-condylienne est légèrement saillante. La flexion est un peu moindre (1 ou 2°). Il n'y a pas de valgus physiologique de ce côté. Le résultat est parfait d'ailleurs.

La radiographie de face est normale (fig. 98). Sur le profil (fig. 99), on note seulement une légère inflexion en arrière, bas située.

Obs. 31. — Fracture sus-condylienne gauche.

Gav... André, 6 ans et demi, *10 mai 1907.* — La veille, l'enfant est tombé en arrière sur son coude gauche, le bras replié sous lui. Il a ressenti aussitôt une vive douleur et l'impotence fonctionnelle est complète. Le coude présente un gonflement assez considérable et une ecchymose large, siégeant surtout en dedans. L'olécrane est saillant en arrière et sous-jacent à une dépression. Le fragment huméral supérieur fait saillie en avant. La douleur sus-condylienne est très nette, les mouvements

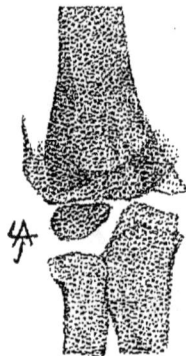 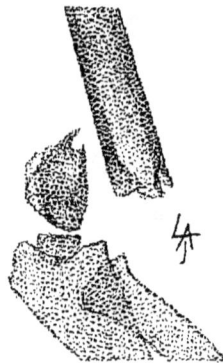

Fɪɢ. 100.   Fɪɢ. 101.

de flexion et d'extension très limités et douloureux, la pronation et la supination conservées.

La radiographie de face (fig. 100) montre un trait de fracture concave en haut, passant par le bord inférieur de la fosse olécranienne. Il existe un léger déplacement en dehors, sans bascule du fragment inférieur.

Celui-ci, sur le profil, est fortement déplacé en arrière et en haut, avec une rotation postérieure insignifiante ; il est distant d'un centimètre du fragment supérieur. Le trait de fracture est presque transversal (fig. 101).

Le *13 mai*, réduction sous chloroforme par traction dans l'axe suivie de flexion. On applique un appareil plâtré à angle aigu. Les nouvelles radiographies faites alors montrent que, de face (fig. 102), le déplace-

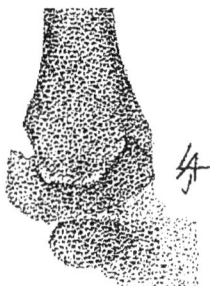

Fig. 102.

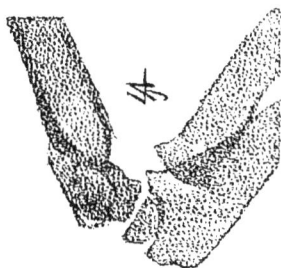

Fig. 103.

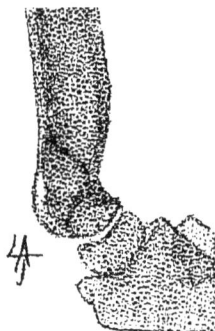

Fig. 104.

ment externe léger persiste avec, de plus, une certaine rotation en bas et en dehors. Sur le profil, le déplacement postérieur est à peu près complètement corrigé (fig. 103).

Le *25 mai*, on enlève le plâtre. L'articulation est assez libre ; l'enfant va commencer à faire des mouvements. Il n'y a pas de déformation.

9 juin 1907. — Les mouvements sont presque normaux : l'extension est complète, la flexion très peu limitée, la pronation et la supination intactes.

12 mai 1910. — Un peu plus d'hyperextension qu'à droite. La flexion est complète. Le résultat absolument parfait. L'enfant se sent au moins aussi fort du bras gauche que du droit. Sur les nouvelles radiographies, on note seulement une légère inflexion en arrière à 4 centimètres au-dessus de l'interligne. Le reste est normal (fig. 104).

Obs. 32. — *Fracture sus-condylienne gauche.*

Leb... Germaine, 8 ans, *30 mai 1907.* — L'enfant est tombée sur le coude gauche fléchi. Celui-ci est fortement dévié en dehors, et un peu moins en arrière. Les saillies du coude ont leurs rapports normaux. La pression de la palette humérale est douloureuse; on note de la mobilité anormale. La fracture est immédiatement réduite sous chloroforme; on applique un appareil plâtré à angle aigu.

Les radiographies, faites sous le plâtre, ne donnent, de face, aucun renseignement; il semble toutefois qu'il n'y ait plus de déplacement latéral. Sur le profil, le déplacement postérieur est en légère hypercorrection ; le trait de fracture est transversal (fig. 105).

10 juin 1907. — Le plâtre est enlevé. Le coude paraît en bon état. On note des traces de phlyctènes à la face interne.

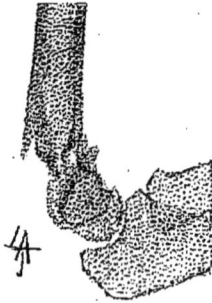

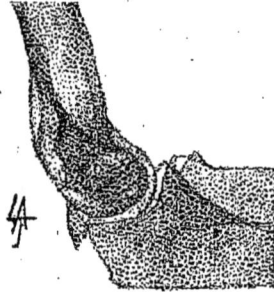

Fig. 105.   Fig. 106.

27 juillet 1907. — Le résultat est excellent. Les mouvements complets et indolores.

21 mai 1910. — Les muscles épitrochléens semblent un peu moins forts qu'à droite, mais l'enfant est droitière. L'hyperextension est légèrement plus marquée qu'à droite ; la flexion est complète. Résultat parfait.

Sur la radiographie de face, l'os semble absolument normal. Sur le profil, on note une ébauche d'inflexion postérieure à plusieurs centimètres au-dessus de l'interligne. A ce niveau, l'os est plus transparent aux rayons X (fig. 106).

Obs. 33. — *Fracture sus-condylienne gauche.*

Ki... Henri, 11 ans, *21 avril 1908.* — L'enfant a fait une chute, et est amené dans l'après-midi. On constate une fracture sus-condylienne gauche typique, sans ecchymose, avec fort transport du fragment inférieur en arrière. On réduit immédiatement et on applique un plâtre à angle aigu.

La radiographie faite le lendemain ne montre pas de déplacement latéral sur l'épreuve de face, où on ne peut voir le trait de fracture. Sur le profil, la correction du déplacement postérieur est parfaite.

Le 29 avril, le plâtre est enlevé. La position est très bonne. On immobilise encore le coude pendant huit jours avec un bandage en toile.

3 mai 1910. — Le coude est normal à la vue et à la palpation. L'hyperextension est plus marquée qu'à droite d'au moins 3 ou 4°, la flexion moindre dans les mêmes proportions. Le résultat fonctionnel est parfait. Les nouvelles radiographies semblent celles d'un os normal.

Obs. 34. — *Fracture sus-condylienne gauche.*

Lep... Auguste, 11 ans, *26 mai 1908.* — L'enfant, poussé par un camarade, est tombé sur le coude gauche. Il se présente l'après-midi même à l'hôpital, avec les signes classiques d'une fracture supra-condylienne de l'humérus gauche : augmentation du diamètre antéro-postérieur du coude, saillie en avant du fragment supérieur, saillie en arrière de l'olé-

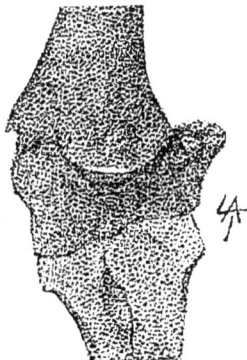 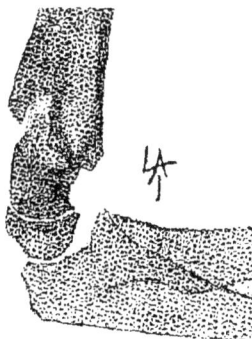

Fig. 107.   Fig. 108.

crâne, conservation de ses rapports avec les saillies latérales, gonflement considérable, ecchymose à la face antérieure.

On applique immédiatement un appareil plâtré après réduction.

La radiographie de face (fig. 107) montre la persistance d'un déplacement en dedans avec légère bascule du fragment inférieur. Le trait de fracture, peu visible, semble concave au niveau de la cavité olécranienne dont il suit le bord inférieur, rectiligne en dedans et en dehors d'elle. Sur le profil, le déplacement est à peu près corrigé ; il reste cependant un peu d'avancée osseuse du fragment diaphysaire. Le trait de fracture est nettement oblique en bas et en avant (fig. 108).

13 juin 1907. — L'appareil est enlevé. Les mouvements sont limités.

19 mai 1910. — L'hyperextension est plus marquée de 3 ou 4° qu'à droite. La flexion à peine moindre, la pronation et la supination nor-

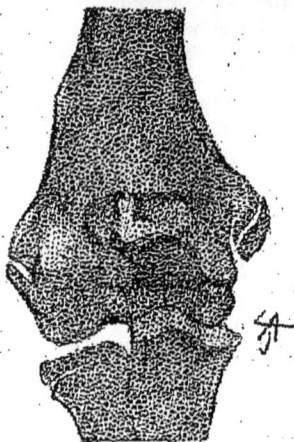
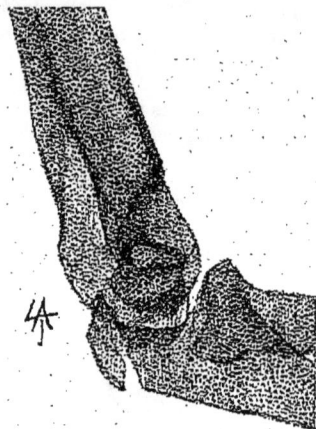

FIG. 109.   FIG. 110.

males. Il existe un varus de 175° environ. On note une cicatrice en avant du condyle externe. Le cal sus-condylien est légèrement douloureux à la pression. L'enfant en souffrirait un peu « aux changements de temps ». Le résultat fonctionnel est excellent.

La radiographie de face montre un peu d'augmentation de hauteur du condyle externe, quelques irrégularités des travées osseuses, une soudure un peu prématurée des points condylien et trochléen, et une voussure légère sur le bord externe de la diaphyse, à 5 centimètres au-dessus de l'interligne (fig. 109). Sur le profil, l'os est épaissi d'avant en arrière, et présente une très petite saillie à 3 centimètres au-dessus de l'interligne (fig. 110).

Obs. 35. — *Fracture sus-condylienne droite.*

Foug... (fille), 3 ans, *20 juin 1908.* — L'enfant a roulé par terre du
haut d'une marche, et se présente le soir même à l'hôpital. L'avant-bras
est demi fléchi et forme avec le bras un angle ouvert en dedans. L'impotence fonctionnelle est complète. Il existe une dépression sus-olécranienne ; l'olécrane, saillant en arrière, conserve ses rapports avec l'épicondyle et l'épitrochlée. Le coude présente un gonflement considérable,
une ecchymose transversale en avant, et un agrandissement du diamètre antéro-postérieur. L'avant-bras semble raccourci. On perçoit
difficilement la saillie du fragment supérieur.

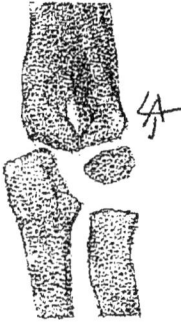   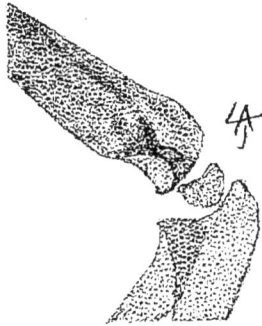

FIG. 111.   FIG. 112.

On applique un appareil plâtré en flexion assez prononcée, que le gonflement des tissus empêche d'augmenter encore.
Les radiographies sont faites dans le plâtre. Celle de face ne donne
aucun renseignement. Sur le profil, on voit que la réduction n'est pas
parfaite. Les deux surfaces de fracture sont bien vis-à-vis l'une de l'autre,
mais à une distance de 2 millimètres. Le fragment inférieur est encore
en légère rotation postérieure, le trait est oblique en bas et en avant de
45° environ. Le butoir diaphysaire, bas situé, est presque en contact
avec le coroné.
30 juin. — Le gonflement a disparu. On met un nouveau plâtre.
13 juillet. — L'appareil est enlevé. Il n'y a presque pas de mouvements.
18 juillet. — Les mouvements ont repris une certaine amplitude.
31 juillet. — La flexion est presque complète, l'extension à 130°.
12 mai 1910. — L'enfant n'a pas de valgus physiologique à droite. A
part cela, le résultat est absolument parfait.
La radiographie de face a un aspect à peu près normal (fig. 111). Elle

est prise un peu obliquement Sur le profil, l'os est épaissi d'avant en arrière, et présente, à 3 centimètres au-dessus de l'interligne, une légère avancée osseuse, vestige du butoir diaphysaire (fig. 112).

Obs. 36. — *Fracture sus-condylienne gauche.*

. Lév... Robert, 9 ans, *27 juin 1908.* — L'observation n'a pas été prise, mais les radiographies montrent qu'il y a eu une première tentative de

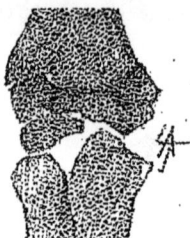

FIG. 113.

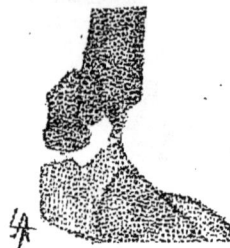

FIG. 114.

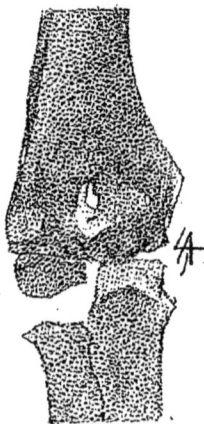

FIG. 115.

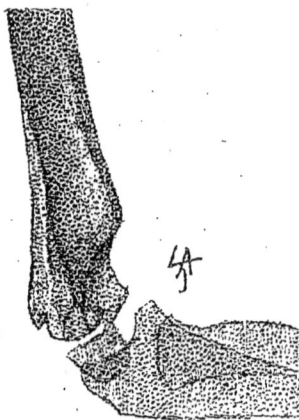

FIG. 116.

réduction infructueuse, avec plâtre à angle de 100° le 27 juin 1908. Sur l'épreuve de face (fig. 113), il existe un trait de fracture concave en haut, passant par le bord inférieur de la fosse olécranienne, et un léger déplacement en dedans avec bascule du même côté. Sur l'épreuve de profil (fig. 114), on voit le fragment inférieur remonté derrière le supérieur, et en contact avec lui sur toute sa hauteur. Le fragment diaphysaire fait butoir et limite la flexion par son contact avec le coroné.

Une nouvelle tentative de réduction, le 3 juillet 1908, réussit partiellement. Le fragment inférieur est abaissé et sa surface fracturée est légèrement en contact avec celle du fragment supérieur. Le trait de fracture est oblique en bas et en avant de 45° environ, et sa pointe est à 1 centimètre du bec coronoïdien, l'avant-bras étant fléchi à 85°.

L'appareil plâtré est enlevé le 16 juillet. Les mouvements sont nuls.

19 mai 1910. — L'enfant présente à gauche un varus de 170°. L'extension, la pronation, la supination sont complètes. La flexion atteint 45 à 50°. Le cal sus-condylien est assez saillant. Le résultat fonctionnel est excellent.

Sur la radiographie de face (fig. 115), la région du condyle externe est nettement abaissée; on constate aussi une légère voussure sur le bord externe, à 4 centimètres au-dessus de l'interligne. Sur le profil (fig. 116), l'extrémité inférieure est infléchie en arrière. Sur le bord antérieur, on voit une encoche surmontée d'une saillie notable au niveau de l'ancienne pointe du fragment diaphysaire.

Obs. 37. — *Fracture sus-condylienne gauche.*

Cuis... Alice, 4 ans et demi, *27 janvier 1909.* — Le 24 janvier, l'enfant est tombée de son lit sur le coude gauche. Le membre supérieur gauche tout entier est tuméfié; il existe une forte ecchymose d'un noir violacé à la face antérieure du coude. L'olécrane est reporté en arrière, mais a

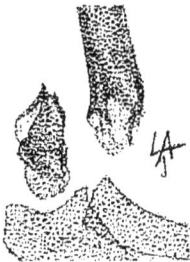

FIG. 117.

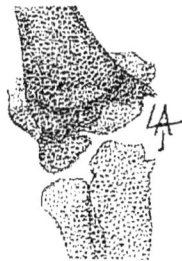

FIG. 118.

conservé ses rapports avec les tubérosités. L'avant-bras semble raccourci. Il n'y a pas de déplacement latéral. L'avant-bras est immobilisé en demi-flexion sur le bras. La flexion provoquée n'atteint pas l'angle droit, l'extension est à 150°.

La radiographie de face montre un trait de fracture horizontal passant par le tiers supérieur de la fosse olécranienne (fig. 117). Il n'y a pas
de déplacement latéral. Sur le profil, on voit le fragment inférieur fortement déplacé en haut et en arrière, avec rotation postérieure notable; il

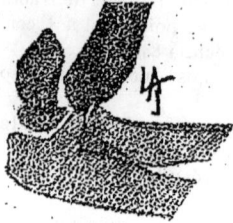

Fig. 119.

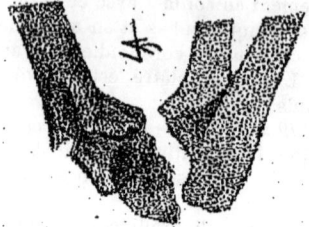

Fig. 120.

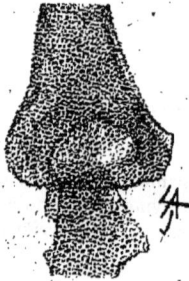

Fig. 121.

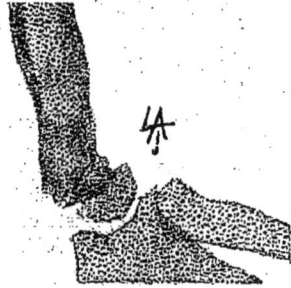

Fig. 122.

est écarté de plus d'un demi-centimètre de la face postérieure du fragment diaphysaire ; le trait de fracture est assez oblique en bas et en
avant (fig. 118).

28 janvier. — Réduction sous chloroforme et plâtre à angle aigu. La
radiographie montre que la réduction n'a pas été obtenue : les deux
fragments sont seulement rapprochés (fig. 119).

30 janvier. — Seconde tentative sous chloroforme (M. Broca). La radiographie de profil montre une réduction complète avec légère bascule
inverse du fragment inférieur ; celui-ci a même entraîné un peu en
avant le bec du fragment diaphysaire, qui a été fracturé dans les
manœuvres de réduction (fig. 120).

16 février 1909. — Ablation de l'appareil plâtré. La pronation et la
supination sont normales. La flexion l'est également. L'extension atteint
presque l'angle droit.

28 février 1909. — L'extension provoquée dépasse l'angle droit.
9 mars 1909. — La flexion est complète. L'extension spontanée dépasse l'angle droit.
24 mai 1910. — L'hyperextension est un peu moindre qu'à droite. Le reste est parfait.

Sur la radiographie de face l'os est normal (fig. 121) ; celle de profil montre la légère exagération de la rotation en avant du fragment inférieur. Au-dessus de ce point, l'os présente une très légère courbure à convexité antérieure (fig. 122).

Obs. 38. — *Fracture sus-condylienne droite.*

Pag... Germaine, 5 ans, *30 avril 1909.* — Le 28 avril 1909, l'enfant a fait un faux pas et est tombée sur le bras droit. Le 30, nouvelle chute sur la main. L'enfant ressent une vive douleur et l'impotence fonctionnelle est complète. On l'amène immédiatement à l'hôpital.

Le coude est le siège d'un gonflement très volumineux apparu très rapidement. La région est comme distendue et présente en dedans une ecchymose légère. On trouve de la mobilité anormale. Les mouvements provoqués produisent une crépitation très nette immédiatement au-dessus de l'articulation du coude.

On tente la réduction sous anesthésie au chlorure d'éthyle, et on applique un appareil plâtré à angle aigu.

La radiographie de profil (fig. 123) montre une réduction insuffisante :

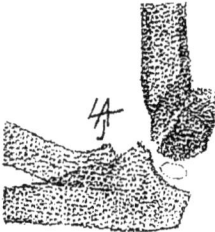 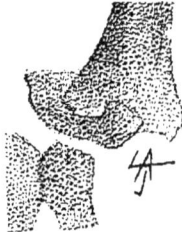 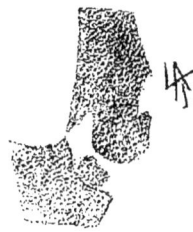

FIG. 123.   FIG. 124.   FIG. 125.

le butoir diaphysaire très bas situé persiste, presque en contact avec le bec de la coronoïde ; le fragment inférieur a basculé en avant sur son axe, tout en restant sous le supérieur. Le trait de fracture est assez fortement oblique.

Une seconde tentative est faite deux jours après, et la radiographie de face dans le plâtre montre un déplacement considérable persistant en dedans, sans qu'il soit possible d'apprécier la forme du trait de fracture (fig. 124). De profil, la réduction est bien meilleure, mais le trait de fracture est très bas situé et très oblique ; il aboutit, en bas, en arrière du bec de la coronoïde; en avant de lui, la pointe diaphysaire forme encore un butoir légèrement saillant. Le fragment inférieur reste d'ailleurs un peu déplacé en arrière, mais avec une rotation légère inverse de celle que l'on trouve habituellement (fig. 125).

20 mai 1909. — La région épicondylienne est le siège d'un gros cal. L'extension est limitée à 135°, la flexion à 90°.

10 juin 1909. — L'extension gagne un peu. La flexion est toujours très limitée.

18 juin 1910. — L'extension est complète, mais sans hyperextension.

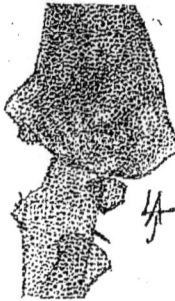
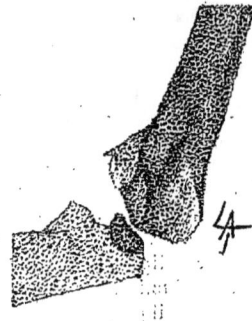

Fig. 126.   Fig. 127.

La flexion atteint 50°. Varus notable (160°). Le condyle externe est volumineux, sa hauteur surtout est augmentée. La saillie de l'épitrochlée est à peine marquée. Malgré tout, le résultat fonctionnel est excellent.

La radiographie de face (fig. 126) montre la déviation en dedans de l'extrémité inférieure, l'augmentation de hauteur du condyle externe, l'obliquité de l'interligne et l'irrégularité des travées osseuses. Sur le profil (fig. 127), la cavité sigmoïde semble déshabitée, comme dans une luxation en avant; mais il ne s'agit là que d'une apparence. Le butoir diaphysaire existe encore, mais déjà remonté de plusieurs centimètres, triangulaire à pointe antérieure, et à son niveau, l'os semble en voie de résorption.

Obs. 39. — *Fracture sus-condylienne droite.*

Vig... Joseph, 8 ans, *18 mai 1909.* — L'enfant se présente à la consultation de garde. Il est tombé d'une chaise, et la chute a provoqué une douleur vive et une impotence fonctionnelle complète. Le coude, augmenté de volume, présente les saillies habituelles du fragment diaphysaire en avant, et de l'olécrane en arrière et en haut; son diamètre transversal est élargi. On applique deux attelles et on envoie l'enfant à la radiographie.

Celle-ci, prise seulement de profil, en flexion à 45°, montre (fig. 128) le déplacement habituel en arrière et en haut du fragment inférieur, mais

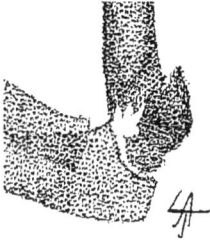

Fig. 128.

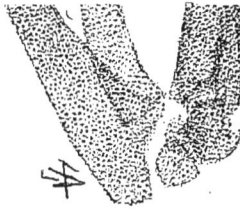

Fig. 129.

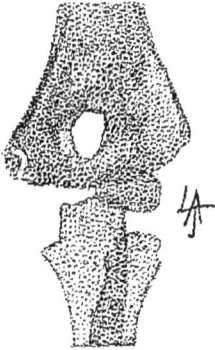

Fig. 130.

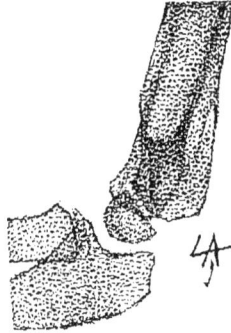

Fig. 131.

sans rotation en arrière; les deux fragments restent en contact sur le quart de leur surface. Le trait de fracture est peu oblique, et le butoir diaphysaire, dans la position indiquée, est en contact avec le bec coronoïdien.

Le *19 mai*, on tente la réduction et on applique un appareil plâtré en flexion à 80°. La radiographie de profil montre un résultat négatif, le fragment inférieur a simplement subi une certaine rotation en avant.

Le *24*, nouvelle tentative par M. Broca et plâtre en flexion complète. La réduction est satisfaisante, mais la rotation en avant du fragment inférieur persiste sur la radiographie (fig. 129).

Le *17 juin*, on enlève le plâtre. L'avant-bras est fortement fléchi, mais peut effectuer de légers mouvements d'extension.

22 juin — La flexion est presque complète. L'extension dépasse à peine l'angle droit. La pronation et la supination sont normales.

13 juillet. — La flexion est à peu près complète. L'extension atteint 100°. Le cal est peu volumineux et régulier.

12 mai 1910. — L'extension est à 175°. Valgus normal. Le reste est parfait. La radiographie de face semble celle d'un os normal (fig. 130). Sur celle de profil, on note un peu d'épaississement antéro-postérieur ; la place de l'ancienne fracture est encore visible (fig. 131).

Obs. 40. — *Fracture sus-condylienne droite.*

Gast... Georges, 12 ans et demi, *3 juillet 1909*. — La veille, à 6 heures du soir, l'enfant fait une chute en courant. Il tombe sur la paume de la main droite, l'avant-bras en extension. On immobilise le coude tant bien que mal, et le lendemain matin, on l'amène à la consultation.

L'enfant se présente, l'avant-bras fléchi à 130° environ. La région du

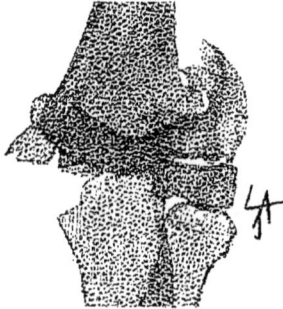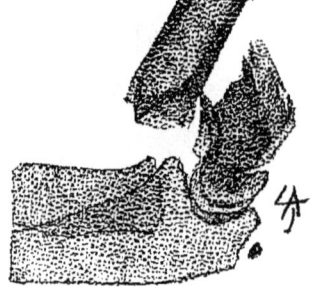

Fig. 132.   Fig. 133.

coude est le siège d'un gonflement très marqué. Le fragment diaphysaire pointe en avant ; en arrière est une dépression, au-dessous de laquelle on voit la saillie de l'olécrane. L'avant-bras est un peu dévié en dehors, et placé en semi-pronation. On note une ecchymose légère en avant, au niveau du tiers supérieur de l'avant-bras.

A la palpation, on perçoit en avant, à travers les parties molles, la saillie du fragment supérieur. La douleur est très vive à ce niveau, surtout en dehors. En arrière, les trois saillies sont sur la même ligne horizontale et la palpation, indolore à leur niveau, est très douloureuse à 2 centimètres plus haut. A ce niveau, on sent une dépression au-dessus de l'extrémité inférieure, détachée d'un seul bloc.

La mobilité anormale est marquée. La flexion est très douloureuse et limitée. L'extension, relativement plus facile, n'est pas complète. La pronation et la supination sont un peu limitées.

La radiographie de face (fig. 132) montre un trait de fracture oblique

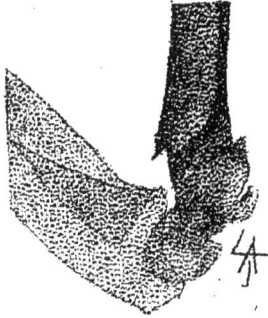

FIG. 134.

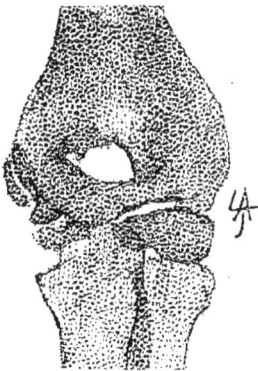

FIG. 135.

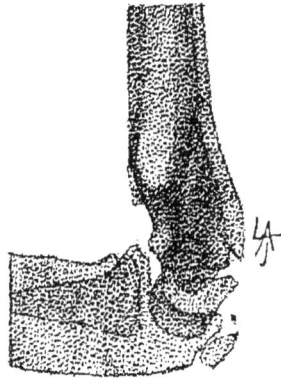

FIG. 136.

en haut et en dehors, passant par la partie moyenne de la fosse olécranienne. Il existe un déplacement externe très marqué, et le fragment diaphysaire présente un bec saillant en dedans. Sur le profil, on voit le fragment inférieur déplacé en arrière et remonté derrière le supérieur, avec lequel il est en contact sur quelques millimètres par son bord antérieur. La rotation en arrière est assez marquée. Le trait de fracture est peu oblique (fig. 133).

TRÉVES.   7

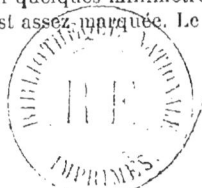

L'enfant étant endormi, M. Broca réduit la fracture et applique un plâtre à 45°. La radiographie montre une réduction excellente; le fragment supérieur n'a plus qu'une petite pointe en avant (fig. 134).

14 juin 1910. — La flexion atteint 55°, l'extension 175°. La pronation et la supination sont un peu limitées. Il existe une légère tendance au varus. Le cal sus-condylien est nettement perceptible à la palpation en avant. La motilité est encore en voie de progression. Le résultat fonctionnel est d'ailleurs excellent et il n'y a pas d'atrophie musculaire.

La radiographie de face (fig. 135) montre un noyau épiphysaire trochléen légèrement atrophié et irrégulier. Le trait de fracture est encore un peu visible en dedans et à la partie supérieure de la fosse olécrânienne. Sur le profil (fig. 136), on constate une légère inflexion postérieure de l'os au niveau de l'ancien trait de fracture. L'angle antérieur est encore visible, mais en voie d'atrophie et de régularisation.

Obs. 41. — *Fracture sus-condylienne gauche.*

Bonn..., Raymond, 5 ans, *13 juillet 1909.* — Le 10 juillet, l'enfant a fait une chute. Actuellement, le gonflement est considérable. Le pli du coude est le siège d'une ecchymose qui s'étend à toute la face externe du bras. L'avant-bras est en demi-flexion à 110°. On note une dépression sus-olécrânienne en coup de hache, et une saillie en avant, due au fragment diaphysaire. La pronation et la supination sont complètes et peu

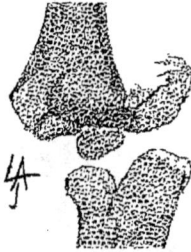 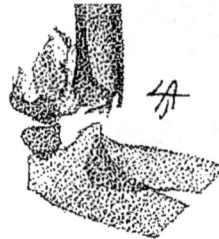

FIG. 137.   FIG. 138.

douloureuses. L'extension également. La flexion atteint presque l'angle droit. La mobilité anormale est marquée, surtout les mouvements de latéralité, qui sont considérables. A la palpation, on sent nettement le fragment inférieur déplacé en dedans, et l'olécrane situé à la partie interne de la région.

La radiographie de face (fig. 137) montre un déplacement interne considérable, avec rotation du fragment en haut, et trait de fracture concave en haut, traversant la partie inférieure de la fosse olécranienne.

Sur le profil, on voit le déplacement complet du fragment inférieur en arrière et en haut, sans rotation. Les deux fragments sont en contact sur toute leur hauteur. Le trait de fracture n'est pas oblique (fig. 138).

La fracture est réduite sous chloroforme et on applique un plâtre en flexion à 45°. La radiographie de profil montre la réduction complète, avec un peu de rotation en avant du fragment inférieur.

31 juillet. — Le plâtre est enlevé. La flexion, la pronation et la supination sont complètes; l'extension ne dépasse pas l'angle droit.

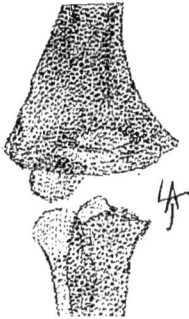
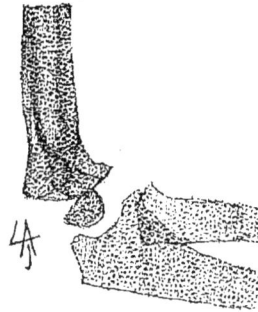

FIG. 139.   FIG. 140.

14 juin 1910. — Le condyle externe fait saillie à la vue plus qu'à la palpation. Les muscles épitrochléens sont légèrement atrophiés. Il existe un très léger varus (178° environ). L'extension est complète à un ou deux degrés près. Les autres mouvements sont normaux.

La radiographie de face montre l'axe huméral un peu dévié en dedans à sa partie inférieure (fig. 139). Le profil semble presque celui d'un os normal. L'ancien fragment épiphysaire présente cependant un peu de rotation en avant (fig. 140).

2 février 1911. — L'enfant revient pour un adéno-phlegmon sous-maxillaire. L'état du coude est stationnaire, mais il n'y a plus d'atrophie musculaire. Les radiographies ne montrent aucun changement appréciable.

Obs. 42. — *Fracture sus-condylienne gauche.*

Thom... Victor, 4 ans, *11 août 1909.* — L'enfant a glissé et est tombé sur le coude gauche. Le membre supérieur est le siège d'un gonflement énorme, remontant jusqu'à la partie supérieure du bras et descendant presque jusqu'au poignet. Le pli du coude et la face interne du bras et de l'avant-bras présentent une large ecchymose. La pression de l'humérus au-dessus de l'interligne est douloureuse en avant, en dedans et en

dehors. Le fragment inférieur est perçu très déplacé en dedans; il
existe de la mobilité anormale. La flexion n'atteint pas l'angle droit,
peut-être en raison du gonflement. On obtient une extension presque
complète; la supination est facile, la pronation douloureuse.

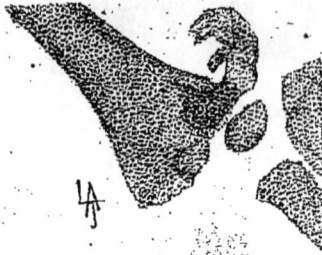 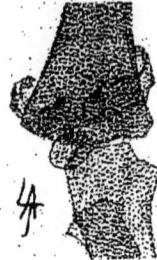

Fig. 141.   Fig. 142.

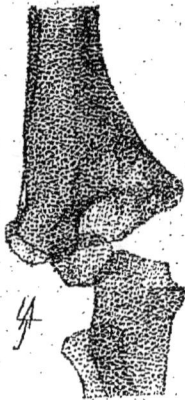 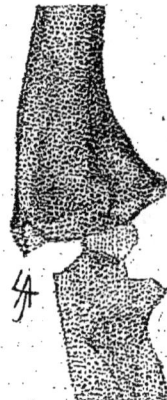

Fig. 143.   Fig. 144.

La radiographie de face (fig. 141) montre un déplacement très considérable, tel que les deux fragments ne sont en rapport que sur un
tiers de leur diamètre transversal; le fragment inférieur a également
basculé en haut. Le trait de fracture est concave, et passe par la partie
inférieure de la cavité olécranienne. Sur le profil, le déplacement postérieur est insignifiant et sans rotation en arrière du fragment inférieur.
Le trait de fracture est transversal (fig. 142).

Une première tentative de réduction avec application d'un plâtre à angle droit, ne donne pas de résultat.

13 août. — Une nouvelle tentative avec plâtre à 80° environ n'aboutit qu'au transport en avant du fragment inférieur. Le déplacement latéral persiste.

15 août. — Troisième tentative et plâtre en flexion complète. Cette fois le fragment inférieur est presque complètement reporté en avant.

2 septembre. — La pronation et la supination sont normales. La position est la même. L'enfant va commencer à se servir de son bras.

17 mai 1910. — Le cal sus-condylien est un peu perceptible à la palpation. On note une légère atrophie musculaire. L'extension atteint 175°. La flexion, la pronation, la supination sont normales. Le résultat fonctionnel est excellent. La radiographie de face montre une légère déviation en dedans de l'axe de l'humérus à sa partie inférieure. Le fragment inférieur est encore déplacé en dedans, mais semble en voie de résorption complète dans sa moitié interne. Sur le profil, l'axe huméral est infléchi en avant, et du fragment inférieur on ne voit plus que le point condylien, d'ailleurs un peu déplacé en avant.

11 janvier 1911. — En raison de l'intérêt de cette observation, j'ai fait revenir cet enfant. Actuellement, l'atrophie musculaire a complètement disparu. Tous les mouvements ont leur amplitude normale, sauf l'extension qui n'atteint qu'à peine la rectitude (178°). Il n'y a pas de cubitus varus. Tout au plus un valgus moins marqué d'un ou deux degrés que du côté sain. L'os semble normal à la vue et à la palpation.

Sur la radiographie de face (fig. 143), on voit que le processus de résorption du fragment inférieur déplacé n'a fait que s'accentuer. On ne voit plus actuellement que le noyau condylien, et le reste de l'extrémité osseuse s'est régularisé. L'épreuve, qui devait être prise de profil, l'est en réalité de trois quarts. L'os semble un peu épaissi, mais régulier, sauf une petite encoche à la partie postérieure, probablement en voie de régularisation (fig. 144).

Obs. 43. — *Fracture sus-condylienne gauche.*

Bi... Cécile, 4 ans et demi, *18 octobre 1909.* — Le 4 octobre dernier, l'enfant est tombée; la mère croit que c'est la paume de la main gauche qui a porté. Un médecin tente la réduction après avoir fait radiographier le coude, et laisse l'enfant en observation pendant huit jours. A ce moment, jugeant la réduction insuffisante, il conseille une nouvelle intervention sous anesthésie.

L'enfant est amenée le 18 octobre, près de quinze jours par conséquent après l'accident. Le coude gauche présente une grosse tuméfaction. L'avant-bras est en demi-flexion sur le bras. La flexion ne peut atteindre l'angle droit; l'extension n'est pas complète; la pronation et la supination sont normales. A la palpation, on sent en avant la saillie du fragment diaphysaire, et en arrière et en dedans, celle de l'olécrane.

La radiographie, faite au lendemain de l'accident, montre, de face, le fragment inférieur remonté et déplacé en dedans sans rotation. Le trait de fracture, légèrement concave en haut, traverse le tiers inférieur de

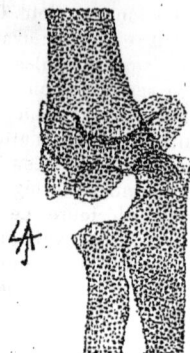

FIG. 145.

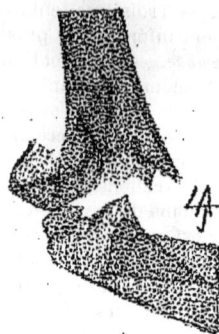

FIG. 146.

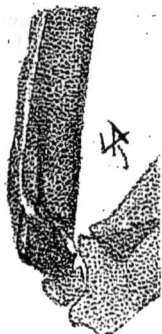

FIG. 147,

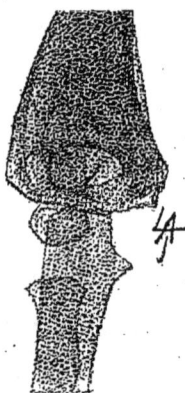

FIG. 148.

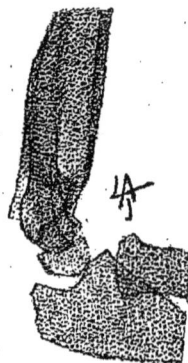

FIG. 149.

la fosse olécranienne. Sur le profil (fig. 146), le déplacement est complet ; le fragment inférieur fortement remonté, et peu basculé en arrière, est en contact sur toute sa hauteur avec la diaphyse. Celle-ci présente un bec antérieur très saillant. Le trait de fracture est dentelé et horizontal.

Le jour même, sous anesthésie, M. Broca pratique la réduction de la fracture et applique un appareil plâtré circulaire, en flexion à 45°.

La radiographie de profil (fig. 147) montre une très bonne réduction, malgré l'ancienneté du traumatisme. Il existe un début d'ossification périostique postérieure, visible sous la forme d'une bande foncée étroite, partant de la pointe postérieure du fragment inférieur, se confondant avec la diaphyse à 4 centimètres plus haut, et séparée d'elle sur toute sa hauteur par une zone claire. On voit ici que le trait de fracture, qui semblait horizontal sur la première épreuve de profil, est nettement oblique. Le fragment inférieur a subi une rotation nette en avant.

18 juin 1910. — La flexion est de 1 ou 2° moindre qu'à droite, l'extension complète à 1 ou 2° près, la pronation et la supination normales. Il n'y a pas de valgus physiologique. On sent, au niveau de l'ancien trait de fracture, l'os épaissi d'avant en arrière. Le résultat fonctionnel est excellent.

La radiographie de face (fig. 148) montre l'axe huméral transversal légèrement dévié en dedans à sa partie inférieure. Sur le profil (fig. 149), on vérifie l'épaississement osseux antéro-postérieur perçu à la palpation.

Obs. 44. — *Fracture sus-condylienne gauche.*

Pic... Marthe, 4 ans, *10 novembre 1909.* — L'enfant est tombée sur son coude gauche à l'école. Elle se présente avec l'avant-bras en extension

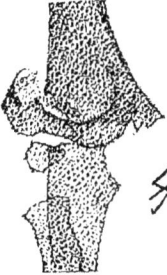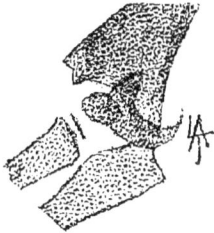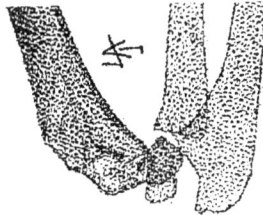

Fig. 150.   Fig. 151.   Fig. 152.

sur le bras, une grosse tuméfaction du coude avec ecchymose à sa face antérieure, une douleur vive sur toute l'étendue de la palette humérale, une encoche sus-olécranienne et une saillie du fragment supérieur en avant. La flexion ne dépasse pas l'angle droit, la pronation et la supination sont complètes.

La radiographie de face (fig. 150) montre un déplacement marqué du fragment inférieur en dedans, avec bascule dans le sens opposé, en valgus par conséquent, et un trait de fracture concave en haut, passant par le bord inférieur de la cavité olécranienne. Sur le profil (fig. 151), on constate un déplacement du fragment inférieur tel que les deux surfaces fracturées sont en contact sur les deux tiers de leur étendue. Le bec diaphysaire est très saillant en avant. Le trait de fracture semble très peu oblique. Le fragment inférieur ne présente pas de rotation en arrière.

Le jour même, on tente la réduction et on applique une gouttière plâtrée. La réduction n'est pas obtenue et on voit sur la radiographie de

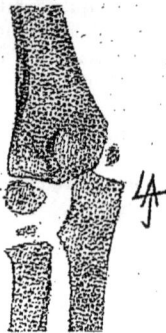 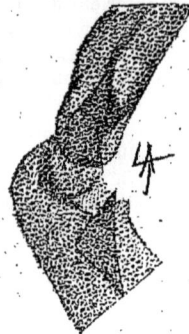

Fig. 153.   Fig. 154.

profil que le trait de fracture est bien plus oblique qu'il ne semblait sur l'épreuve précédente.

Nouvelle tentative de réduction par M. Broca, le 12 novembre, et application d'une bande plâtrée circulaire en flexion complète. La réduction est parfaite (fig. 152).

Le plâtre est enlevé le 30 novembre.

19 mai 1910. — Le résultat est absolument parfait à tous les points de vue; les radiographies montrent seulement un peu d'épaississement osseux antéro-postérieur sur le profil (fig. 153 et 154).

Obs. 45. — *Fracture sus-condylienne gauche.*

Gour... François, 2 ans et demi. *15 janvier 1910.* — Le 28 décembre 1909, l'enfant est tombé d'une chaise. L'impotence fonctionnelle a été complète d'emblée. Un médecin appelé ne fait pas le diagnostic et ne tente pas de réduire. La mère, voyant l'état fonctionnel stationnaire, amène son fils à l'hôpital le 15 janvier 1910.

On constate un gonflement uniforme de la région du coude gauche, sans ecchymose. L'avant-bras est en demi-flexion sur le bras. Les mouvements de pronation et de supination sont à peu près normaux. L'extension atteint 165°, la flexion est très douloureuse au delà de 110°. A la palpation, on sent en avant un véritable bourrelet osseux au-dessus de l'interligne. La dépression sus-olécranienne est peu marquée en arrière, mais on perçoit néanmoins un léger déplacement dans ce sens. A noter

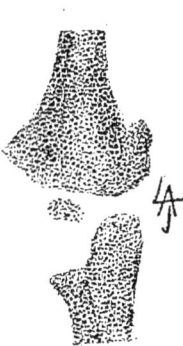

FIG. 155.

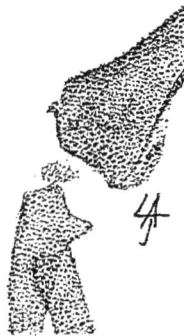

FIG. 156.

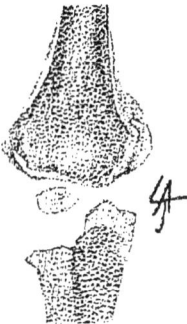

FIG. 157.

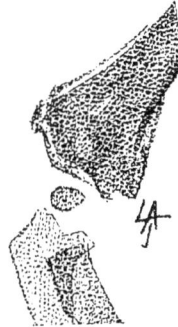

FIG. 158.

la présence de symptômes de rachitisme, et notamment d'un genu valgum gauche.

Les épreuves radiographiques, très floues, montrent seulement un déplacement très net en dedans sur l'épreuve de face (fig. 155). Celle de profil (fig. 156) est presque inutilisable, l'enfant ayant bougé. Il est certain cependant qu'il s'agit d'une fracture vraie et non d'un décollement épiphysaire.

17 janvier 1910. — On essaye de réduire la fracture sous chloroforme, et on applique un plâtre à angle aigu.

25 janvier. — Ablation du plâtre. La réduction du déplacement latéral n'est pas parfaite, et il existe une bande étroite d'os périostique, partant de la pointe épicondylienne, suivant le bord inférieur de la diaphyse, se confondant ensuite avec le fragment déplacé, et remontant de son bord supérieur pour rejoindre le bord interne de la diaphyse à 2 centimètres plus haut (fig. 157). Sur le profil (fig. 158), le déplacement est réduit; on

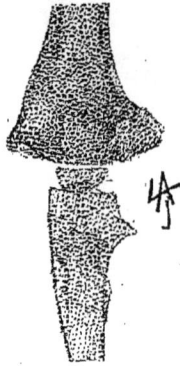
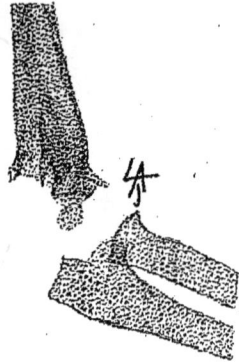

Fig. 159.   Fig. 160.

observe aussi une petite bande osseuse au-dessous et en arrière de la portion diaphysaire.

1er février. — L'enfant a la coqueluche. Le gonflement a diminué. La flexion dépasse l'angle droit et n'est douloureuse que lorsqu'on veut la forcer. L'extension est toujours à 165°.

11 juin 1910. — Varus très léger (178° environ). La flexion est un peu moindre qu'à droite. L'extension, la pronation, la supination complètes, le résultat fonctionnel parfait.

La radiographie de face (fig. 159) montre un élargissement en dedans de la palette humérale, avec une zone d'os plus clair, correspondant à l'ancien fragment inférieur. Le profil semble montrer une atrophie de l'extrémité inférieure (fig. 160).

Obs. 46. — *Fracture sus-condylienne gauche.*

Guim... Raymond, 6 ans. *2 juin 1910.* — L'enfant a été renversé par un bicycliste et vient à la consultation le 2 juin. On diagnostique une fracture sus-condylienne classique, avec déplacement, douleur au niveau de la palette humérale, gonflement, ecchymose. La pronation et la supination sont conservées, la flexion ne dépasse pas l'angle droit, l'extension est presque complète.

La radiographie de face (fig. 161) montre un fort déplacement en dedans sans bascule. Le trait, concave en haut, traverse la partie moyenne de la cavité olécranienne. Le profil (fig. 162) montre le frag-

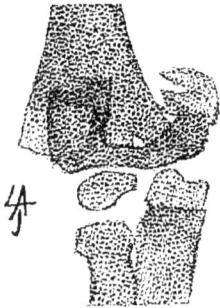

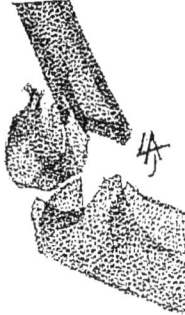

FIG. 161.   FIG. 162.

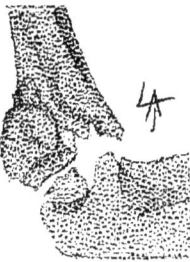

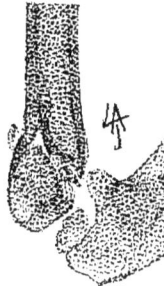

FIG. 163.   FIG. 164.

ment inférieur complètement déplacé en arrière et remonté, avec rotation en arrière, en contact par sa pointe antérieure seulement avec la pointe postérieure du fragment diaphysaire. Le trait de fracture est oblique à 45°.

Première réduction et gouttière plâtrée à angle droit le 4 juin. Les radiographies montrent que la réduction est nulle, la rotation en arrière seule est corrigée (fig. 163).

Nouvelle réduction par M. Broca le 7 juin et bande plâtrée circulaire en flexion à 45°. La radiographie de profil montre une réduction bonne, le fragment inférieur étant encore légèrement en retrait sur le supérieur, dont une lamelle semble avoir été fracturée en arrière (fig. 164).

Le plâtre est enlevé le 18 juin. Le gonflement persiste. La flexion et l'extension se font entre 60° et 95°.

8 septembre 1910. — La flexion est à 45° (quelques degrés de moins qu'à droite), l'extension est complète sans hyperextension, la pronation et la supination sont normales. Il n'y a plus de valgus physiologique. A la palpation, le fragment inférieur est encore un peu saillant en dedans et l'os épaissi d'avant en arrière ; on sent en avant le cal arrondi, mais assez haut situé pour ne pas gêner les mouvements. Le résultat fonctionnel est excellent.

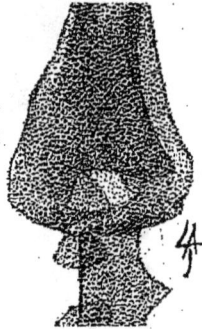
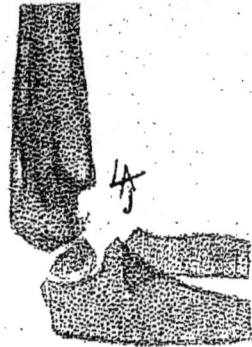

FIG. 165.   FIG. 166.

Sur la radiographie de face (fig. 165), on note un manchon d'os périostique en dehors et surtout en dedans, n'ayant pas encore la même opacité que le reste de l'os. Le profil (fig. 166) montre le butoir diaphysaire encore saillant d'un demi-centimètre en avant.

Obs. 47. — *Fracture sus-condylienne droite.*

Fill... Jean, 9 ans. *8 juin 1910.* — L'enfant est tombé du haut d'un lit sur la partie interne du coude droit ; il a perçu un craquement et a ressenti une vive douleur.

A l'examen, gonflement considérable du coude droit, remontant jusqu'à la partie moyenne du bras et descendant jusqu'à la partie moyenne de l'avant-bras. Teinte ecchymotique de toute la région, mais prédominant à la région interne, où elle remonte jusqu'à l'aisselle. L'avant-bras est en flexion à 135° sur le bras et en demi-pronation, l'extrémité supérieure de l'avant-bras paraît de plus déjetée en dehors. La saillie olécranienne est en arrière et en dehors; elle est surmontée par un véritable coup de hache, à deux travers de doigt au-dessus d'elle.

La pronation et la supination sont presque complètement conservées.

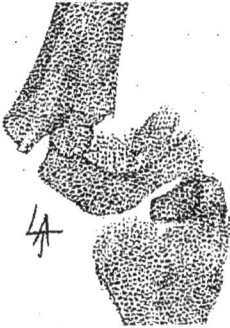

FIG. 167.

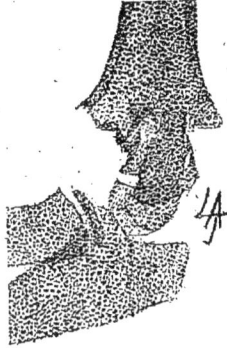

FIG. 168.

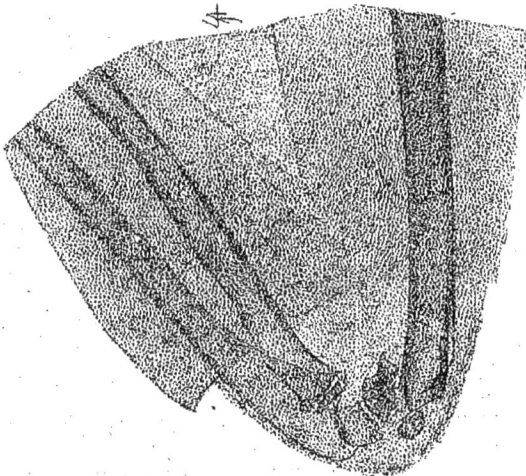

FIG. 169.

L'exploration du cubitus sur toute son étendue, celle de la tête du radius, qu'on sent rouler en avant et en dehors, sont indolores. La flexion n'atteint pas l'angle droit, l'extension arrive à peine à 160°.

L'exploration des trois saillies du coude est relativement facile et peu
douloureuse ; elles ont gardé leurs rapports normaux, mais l'axe transversal passant par l'épicondyle et l'épitrochlée a subi un déplacement qui
lui donne actuellement une direction très oblique en dedans et en arrière
L'extrémité inférieure de l'humérus a subi une rotation autour de son
axe vertical. En appuyant un peu au-dessus de l'épicondyle en dehors,
à 1 centimètre environ au-dessus du pli du coude en avant, au-dessus de
l'épitrochlée en dedans, on provoque une douleur vive, localisée, transversale.

La distance de l'apophyse styloïde radiale au pli du coude est plus
courte de 1 cm. 5 à droite qu'à gauche.

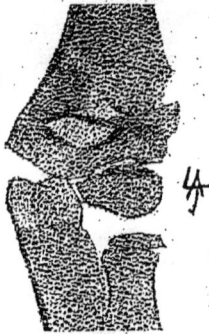 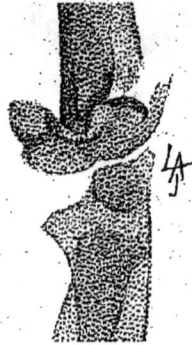

FIG. 170.   FIG. 171.

Il n'y a pas de troubles de la sensibilité nerveuse, ni de la motricité.

La radiographie de face (fig. 167), faite à travers une gouttière métallique, montre un déplacement considérable en dehors, tel que les deux
fragments ne se touchent plus que sur une faible surface. De plus, on se
rend bien compte par la situation réciproque du radius et du cubitus, de
la rotation du fragment inférieur autour de l'axe vertical. Le trait de
fracture est horizontal et traverse la partie supérieure de la cavité olécranienne. Sur le profil (fig. 168), on voit nettement que l'axe transversal
du fragment inférieur est presque perpendiculaire à celui du reste de
l'os. Il n'y a pas de déplacement en arrière.

M. Broca réduit la fracture et applique une bande plâtrée circulaire
en flexion forcée. La radiographie de profil (fig. 169) montre une hypercorrection telle que le fragment inférieur a passé complètement en avant,
réalisant le type par flexion de Kocher. Un fragment osseux s'en est
détaché en arrière.

Le 17 juin, on tente la réduction de ce déplacement et on met une
gouttière plâtrée en extension. D'après la radiographie de face (fig. 170),
le résultat semble bon, mais sur le profil (fig. 171), on voit que, si le

déplacement antérieur est à peu près réduit, les deux fragments ne sont toujours pas dans le même plan vertical.

13 septembre 1910. — Le valgus physiologique est un peu moins marqué qu'à gauche. L'extension est à peu près complète (175° environ). La flexion ne dépasse guère l'angle droit (85° environ). La pronation et la supination sont complètes. A la palpation, on sent la région sus-condylienne épaissie d'avant en arrière, surtout en avant et en dedans, à 2 ou 3 centimètres au-dessus de l'interligne. L'enfant se sert parfaitement de son bras, qui possède une musculature sans atrophie. Les mouvements de flexion ont une tendance à gagner en amplitude.

La radiographie de face (fig. 172), montre une consolidation encore

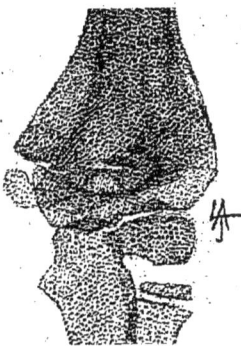 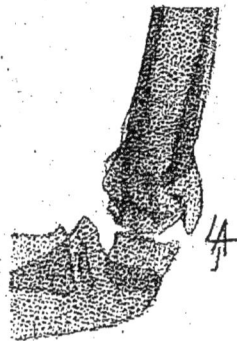

Fig. 172.   Fig. 173.

imparfaite. De plus, en dehors, une bande d'os périostique est visible au-dessus de deux fragments osseux que ne montrait pas la radiographie précédente. Sur celle de profil (fig. 173), on voit un épaississement osseux antéro-postérieur, avec une inflexion pas très marquée, mais brusque et bas située en arrière. Il existe une saillie en avant, assez bas située pour expliquer la gêne de la flexion, et en arrière une sorte de crochet osseux à pointe inférieure, surmontant l'épiphyse du condyle externe.

Obs. 48. — *Fracture sus-condylienne ancienne du coude gauche.*

Guib... Henri, 12 ans et demi, *2 novembre 1901.* — Le 30 juillet 1901, à 7 heures du soir, l'enfant est tombé dans la cale d'un bateau, d'une hauteur de 2 mètres à 2 m. 50. Il ne sait s'il est tombé sur la paume de la main ou sur le coude. Conduit le soir même à Trousseau, on l'y garde cinq jours ; les deux premiers jours, on maintient l'avant-bras à angle droit dans une gouttière en fil de fer rembourrée d'ouate, puis on applique un appareil plâtré en flexion pendant un mois. Le plâtre enlevé, l'articulation est raide. On prescrit à l'enfant de s'exercer à des mouvements progressifs.

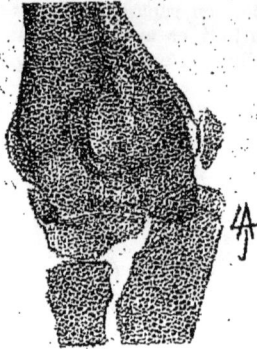

FIG. 174.

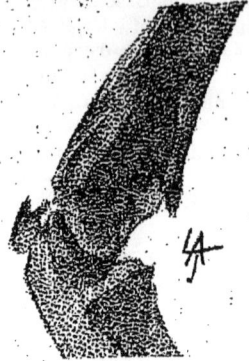

FIG. 175.

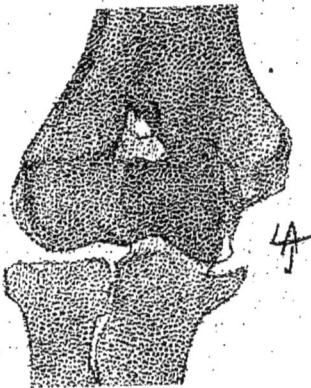

FIG. 176.

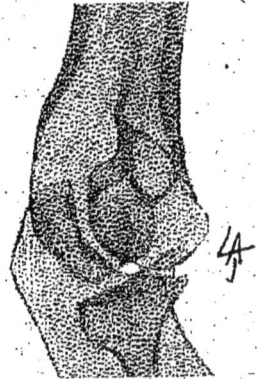

FIG. 177.

La radiographie faite le 2 novembre montre seulement sur l'épreuve de face (fig. 174), une augmentation de hauteur de l'extrémité humérale inférieure. Sur le profil (fig. 175), on constate un épaississement antéro-postérieur très marqué, et un petit crochet osseux saillant en avant, au-dessus du point où doit venir se loger le bec coronoïdien.

Le 7 novembre, la flexion dépasse un peu l'angle droit ; l'extension atteint 150° environ spontanément, et gagne un peu dans les mouvements provoqués. A la palpation, la réduction est presque parfaite. On ordonne des massages.

12 mai 1910. — L'hyperextension est légèrement augmentée. Il existe un très léger varus (178°). La flexion atteint 1 ou 2° de moins qu'à droite. Les autres mouvements sont normaux. On sent encore une légère saillie du cal en avant. Le malade, bien que gaucher, se sent un peu moins fort qu'à droite ; il prétend souffrir parfois un peu du poignet et de l'épaule, jamais du coude. Il est chauffeur sur un camion automobile et n'est jamais gêné dans son métier.

La radiographie de face (fig. 176) montre un os normal, avec seulement une déviation légère de l'axe transversal en dedans et en haut. Sur le profil (fig. 177), l'os semble un peu épaissi d'avant en arrière, mais il n'est pas vu exactement de champ.

Obs. 49. — *Fracture sus-condylienne ancienne du coude gauche.*

Manc... Armand, 9 ans, *24 septembre 1910.* — Vers la fin du mois de juin dernier, il y a 3 mois environ, l'enfant a fait une chute sur le coude gauche. On s'est contenté de mettre le bras en écharpe pendant trois ou quatre semaines, et on a pratiqué force mobilisation et massages. Le 14 juillet 1910, on a fait une mobilisation forcée sous chloroforme, et une radiographie dont les parents n'ont pas connu le résultat.

Actuellement, l'avant-bras est à peu près immobile sur le bras en flexion à 135°. Il existe à peine quelques petits mouvements de flexion et d'extension. La pronation et la supination sont très limitées. A la palpation, on sent un cal énorme, englobant toute l'extrémité inférieure de l'humérus.

La radiographie de face (pl. VII) montre cet os entouré de toutes parts d'un cal exubérant, surtout en dedans, où s'est fait le déplacement du fragment inférieur. La néoformation d'os périostique interne remonte à plus de 8 centimètres le long du bord de l'humérus. Mêmes productions osseuses en avant, en arrière et même en bas, visibles sur le profil (Pl. VIII).

Je conseille de laisser à l'enfant l'usage de son membre, mais sans y toucher pour le masser ou le mobiliser.

18 mars 1911. — La flexion et l'extension n'ont presque pas gagné, mais la pronation et la supination sont libres. L'humérus semble moins volumineux au palper ; il est indolore, et le bras ne présente pour ainsi dire aucune atrophie musculaire.

La radiographie de face (pl. IX) montre la régularisation des contours osseux. L'humérus est encore gros ; la cavité olécranienne semble comblée. Les épiphyses trochléenne et épitrochléenne présentent un développement irrégulier. Le profil (pl. X) montre l'os à contours nets, très épaissi, un peu infléchi en arrière. Il présente en avant une petite encoche au point où doit venir se loger le coroné. Le condyle externe descend assez bas. L'os semble très massif dans son ensemble.

En présence de la transformation de l'aspect radiographique, et de l'amélioration clinique, je conseille la mobilisation active, à l'aide de poids et d'haltères, sans massage ni mobilisation passive. Aucune intervention chirurgicale ne sera essayée avant au moins un an. L'enfant reviendra dans quelques mois.

Obs. 50. (Résumé) (Obs. 66, Thèse de Mouchet). *Fracture supra-condylienne droite.*

Charles Bern... 5 ans, *9 septembre 1898.* — Il s'agit d'une fracture sus-condylienne typique à grand déplacement postérieur [la radiographie (fig. 107 de la thèse de Mouchet) montre un écartement d'un centimètre entre les fragments]. La réduction n'est pas très satisfaisante ; la saillie diaphysaire persiste, mais la flexion dépasse un peu l'angle droit.

Deux mois après, la flexion est à 60°. M. Mouchet note qu'« elle n'ira sans doute pas plus loin ».

M. Mouchet revoit le malade le 12 septembre 1899, et de la note qu'il m'a remise, il résulte que la flexion et l'extension sont absolument normales, mais qu'il n'y a plus de valgus physiologique du côté malade.

Obs. 51. Résumé. (Obs. 67, thèse de Mouchet). — *Fracture supra-condylienne gauche.*

René Comb... 10 ans, *9 septembre 1898.* — Deux réductions succes-sives du déplacement très marqué en dedans et en arrière, la première avec plâtre à angle droit, la seconde à angle aigu. La radiographie de profil montre la réduction très imparfaite avec butoir diaphysaire limi-tant la flexion (90°).

Deux mois après, le résultat reste si imparfait que M. Mouchet pense qu'une intervention chirurgicale sera sans doute nécessaire.

Notes remises par M. Mouchet : *9 juillet 1899.* — Amélioration sen-sible ; flexion spontanée, 70°. Extension complète sans hyperextension. Léger cubitus varus. La saillie diaphysaire existe encore en avant, mais très peu prononcée.

2 janvier 1900. — La flexion a encore gagné (60°). Saillie très pro-noncée du condyle externe, comme s'il avait été fracturé.

Obs. 52. Résumé. (Obs. 68, thèse de Mouchet). — *Fracture supra-condylienne droite.*

Renée Verr... 7 ans, *13 septembre 1898.* — Fracture typique avec reste de contact entre les fragments. Plâtre à angle aigu. La réduction est défectueuse. Cependant la motilité revient progressivement.

Note remise par M. Mouchet : *21 août 1899*. — Légère saillie sus-condylienne, ne limitant pas la flexion (60°), presque aussi marquée que du côté sain. Extension complète.

Obs. 53 (Mouchet, service de M. Broca). — *Fracture supracondylienne droite.*

Note remise par M. Mouchet : Va... Georges, 10 ans et demi, *21 avril 1900*. — La réduction est médiocre ; le résultat fonctionnel excellent, malgré la saillie du fragment diaphysaire en avant.

Revu par moi le *20 juin 1910*. — Le résultat fonctionnel est parfait. On note seulement un léger varus. Sur les radiographies nouvelles, on remarque la convexité sus-condylienne de la diaphyse en avant, et la très légère concavité correspondante en arrière (fig. 178).

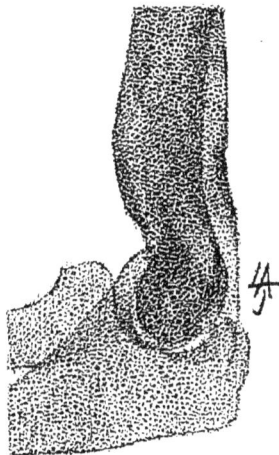

FIG. 178.

Obs. 54 (Malade de M. le professeur Kirmisson). — *Fracture supra-condylienne gauche.*

Nev... Jeanne, 5 ans, *octobre 1905*. — L'observation n'a pas été retrouvée. On apprend par l'interrogatoire de la mère que le coude n'a pas été radiographié, mais qu'un appareil plâtré a été appliqué.

20 juin 1910. — L'hyperextension et la flexion ont quelques degrés d'amplitude de moins qu'à droite ; mais tous les mouvements se font parfaitement. La malade ressent parfois des douleurs au niveau du

médius gauche, et sa main gauche est plus sujette aux engelures.
Cependant le trajet du médian est tout à fait indolore à la pression, et
la musculature est normale.

La radiographie de face (fig. 179), dans son ensemble, donne l'impression d'un os normal, avec tout au plus quelques petites irrégularités

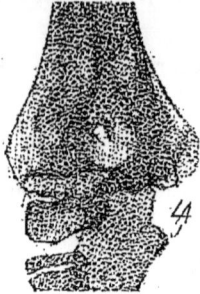   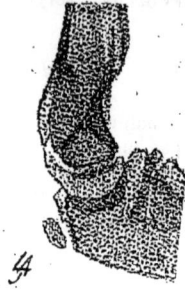

FIG. 179.   FIG. 180.

osseuses, surtout au niveau de la fosse olécranienne. Sur le profil
(fig. 180), on voit que le déplacement postérieur n'a pas dû être complètement réduit, mais le butoir diaphysaire est assez remonté pour ne
pas gêner les mouvements; il s'est résorbé en partie et régularisé. En
ce point l'os a subi une incurvation en arrière.

Obs. 55 (Malade de M. le professeur KIRMISSON). — *Fracture supracon-*
dylienne droite.

Land... Suzanne, 10 ans, *10 août 1906.* — L'enfant, en courant, est
tombée sur le coude droit lundi dernier 6 août. On met le bras en
écharpe, et l'enfant, amenée à la consultation le 10, est admise à la
salle Bouvier.

Le membre supérieur droit est le siège d'une vaste ecchymose, qui
remonte jusqu'au tiers supérieur du bras, et descend presque jusqu'à
la moitié de l'avant-bras. Elle est très marquée surtout à la partie
interne du coude, où siège également le maximum du gonflement. Le
coude semble déplacé en dehors.

La palpation montre nettement l'existence d'une fracture supracondylienne. On sent le fragment supérieur en avant et en dedans de l'inférieur. La mobilité anormale est marquée et on perçoit de la crépitation.
Il n'est pas fait de radiographie. On applique un appareil plâtré.

16 juin 1910. — Le coude a un aspect absolument sain. Tous les mouvements ont leur amplitude normale. A la palpation, le cal est encore
perceptible à la région sus-épitrochléenne.

La radiographie de face (fig. 181) montre une légère voussure sur le bord interne de l'os, à 2 centimètres au-dessus de l'épitrochlée. Toute la partie de l'os correspondant au fragment inférieur est moins opaque aux rayons X. De plus, on reconnaît encore à sa teinte plus claire la

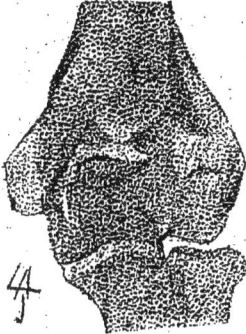

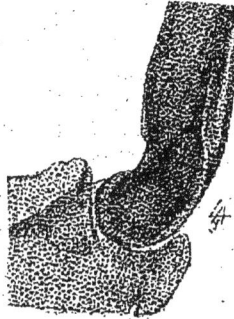

FIG. 181.　　　　　　　　　　　FIG. 182.

bande d'os périostique néoformée en dehors, le long de la diaphyse. Sur le profil, l'os présente une convexité antérieure, sus-jacente à la fossette coronoïdienne; il est un peu épaissi d'avant en arrière (fig. 182).

Obs. 56 (Malade de M. le professeur KIRMISSON). — *Fracture supra-condylienne droite.*

Perr... Eugène, 7 ans, *mai-juin 1907.* — On a appliqué un appareil

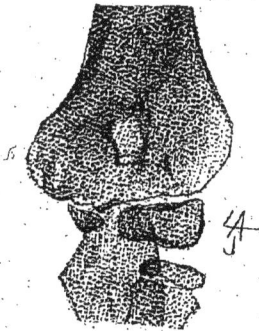

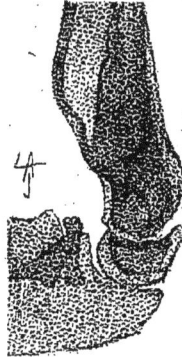

FIG. 183.　　　　　　　　　　　FIG. 184.

plâtré, mais on ne retrouve pas l'observation et il n'a pas été fait de radiographie.

20 juin 1910. — L'extension est à peu près complète. La flexion atteint 45°. La pronation et la supination sont normales. Les muscles épitrochléens présentent une atrophie marquée, et la pression éveille une vive douleur sur le trajet du médian, surtout au coude. Il n'y a ni troubles de sensibilité, ni troubles trophiques, et la motilité est parfaite.

La radiographie de face (fig. 183) montre seulement des irrégularités des travées osseuses, surtout au niveau et au voisinage de la cavité olécranienne. Sur le profil, l'os a subi une inflexion à concavité postérieure. A 6 centimètres au-dessus de l'interligne existe une grosse voussure arrondie du bord antérieur de l'os (fig. 184).

Obs. 57 (Malade de M. le professeur Kirmisson). — *Fracture supracondylienne gauche.*

Gén... Roger, 7 ans, *27 mai 1908.* — Hier après-midi, à l'école, l'enfant a été poussé par un de ses camarades en descendant un escalier, et est tombé sur le coude gauche, de la hauteur des trois dernières marches.

Tout le bras, surtout son extrémité inférieure, et l'extrémité supérieure de l'avant-bras, présentent une énorme tuméfaction. Le gonflement s'étend jusqu'à la main. L'épanchement de sang est considérable. On note surtout une ecchymose violacée au pli du coude, avec menace de perforation de la peau. Le fragment supérieur est dirigé en bas et en avant, l'inférieur en arrière et en haut. Le coude présente en arrière une déformation en coup de hache; l'olécrane est remonté et fait saillie en arrière, avec le fragment inférieur. Il n'existe aucun trouble du côté des nerfs.

28 mai. — Réduction et immobilisation dans une gouttière plâtrée, sous chloroforme. L'avant-bras est fléchi à angle droit sur le bras. Il s'agit d'une fracture grave à surveiller.

28 mai 1908, soir, température 38°. — *30 mai* au soir, 38°,1 — *1er juin* au soir, 38°,8. — On remet une nouvelle bande plâtrée; le coude est en bon état.

3 juin 1908. — L'enfant sort avec son plâtre, sur la demande de sa mère.

20 juin 1910. — L'extension est complète sans hyperextension, la flexion atteint 40°. Le varus est de 160°. La région sus-condylienne externe fait saillie, la région interne forme une dépression. Le fragment inférieur est resté déplacé en dedans. L'enfant a un peu moins de force à gauche qu'à droite. On note une très légère atrophie musculaire. Le résultat fonctionnel est bon.

On n'a pu faire de nouvelle radiographie.

Obs. **58** (Malade de M. le professeur KIRMISSON). — *Fracture supra-condylienne droite.*

Cour... Germaine, 6 ans et demi, *9 octobre 1908.* — L'enfant, poussée par des camarades, est tombée dans la rue. Elle souffre beaucoup du coude et du bras droits. On l'amène à l'hôpital. L'examen clinique n'a pas été noté, et il n'a pas été fait de radiographie, mais le diagnostic est certain, et un appareil plâtré a été appliqué après réduction.

20 juin 1910. — L'hyperextension est plus marquée d'un ou deux degrés; la flexion est diminuée d'autant. L'aspect et le résultat fonctionnel sont parfaits. A la palpation, on sent une épine osseuse faisant saillie au-dessus de la trochlée. On n'a pu faire de radiographie.

Obs. **59** (Malade de M. le professeur KIRMISSON). — *Fracture supracondylienne gauche.*

Perr.... Roger, 8 ans et demi, *22 mars 1909.* — Le dimanche 21 mars, l'enfant jouait avec ses frères, et s'amusait avec eux à sauter de son lit à terre. Un de ses frères l'ayant violemment poussé, il est tombé sur le coude gauche. Il a ressenti aussitôt une douleur très vive. Son père l'amène le lendemain à l'hôpital des Enfants-Malades, où il est admis à la salle Giraldès.

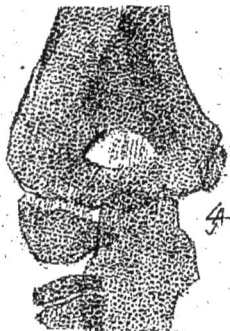
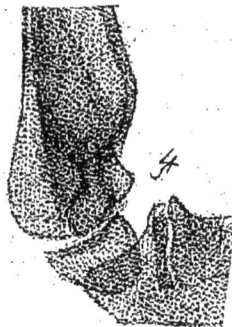

FIG. 185.   FIG. 186.

L'avant-bras gauche est en demi-flexion sur le bras. On est frappé de l'augmentation de volume de la région du coude, déformée à sa partie antérieure. Au-dessus du pli du coude, on trouve une saillie qui correspond à l'extrémité inférieure du fragment supérieur projeté en avant. Le bras présente donc une courbure à convexité antérieure. Au-dessus du pli du coude, on voit une ecchymose à direction transversale. L'olécrane fait à la partie postérieure une saillie volumineuse. La bourse séreuse olécranienne paraît tuméfiée.

A la palpation, on provoque de la douleur en appuyant sur le fragment supérieur en avant. Il existe de la mobilité anormale ; la crépitation n'est pas recherchée, pour ne pas faire souffrir le malade. L'épitrochlée, l'épicondyle et l'olécrane sont sur une même ligne.

Les mouvements de l'articulation du coude se font aisément (?). Il n'y a pas de troubles sensitifs, ni de troubles moteurs.

La réduction de la fracture est opérée dans le lit même du malade. L'avant-bras est placé à angle droit sur le bras, et on applique une gouttière plâtrée. Il n'est pas fait de radiographie.

Le malade sort le 28 mars.

22 juin 1910. — L'hyperextension est de 3 ou 4° plus marquée qu'à droite. La flexion atteint 50°. Il existe un varus peu marqué (175°). Le cal est encore perceptible à la palpation, surtout en dehors, et un peu irrégulier. On sent une pointe osseuse au-dessus du condyle externe. Le résultat fonctionnel est excellent.

La radiographie de face (fig. 185) montre une légère déviation en dedans de l'axe vertical du fragment inférieur, et des irrégularités osseuses autour et à la partie supérieure de la cavité olécranienne. Sur le profil, l'os est un peu incurvé en arrière à sa partie inférieure, épaissi d'avant en arrière, et présente en avant une grosse saillie convexe et régulière à 4 centimètres au-dessus de l'interligne (fig. 186).

Obs. 60 (Malade de M. le professeur KIRMISSON). — *Fracture supracondylienne gauche*

Bat... Félix, 6 ans et demi, *26 avril 1909.* — L'observation n'a pas été prise mais on sait que la fracture a été réduite, une gouttière plâtrée appliquée, et qu'il n'a pas été fait de radiographie.

17 juin 1910. — L'extension est complète sans hyperextension. La flexion atteint 55°. La pronation et la supination sont normales. Il existe un varus considérable (150°). On sent et on voit une grosse saillie osseuse à 2 centimètres au-dessus du condyle externe. Le fragment inférieur reste porté en dedans en totalité, et on sent au-dessus de lui, du côté interne, une dépression correspondant à la saillie externe. Le malade ressent de temps en temps quelques douleurs au niveau du coude, mais le résultat fonctionnel est bon.

La radiographie de face montre le déjettement et la torsion en dedans de l'ancien fragment inférieur. A 4 centimètres au-dessus de l'interligne, on voit, sur le bord externe, une volumineuse saillie angulaire à arête pointue, au niveau de laquelle l'os est plus transparent et même flou en un point, comme si elle était en voie de résorption. Entre cette zone claire et la cavité olécranienne très déformée, est une bande d'os plus sombre, et par conséquent plus épais (fig. 187). Sur le profil, on constate l'épaississement antéro-postérieur de l'os, et on voit encore la saillie sus-jacente au condyle externe, qui pointe en avant, et qu'il ne

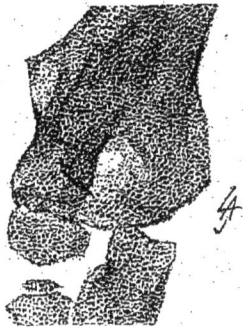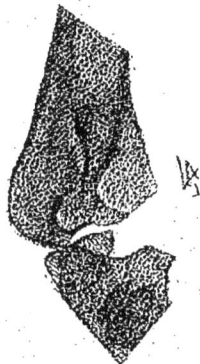

Fig. 187.   Fig. 188.

faut pas confondre avec un butoir diaphysaire. Le bord antérieur réel, convexe en avant, est plus foncé et à un niveau postérieur (fig. 188).

Obs. 61. (Malade de M. le Professeur Kirmisson). — *Fracture supracondylienne gauche par flexion, avec fractures concomitantes du radius et du cubitus.*

Post... Emilien, *14 ans, 6 octobre 1909.* — Je n'ai pu retrouver l'obser-

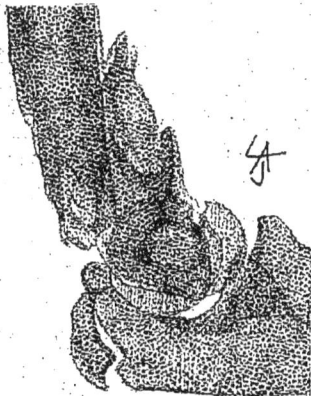

Fig. 189.

vation, mais une radiographie de profil montre une fracture à type inverse, dite fracture *par flexion* de Kocher, avec transport complet en avant du fragment inférieur, fortement déplacé en haut, et en contact par sa face postérieure, sur toute sa hauteur, avec la face antérieure du fragment diaphysaire. Le trait de fracture semble très oblique dans le sens transversal (fig. 189). Il existe de plus une fracture du cubitus un peu au-dessous de sa partie moyenne, et du radius à l'union du tiers moyen et du tiers inférieur, fractures en bois vert, avec inflexion des os vers le bord cubital, mais sans déplacement.

20 juin 1910. — L'extension est à 178° environ. La supination un peu imitée. Le résultat est parfait d'ailleurs.

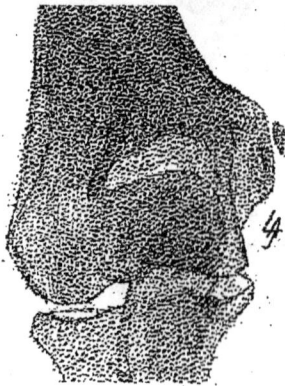
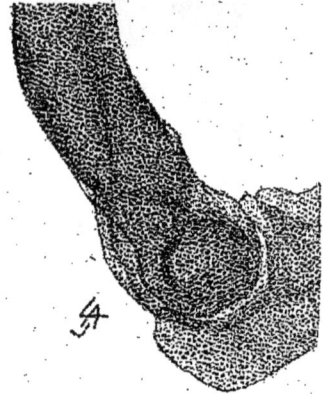

FIG. 190. FIG. 191.

La radiographie de face montre seulement la cavité olécranienne un peu diminuée de hauteur (fig. 190). Celle de profil montre seulement une forte courbure humérale à concavité antérieure à grand rayon, haut située (fig. 191). Les deux os de l'avant-bras présentent un épaississement fusiforme au niveau de l'ancienne fracture et une convexité légère vers le bord cubital.

4° Fractures supracondyliennes opérées.

A. — Opérations pour consolidation en position vicieuse.

Obs. 62. — *Fracture supracondylienne gauche vicieusement consolidée.*

Pat... Henri, 7 ans, *12 mars 1908*. — Il y a 6 mois, l'enfant est tombé sur le coude gauche d'une hauteur de 1 m. 50. Le coude était gonflé, l'impotence fonctionnelle complète. Un médecin appelé pense d'abord à une entorse, puis, au bout de cinq jours, fait faire une radiographie et constate une fracture. On exerce des tractions sur le coude à l'aide de poids, et on applique ensuite un appareil plâtré à angle légèrement obtus. L'appareil est enlevé au bout de vingt-six jours, et l'enfant soumis au massage. La flexion et l'extension spontanées sont nulles à ce moment, et les mouvements provoqués ont une excursion insignifiante. On continue les massages sans grande amélioration.

A son entrée dans son service, le *12 mars 1908*, l'enfant a le coude gauche un peu augmenté de volume transversalement, et dans le sens antéro-postérieur. La saillie de l'olécrane en arrière est un peu exagérée. Il est en même temps très déjeté en dedans par une très forte saillie condylienne. Le condyle est très hypertrophié. La flexion ne dépasse pas l'angle droit. L'extension est à 150°.

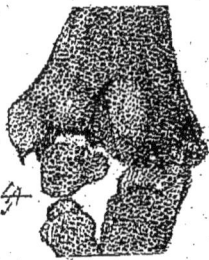 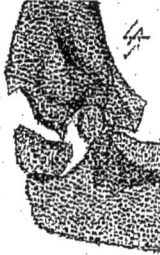 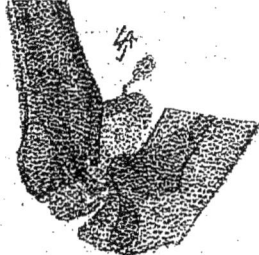

FIG. 192.   FIG. 193.   FIG. 194.

La radiographie de face (fig. 192) montre seulement une diminution de hauteur de l'extrémité inférieure de l'humérus et des irrégularités osseuses au niveau et autour de la cavité olécranienne. Le point condylien semble augmenté de volume, et le bord diaphysaire sus-jacent est concave en bas. Sur le profil, le fragment diaphysaire descendu en avant, avec trait de fracture assez fortement oblique, forme avec le fragment épiphysaire, basculé en arrière, une sorte d'échancrure où est logé le bec coronoïdien. Les deux fragments sont réunis par un cal osseux non perméable aux rayons X et se continuant en arrière et en haut, le long du bord postérieur de la diaphyse, par une bande d'os périostique néoformé complètement soudé à l'os (fig. 193).

13 mars 1908. — Opération (M. Broca). Incision verticale sur l'épicondyle, décollement des muscles antéro-externes, et abrasion au ciseau de la saillie antérieure du fragment huméral supérieur.

23 mars. — Les fils sont enlevés. Bonne cicatrice. On refait un pansement et on applique une gouttière métallique en flexion maxima. La main, un peu œdématiée les premiers jours, est dégonflée.

25 mars. — Nouvelle radiographie de profil dans la gouttière (fig. 194). L'avant-bras est en flexion forcée. La bande d'os périostique postérieure et le fragment inférieur sont un peu plus perméables aux rayons X que la diaphyse. De plus, la rotation en arrière du fragment inférieur est un peu hypercorrigée. On constate, entre la face antérieure de l'humérus et celle des os de l'avant-bras, des masses osseuses irrégulières, représentant un cal exubérant en voie de formation.

L'enfant sort le 26 mars.

5 avril. — On enlève le pansement. La cicatrisation est complète. Le coude est encore raide : la flexion est très bonne, l'extension atteint l'angle droit. On recommande à l'enfant de se servir de son bras, sans faire de mobilisation passive.

28 avril. — La flexion dépasse un peu l'angle droit, l'extension arrive à 130° environ. Les mouvements actifs sont un peu moins étendus. L'épicondyle est très épaissi, surtout dans le sens antéro-postérieur.

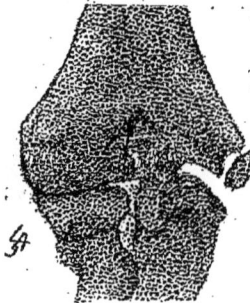 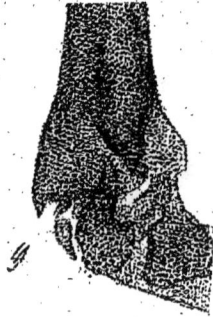

Fig. 195.   Fig. 196.

19 mai 1910. — L'extension est à 130°, la flexion à 50°, la pronation un peu limitée, la supination normale. On constate la présence d'une cicatrice le long du bord externe du coude. Le condyle externe est assez volumineux dans tous ses diamètres.

La radiographie de face montre seulement une diminution de hauteur de l'extrémité inférieure de l'humérus (fig. 195). Le profil montre que le cal, ébauché sur l'épreuve du 25 mars 1908, s'est constitué et peut limiter un peu la flexion. De même, en arrière, l'humérus forme une butée postérieure très nette (fig. 196).

Obs. 63. — *Fracture supracondylienne gauche vicieusement consolidée.*

Jourd... René, 9 ans, *13 juin 1908*. — Le 22 mars 1908, à Chartres, l'enfant, en jouant à saute-mouton, fait une chute sur le bras gauche, et est aussitôt conduit à l'hôpital. On radiographie le coude et on l'immobilise dans un appareil plâtré pendant trois semaines. Puis on le soumet régulièrement au massage tous les deux jours jusqu'à la semaine dernière. Les parents, apprenant que l'état fonctionnel du coude ne s'améliore pas, font venir l'enfant à Paris et l'amènent à la consultation de l'hôpital des Enfants-Malades.

L'avant-bras est en demi-flexion. Le coude est augmenté de volume, surtout dans le sens antéro-postérieur. La flexion n'atteint pas l'angle droit, l'extension n'a qu'une amplitude très faible. Il n'existe plus aucune douleur. On sent à la palpation la saillie antérieure du fragment supérieur.

La radiographie de face (fig. 197) montre l'extrémité inférieure de

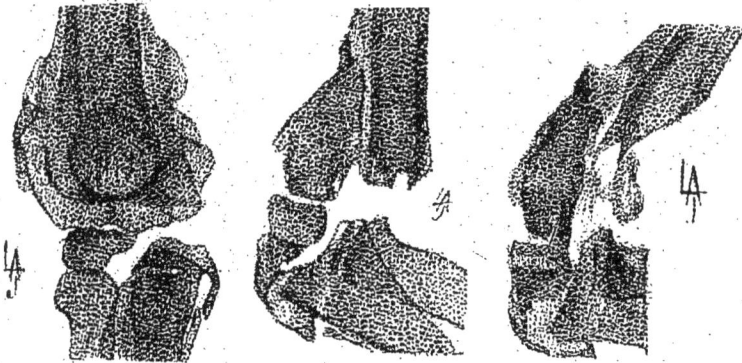

FIG. 197.   FIG. 198.   FIG. 199.

l'humérus complètement entourée de masses osseuses irrégulières néoformées. Le fragment inférieur est déplacé en dedans et basculé en haut et en dedans. L'extrémité supérieure du cubitus également est entourée d'un anneau osseux de nouvelle formation. Sur le profil (fig. 198), le fragment inférieur est complètement remonté derrière le supérieur, auquel il est uni par un cal osseux encore assez transparent, au-dessus duquel on voit se continuer une bande d'os périostique. Il a subi un degré notable de rotation en arrière. Le fragment diaphysaire est assez élevé au-dessus des os de l'avant-bras, et le trait de fracture semble presque horizontal. L'olécrane est comme coiffé d'un casque d'os néoformé.

15 juin. — Opération (M. Broca). Incision externe et abrasion de la saillie diaphysaire antéro-externe, et, plus en dedans, des masses osseuses du cal.

19 juin. — Nouvelles radiographies dans l'appareil plâtré en flexion à 45°. L'épreuve de face ne donne aucun renseignement ; on y voit seulement en dehors le surjet à fils métalliques. Le profil montre la rotation postérieure du fragment inférieur corrigée, et un cal osseux en formation à la place du fragment diaphysaire abrasé (fig. 199).

22 juin — Section des fils ; nouveau pansement dans la même attitude.

23 juin. — L'enfant quitte le service.

4 juillet. — On supprime tout pansement. Le coude est en bon état.

12 juillet. — Bon état local. Quelques mouvements.

15 mars 1910. — La musculature du membre supérieur gauche est très légèrement atrophiée par rapport au droit. A la palpation, on sent une légère saillie transversale en avant et un peu au-dessus de l'articula-

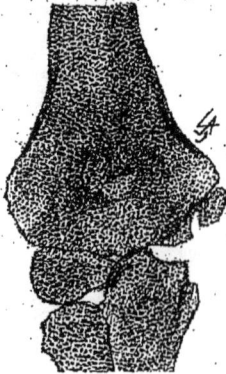

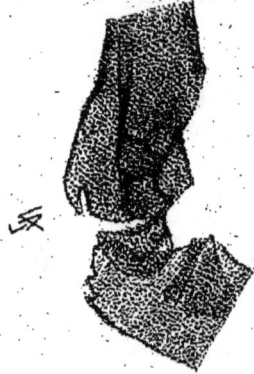

Fig. 200.   Fig. 201.

tion. La région condylo-épicondylienne fait une saillie plus marquée qu'à droite. En dehors, on note une cicatrice verticale de 8 centimètres environ, descendant du quart inférieur du bras, jusqu'à 1 centimètre au-dessous de l'interligne articulaire.

La flexion atteint 40°, l'extension 170°. La pronation et la supination sont normales. Il existe un léger varus. L'enfant, qui est gaucher, se sert plus de son membre supérieur gauche que du droit.

On observe que l'hyperextension physiologique du coude est particulièrement marquée à droite.

La radiographie de face montre la diaphyse humérale un peu épaissie au-dessus de la palette humérale, avec une petite voussure à son bord interne, et une légère déviation de l'axe en dedans. Les travées osseuses sont un peu irrégulières et la cavité olécranienne a des contours peu distincts (fig. 200). Sur le profil, on note une inflexion en arrière assez marquée, et une convexité notable en avant. En arrière et en bas, on voit une petite lamelle osseuse surmontant une encoche assez profonde (fig. 201).

Obs. 64. — *Fracture supracondylienne gauche vicieusement consolidée.*

Jav... Paul, 7 ans, *25 juin 1908.* — Le 25 mai 1908, l'enfant, en courant, bute avec son coude gauche contre un mur, et tombe. Il se relève aussitôt, mais souffre du membre supérieur gauche, qu'il ne peut remuer. Immédiatement après, apparaît au coude un gonflement très marqué, qui gagne ensuite tout l'avant-bras. Un médecin consulté tout de suite met l'avant-bras en écharpe à angle droit.

10 juin. — L'enfant est amené à l'hôpital. Il tient l'avant-bras gauche presque à angle droit sur le bras. Le coude est gonflé et présente quelques ecchymoses à sa face antérieure. Il existe une douleur très nette à la pression au-dessus de l'épitrochlée et de l'épicondyle.

La radiographie de face n'est pas bien prise dans le plan transversal. On se rend compte cependant de l'existence d'un grand déplacement en dedans. Le fragment inférieur, à sa face supérieure, est le point de

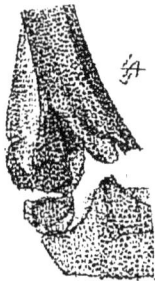 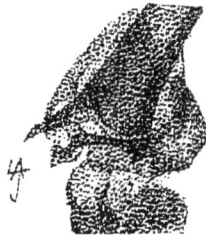 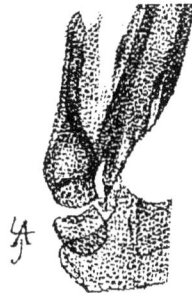

FIG. 202.   FIG. 203.   FIG. 204.

départ d'une lame d'os néoformé encore assez transparente aux rayons X, qui remonte en s'amincissant le long de la diaphyse. Le trait de fracture, concave en haut, passe par la partie inférieure de la cavité olécranienne. Sur le profil, on voit le fragment inférieur complètement déplacé en arrière et en haut, avec rotation en arrière, mais resté en contact avec la face postérieure du fragment diaphysaire, auquel il est uni par un cal ossifié. En arrière, sur une hauteur de 4 centimètres, un voile périostique en voie d'ossification unit le bord postérieur du fragment inférieur à celui de la diaphyse. Le trait de fracture est oblique à 45° environ (fig. 202).

Le *25 juin*, l'enfant est admis à la salle Molland pour être opéré. L'état fonctionnel est le même. La flexion ne dépasse pas l'angle droit.

26 juin. — Opération. Résection de la partie inférieure du fragment supérieur, et réduction en flexion forcée (M. Broca).

La radiographie de face montre le fragment inférieur complètement remonté en arrière et en haut, déplacé et basculé en dedans. On se rend compte que le trait de fracture est haut situé (fig. 203). Le profil montre l'absence du butoir diaphysaire réséqué. Le fragment inférieur, dont la rotation en arrière est corrigée, n'est plus en contact avec la diaphyse que par sa partie inférieure, la partie supérieure s'étant déplacée en arrière. A noter que le bec coronoïdien dans la flexion vient en contact, non avec la fosse olécranienne, mais avec la pointe inférieure du fragment diaphysaire réséqué (fig. 204).

3 juillet. — Section des fils. Très bon état. Pansement dans la même position. Sorti le 5 juillet.

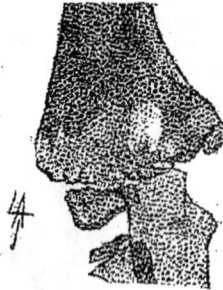   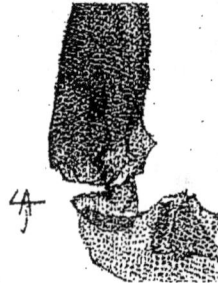

Fig. 205.   Fig. 206.

23 juillet. — La pronation et la supination sont normales. La flexion dépasse l'angle droit.

3 novembre 1908. — L'enfant est revu à la consultation. La flexion est complète. L'extension atteint 160°. La pronation et la supination sont normales. A la palpation, on sent une légère saillie irrégulière, à la partie tout inférieure du bord externe de l'humérus. La cicatrice est légèrement chéloïdienne.

11 juin 1910. — La cicatrice est très bonne. Les muscles épitrochléens sont légèrement atrophiés. L'humérus est un peu épaissi à la palpation. On perçoit une petite saillie osseuse sous la cicatrice, à 5 centimètres au-dessus de l'interligne. La flexion est complète à 2 ou 3° près, l'extension atteint 175°. Il existe un peu de varus (175°). Le résultat fonctionnel est parfait.

La radiographie de face montre une légère déviation de la palette humérale en dedans; la cavité olécranienne est très floue (fig. 205). Sur le profil, l'os est très épaissi d'avant en arrière, et présente une petite pointe antérieure (fig. 206).

Obs. 65. — *Fracture supra-condylienne gauche vicieusement consolidée.*

Darg... Madeleine, 7 ans et demi, *6 octobre 1908.* — Il y a six semaines, l'enfant est tombée en jouant. Un médecin, appelé aussitôt, dit que le bras « est démis », et se contente d'appliquer un bandage. Au bout d'un mois, l'état est stationnaire. La mère amène sa fille à la consultation. Le membre supérieur gauche, désaxé, présente de face un angle obtus ouvert en dedans. L'extrémité inférieure hypertrophiée du fragment supérieur fait une forte saillie à la face externe du coude sous les téguments. La face antérieure présente une trace d'ecchymose. Par la palpation, on perçoit un épaississement transversal de l'extrémité inférieure de l'humérus; de plus, on sent nettement un butoir osseux au-dessus du pli du coude. C'est ce butoir qui limite la flexion et l'empêche d'atteindre l'angle droit. L'extension également est incomplète, la pro-

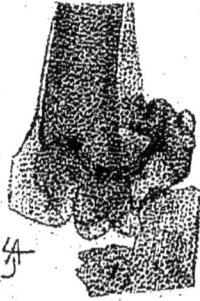

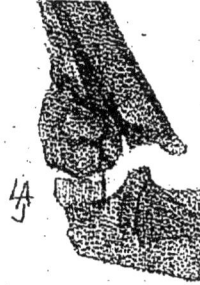

Fig. 207.   Fig. 208.

nation et la supination normales. Bien que le membre paraisse un peu amaigri dans son ensemble, la force musculaire est intacte. Il en est de même de la sensibilité.

La radiographie de face montre le fragment inférieur très fortement déplacé en dedans, basculé en haut, et complètement superposé au supérieur. Le trait de fracture, haut situé, passe au-dessus de la cavité olécranienne. Un triangle d'os périostique dont la base, qui mesure à peine 1 centimètre, est située à la face supérieure du fragment inférieur, monte en s'effilant le long du bord interne de la diaphyse (fig. 207). Le profil montre le fragment inférieur basculé en arrière, complètement remonté derrière le supérieur, auquel il est soudé par un cal osseux, et surmonté d'une lame d'os périostique haute de 6 centimètres. Le bec diaphysaire est très saillant en avant et en bas; au-devant de lui se voit une petite ombre arrondie, représentant un début de cal. Le trait de fracture est assez fortement oblique. L'union des deux fragments forme une sorte d'encoche en regard du bec coronoïdien (fig. 208).

10 octobre. — Intervention sanglante (M. Broca). Incision externe. Abrasion à la gouge du fragment saillant. L'opération terminée, on constate que le défaut de flexion est en partie corrigé.

23 octobre. — Section des fils. Bon état local.

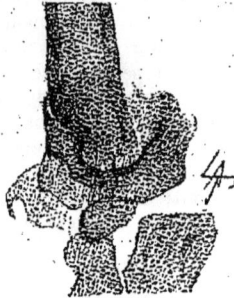

FIG. 209.

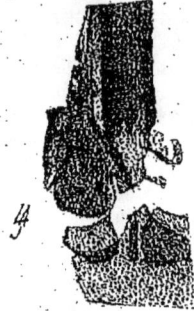

FIG. 210.

29 octobre. — Nouvelles radiographies. — Sur l'épreuve de face, on ne voit plus le voile périostique interne, qui s'est ossifié; en dehors se sont développées des masses osseuses néoformées (fig. 209). Sur le profil, la rotation postérieure du fragment inférieur est corrigée. En avant, un cal est en formation (fig. 210).

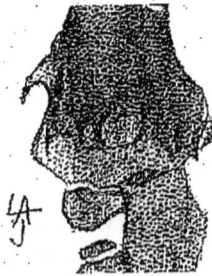

FIG. 211.

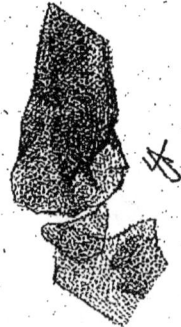

FIG. 212.

30 octobre. — Flexion, 80°. Extension, 95°.

4 novembre. — Flexion, 45°. L'extension dépasse difficilement l'angle droit.

12 novembre. — Flexion, 45°. Extension, 135°. La pronation et la supination sont un peu douloureuses quand on cherche à les exagérer. L'état du coude et de la cicatrice est excellent. Pas de douleur.

9 février 1909. — L'extension est complète à 10° près. La flexion est très bonne, la pronation et la supination parfaites.

14 décembre 1909. — Flexion, 40°. Extension complète. Pronation et supination normales. Un peu de varus (175°). Les mouvements spontanés et le volume du membre sont normaux. A la palpation, on sent la région épicondylienne très épaissie d'avant en arrière. En avant et en dedans, sous la cicatrice opératoire et un peu en dedans d'elle, on perçoit une saillie osseuse étroite, véritable épine haute de 5 millimètres environ.

La nouvelle radiographie de face (fig. 211) montre la régularisation des contours de l'os. Sur le bord externe, à 3 ou 4 centimètres au-dessus de l'interligne, on voit l'épine osseuse notée à l'examen clinique, implantée sur l'os comme une épine de rosier, dont elle a exactement la forme. La cavité olécranienne et son pourtour ont un aspect assez irrégulier. Sur le profil, l'os est très épaissi et un peu infléchi en arrière (fig. 212).

14 juin 1910. — Varus, 170°. L'extension est complète sans hyperextension. La flexion, la pronation et la supination sont normales. On sent deux petites épines osseuses sous la cicatrice. Le résultat fonctionnel est excellent.

Les radiographies ne donnent pas de nouveaux renseignements. Sur l'épreuve de face, on voit seulement que l'épine osseuse, si marquée sur l'épreuve du 14 décembre 1909, est en voie d'atrophie.

Obs. 66. — *Fracture supracondylienne gauche vicieusement consolidée.*

Lamb... Henri, 9 ans, *30 janvier 1909.* — Au mois de septembre 1908, l'enfant est tombé d'un arbre sur lequel il était grimpé, et s'est fait une fracture du coude. On l'a appareillé, mais sans bonne réduction.

A son entrée, le coude est notablement déformé. Du côté interne, tout semble normal: on sent l'épitrochlée, la gouttière épitrochléo-olécranienne et l'olécrane. A partir de là, la constitution des reliefs du coude devient tout à fait anormale. On sent en dehors une petite saillie, puis une dépression, puis une volumineuse saillie osseuse qui pointe en dehors, dépassant de beaucoup le bord externe de l'avant-bras. La petite saillie est l'épicondyle ; la plus volumineuse se continue en haut avec la diaphyse humérale ; elle se prolonge en dedans, vers le milieu du pli du coude, où on perçoit une saillie anormale, arrondie. Le doigt, promené de bas en haut à partir de la face antérieure de l'avant-bras, vient buter contre cette saillie, qui se continue également avec la diaphyse humérale.

On se rend compte que c'est elle qui limite la flexion : celle-ci dépasse à peine l'angle droit. L'extension atteint environ 155 à 160°, la pronation et la supination sont normales, la consolidation s'est faite en varus.

La radiographie de face (fig. 213) montre le fragment inférieur complètement déplacé en dedans. La diaphyse a sa face fracturée complètement libre de tout contact osseux. De plus, l'axe vertical des deux fragments forme un angle fortement ouvert en dedans. De la face supérieure du fragment inférieur part une bande d'os périostique complètement ossifiée, remontant le long du bord interne de la diaphyse jusqu'à 8 cen-

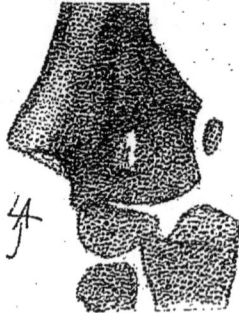

FIG. 213.

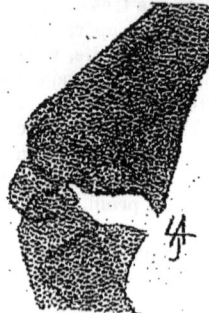

FIG. 214.

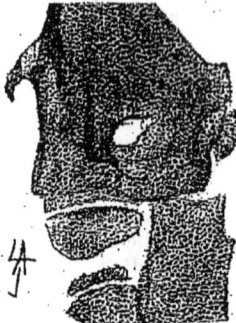

FIG. 215.

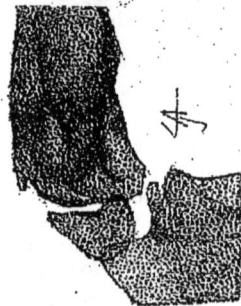

FIG. 216.

timètres au-dessus de l'interligne. Sur le profil, on voit le fragment inférieur fortement déplacé en arrière et en rotation postérieure. Le fragment diaphysaire fait saillie en avant et en bas. La fusion entre les deux fragments est complète ; ils sont en outre unis en arrière par une bande d'os périostique complètement ossifiée (fig. 244).

1er février. — Abrasion de la cale antérieure et correction du varus (M. Broca). Plâtre en flexion prononcée.

3 février. — La main est enflée : on change l'appareil et le pansement.

16 février. — L'appareil est enlevé. Les mouvements de flexion et d'extension oscillent entre 55 et 95°.

9 mars 1909. — Flexion, 85°. Extension, 130. La face externe du coude et la face antérieure du bras présentent des lésions impétigineuses.

Depuis l'ablation de l'appareil, la main, en position naturelle, tombe sur le poignet, les doigts légèrement infléchis, le pouce en adduction. L'extension du poignet est absolument impossible. Il n'y a pas de mouvements d'adduction et d'abduction de la main. La flexion des doigts et de toutes les phalanges est possible avec une hyperflexion (?) du poignet. L'écartement des doigts se fait avec une flexion assez marquée; la main

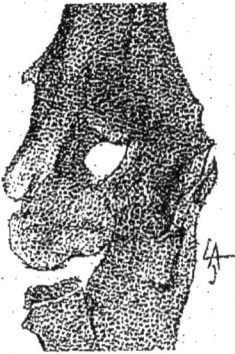 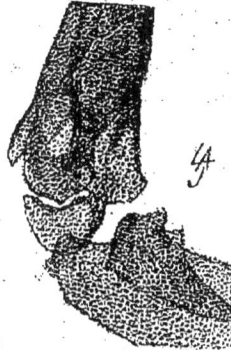

FIG. 217.   FIG. 218.

posée à plat, il s'effectue à peu près normalement. Toute espèce de mouvements d'extension des doigts est impossible. La supination ne s'effectue qu'à moitié, la pronation est complète.

16 mars 1909. — L'examen électrique a été pratiqué par M. Larat qui répond du radial. D'ailleurs, une amélioration manifeste s'est produite sans aucune intervention, depuis le dernier examen. La main peut être étendue jusque dans le plan de l'avant-bras, mais il n'y a pas d'hyperextension.

3 juillet 1909. — On fait de nouvelles radiographies. Le varus semble en grande partie corrigé. L'extrémité inférieure de l'humérus présente des irrégularités osseuses notables; la cavité olécranienne a un aspect anormal. En outre, une épine osseuse de volume considérable, de forme analogue à celle signalée dans l'observation 65, fait saillie sur le bord externe de la diaphyse, à 4 centimètres au-dessus de l'interligne (fig. 215). Sur le profil, on note une inflexion postérieure; l'os est épaissi d'avant en arrière et présente sur son bord antérieur, à 3 centimètres au-dessus de l'interligne, une voussure, reste du butoir osseux en voie de disparition (fig. 216).

L'examen clinique n'a pas été noté.

3 mai 1910. — A l'inspection, on constate la présence d'une cicatrice à la région externe du coude. L'avant-bras est en varus à 160°. La flexion atteint 50°, l'extension, 170°; la pronation est légèrement limitée, la supination normale. On reconnaît difficilement à la palpation l'épicondyle et l'épitrochlée. On sent une saillie osseuse assez aiguë sous la cicatrice à sa partie moyenne. Il existe un peu de sensibilité en ce point. Les muscles de l'avant-bras sont très légèrement atrophiés. Le résultat fonctionnel est très bon.

La radiographie de face (fig. 217) montre une déviation plus accentuée de l'extrémité inférieure de l'humérus par rapport à la radiographie précédente. Sa partie externe s'est développée plus que l'interne. L'épine osseuse, si saillante sur l'épreuve de juillet 1909, est nettement en voie d'atrophie. Sur le profil, la voussure antérieure, vestige du butoir diaphysaire, a presque complètement disparu (fig. 218).

Obs. 67. — *Fracture supracondylienne gauche vicieusement consolidée.*

De Borden... Robeit, 7 ans et demi, *17 avril 1909.* — Le 25 mars dernier, l'enfant a fait une chute sur le coude. En raison du gonflement considérable, le médecin n'applique un appareil plâtré sous anesthésie qu'au dixième jour. L'enfant est amené à l'hôpital avec son plâtre et on fait immédiatement une radiographie sans enlever l'appareil. L'épreuve de face montre un fort déplacement interne du fragment inférieur basculé en dedans et en haut, complètement remonté derrière le supérieur, et se continuant par une lame d'os périostique mince en haut. Le trait de fracture passe au-dessus de la cavité olécranienne. L'épreuve de profil montre une absence complète de réduction. Les deux fragments sont distants d'un centimètre. L'inférieur, basculé en arrière, se continue en haut par un voile périostique encore incomplètement opaque aux rayons X, et remontant le long de la face postérieure de la diaphyse, sur une hauteur d'au moins 6 centimètres. Ce fragment inférieur occupe la situation habituelle de l'extrémité inférieure de l'humérus dans les luxations complètes du coude en arrière. Il est en avant du bec de l'apophyse coronoïde, dans la fossette d'insertion du brachial antérieur. Le trait de fracture est très peu oblique. On voit, malgré le plâtre, que les deux fragments sont unis par un cal encore en partie perméable aux rayons X, qui se continue avec le manchon périostique postérieur. De même, il semble exister en avant du fragment diaphysaire et au-dessous de lui des masses osseuses semi-transparentes constituant un cal exubérant. Le membre a été placé dans un plâtre à angle un peu supérieur à l'angle droit.

Le lendemain, on enlève le plâtre. La consolidation est complète. Les mouvements de flexion et d'extension n'ont qu'une amplitude de quelques degrés autour de l'angle droit.

7 juin 1909. — Abrasion du fragment supérieur et du cal (M. Broca). Application d'un appareil plâtré en flexion à angle aigu.

9 juin 1909. — Le plâtre ayant été trop serré, il s'est produit des phlyctènes sur toute l'étendue du membre plâtré. En même temps, il s'est fait un peu de rétention au niveau de la plaie. On enlève le plâtre et on met un pansement humide.

Le coude reste gonflé, la température a commencé à s'élever le 13 au soir (39°,9). Elle monte à 40°,2 le 14 au matin. On désunit la cicatrice; il s'écoule du pus en assez grande abondance. Grands bains d'eau oxygénée.

La température restant élevée, M. Capelle fait une nouvelle incision externe pour assurer le drainage. La température s'abaisse notablement, mais reste encore aux environs de 38°.

On continue les pansements : les deux orifices se referment. L'avant-bras reste à angle obtus sur le bras.

26 juillet 1909. — On constate qu'il existe une paralysie radiale.

30 juillet. — Plâtre à angle droit.

14 août 1909. — La plaie est complètement cicatrisée. La flexion dépasse un peu l'angle droit. La pronation est un peu limitée, la supination est complète. On constate que la paralysie diagnostiquée en juillet est en réalité une contracture ischémique de Volkmann, consécutive évidemment à la compression excessive exercée par le premier plâtre.

10 octobre 1909. — Le coude est très déformé. On sent en dedans la saillie de l'olécrane, celle de l'épitrochlée ayant disparu. Le cubital est bien senti au-dessus de l'olécrane, immédiatement en dedans d'une faible saillie représentant ce qui reste de l'épitrochlée. En dehors de l'olécrane, le condyle huméral fait une saillie marquée, surtout en arrière, où elle se continue avec la partie inférieure de la diaphyse, par l'intermédiaire d'un cal peu volumineux. On sent la tête radiale normalement articulée.

La saillie épicondylienne, très marquée en dehors, un peu sensible à la palpation, est séparée, en arrière, du condyle par un plan osseux un peu rentrant, occupé par une cicatrice adhérente. Il existe une autre cicatrice assez adhérente à la partie antéro-interne du coude.

Le bras, dans l'extension, dépasse à peine l'angle droit. La flexion est d'environ 45°.

La supination est incomplète (il manque 30°). Dans la pronation, l'avant-bras et la main se présentent la face dorsale tournée en dehors, et un peu en haut. Ces mouvements, spontanés ou provoqués, sont indolores.

Examen de la contracture. — Au repos, la face dorsale de la main et des premières phalanges se continue avec celle de l'avant-bras; les deuxièmes et troisièmes phalanges sont fléchies à angle droit.

Lorsque l'enfant allonge les doigts, spontanément ou non, le poignet se place en demi-flexion, les premières phalanges en hyperextension; les deux dernières restent un peu fléchies, surtout au niveau du 4e et du 5e. Seul, le pouce peut s'allonger presque complètement.

La radiographie de face (fig. 219) montre une altération profonde de la forme et de la structure du fragment épiphysaire, volumineux et dévié en dedans. On n'y reconnaît plus aucune des saillies humérales L'extrémité supérieure du radius et du cubitus semblent mal articulées avec l'extrémité humérale. Le profil montre le butoir antérieur complètement reconstitué, et touchant presque le bec de la coronoïde dans la

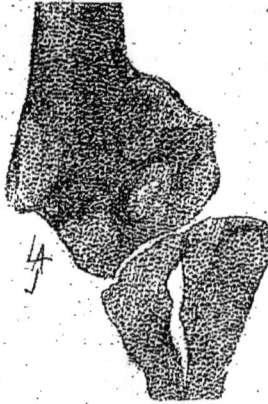
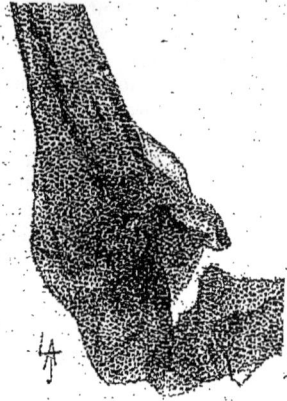

FIG. 219.   FIG. 220.

flexion à angle droit. De même, en arrière, une masse osseuse, volumineuse, limite l'extension (fig. 220).

25 novembre 1909. — Les mouvements spontanés ou provoqués de flexion et d'extension ont gagné en amplitude et sont indolores. La flexion est à 60°, l'extension à 105°.

La paralysie a à peu près complètement disparu. Il subsiste une tendance à pencher la main vers le bord cubital; de plus, dans l'extension de la main sur l'avant-bras, les doigts se fléchissent encore légèrement.

21 décembre 1909. — La paralysie a complètement disparu. Il reste une atrophie musculaire assez marquée. Les mouvements n'ont pas gagné en étendue.

20 janvier 1910. — Il n'y a plus trace de paralysie. L'atrophie musculaire a également disparu. L'enfant serre avec sa main gauche avec presque autant de force qu'avec la droite, mais les mouvements sont toujours stationnaires.

26 février 1910. — Même état.

7 mars 1910. — De nouvelles radiographies montrent seulement un peu de régularisation et de consolidation de l'os, mais les déformations persistent (fig. 221).

1er mai 1910. — L'enfant revient à la consultation avec une ostéomyélite de son foyer de fracture. Le coude est augmenté de volume, rouge et tuméfié. La pression éveille une vive douleur, mais l'enfant ne souffre pas au repos. On note l'existence d'une fistule à la partie externe du coude. Cette fistule s'est ouverte la nuit dernière, et a donné issue à une assez grande quantité de pus.

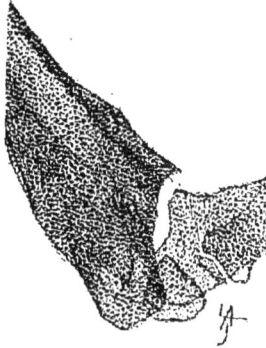

FIG. 221.

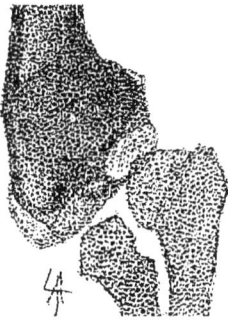

FIG. 222.

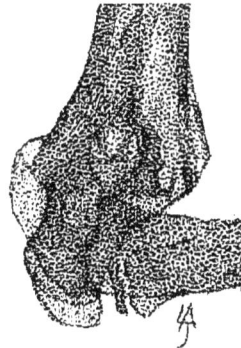

FIG. 223.

2 mai. — Opération. M. Broca curette le foyer en passant par l'orifice fistuleux; la curette traverse tout le cal; un drain est passé par une contre-ouverture faite à la face interne du coude.

4 mai. — La température est montée la veille à 39°; le drain est enlevé; lavage de la plaie; pas de rétention; le drain est remis en place. D'ailleurs, la température est redescendue à 37°,6.

24 mai. — Le drain est enlevé et remplacé par des mèches.

31 mai. — L'enfant a une angine rouge. On fait un ensemencement.

1er juin. — La température est montée hier soir à 40°,6, mais l'ensemencement est négatif et il n'y a pas de fausses membranes.

La température est redescendue à 37°,9 ce matin.

L'enfant sort guéri le 13 juillet.

2 février 1911. — Deux cicatrices adhérentes à l'os, l'une en dehors, l'autre en dedans. La pronation est assez limitée, la supination normale. La flexion est à 45°, l'extension à 90°; en forçant, on arrive à dépasser un peu cet angle. Atrophie musculaire. Le condyle est assez déformé. Les radiographies montrent des altérations osseuses considérables (fig. 222 et 223).

Obs. 68 (Résumée) (Obs. 73, Thèse de MOUCHET). — *Fracture supracondylienne gauche vicieusement consolidée; abrasion du fragment diaphysaire saillant en avant.*

Camille Bert..., 9 ans et demi. Fracture datant d'un mois, avec fragment inférieur déplacé en arrière et en dedans, mouvements limités entre 120° et 140°. Après l'opération, suppuration ayant nécessité un pansement humide, puis une nouvelle incision, suivie d'une cicatrisation assez rapide, mais l'extension ne dépasse pas l'angle droit.

Sur la radiographie de profil (thèse de Mouchet, fig. 114, p. 206), on constate un déplacement complet en arrière, avec rotation du fragment inférieur, surmonté d'une lame d'os périostique complètement soudée à la diaphyse. Le butoir antérieur est bas situé, presque en contact avec le bec coronoïdien dans la flexion à angle obtus.

Notes remises par M. Mouchet : 14 août 1899. Amélioration extraordinaire. Flexion complète. Extension, 150°.

28 avril 1900. — Extension presque complète. Varus, 175°.

14 mai 1903. — Le varus n'a pas augmenté. Extension complète sans hyperextension. Les muscles ont repris.

14 octobre 1910. — M. Mouchet revoit ce malade et note: Léger cubitus varus (170°); légère atrophie musculaire persistante (bras et avant-bras); flexion absolument complète; extension également. En somme, résultat éloigné parfait. (Pas de nouvelle radiographie.)

Obs. 69 (MOUCHET, service de M. Broca). — *Fracture supracondylienne droite vicieusement consolidée.*

Note remise par M. Mouchet. Laf... Charles, 8 ans et demi, *28 avril 1900*. — Réduction en flexion à angle aigu : la réduction n'est pas satisfaisante. Le fragment inférieur est reporté en dedans. La pointe du fragment diaphysaire est saillante en dehors. Abrasion de cette saillie le 22 mai 1900.

25 juin 1910. — Le malade, convoqué par moi, revient dans le service de M. Broca, mais en mon absence; on ne prend qu'une note très résumée.

de son état actuel : Cubitus varus notable. Saillie de la tête radiale en dehors. Pronation et supination normales. Extension complète à 10° près. Flexion normale. Bons muscles ; pas d'atrophie.

La radiographie de face (fig. 224) montre l'extrémité inférieure de l'humérus fortement coudée en dedans. En dehors, l'union des deux anciens fragments se fait par un léger angle rentrant, surmonté d'une saillie diaphysaire arrondie. Le condyle est en contact, non plus avec la

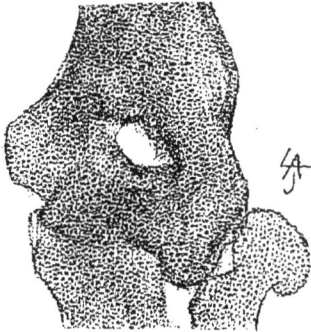
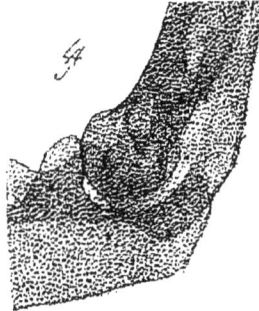

FIG. 224.   FIG. 225.

cupule radiale, déjetée en dehors, mais avec le pourtour de la tête et la tubérosité bicipitale. Le profil ne montre aucune altération (fig. 225).

Obs. 70 (Malade de M. Mouchet). — *Fracture supracondylienne droite irréductible.*

Bourr... Amédée, 10 ans et demi, *11 novembre 1908*. — Opéré par M. Mouchet, pour fracture irréductible.

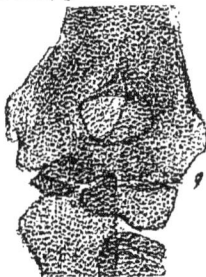
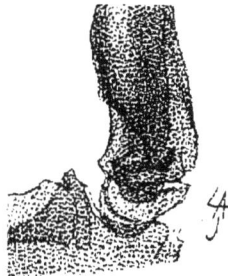

FIG. 226.   FIG. 227.

21 juin 1910. — Cicatrice antéro-externe. L'extension est complète,

sans hyperextension. Il existe un varus à 175°. Les autres mouvements
sont normaux et le résultat fonctionnel excellent.

La radiographie de face (fig. 226) ne montre que quelques irrégularités des travées osseuses, et un peu d'inclinaison en dedans de l'extrémité humérale inférieure. Sur le profil, on constate un peu d'épaississement antéro-postérieur de l'os, qui est infléchi en arrière (fig. 227).

Obs. 71 (Malade de M. MOUCHET). — *Fracture supracondylienne droite*
irréductible.

Heurt... Germaine, 6 ans. Opérée par M. Mouchet en février 1909 pour
fracture supracondylienne droite irréductible.

Je revois la malade le *21 juin 1910.* — La région antéro-externe du

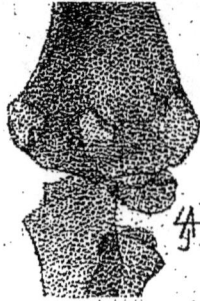
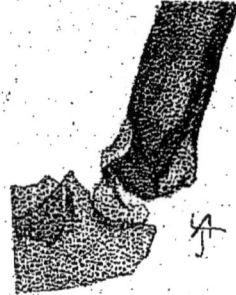

FIG. 228.   FIG. 229.

coude présente une cicatrice opératoire. La masse condylienne externe
est un peu augmentée de volume dans tous ses diamètres. La flexion a
une amplitude de quelques degrés de moins qu'à gauche. L'extension
est complète, mais sans hyperextension. La pronation et la supination
sont normales. Il existe un varus à 175°. Le résultat fonctionnel est
excellent.

La radiographie de face montre seulement des irrégularités des travées osseuses, et une cavité olécranienne qui semble en partie comblée.
De plus, l'extrémité inférieure de l'humérus semble assez fortement
déviée en dedans et en haut (fig. 228). Le profil montre seulement une
légère saillie, surmontant une petite encoche qui correspond au point
où le bec de l'olécrane doit entrer en contact avec l'humérus dans l'extension.

Obs. 72 (Malade de M. le professeur KIRMISSON). — *Fracture supracon-dylienne droite opérée.*

Mich... René, 8 ans, *juin 1909.* — A cette époque, l'enfant a été plâtré et radiographié dans le service de M. le professeur Kirmisson pour une fracture supracondylienne droite. Je n'ai pu retrouver les radiographies ni l'observation.

La mère raconte que l'enfant a été opéré trois mois après par M. Barbarin, qui, dit-elle, prétend n'avoir pas touché aux os.

24 juin 1910. — Le coude droit présente une cicatrice à sa face postérieure. On note une tendance au varus ; il est impossible d'en apprécier

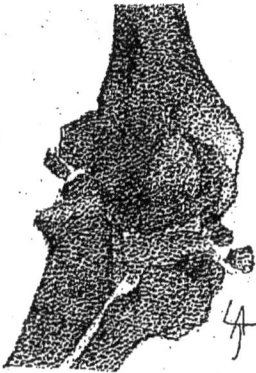 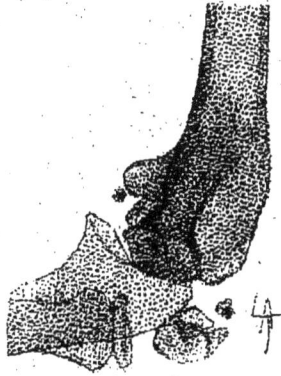

FIG. 230.   FIG. 231.

le degré, l'extension étant limitée à 135°. La flexion est complète à quelques degrés près. La pronation et la supination sont un peu limitées. A la palpation, on sent une grosse augmentation de volume et une irrégularité marquée de l'olécrane et de la partie postérieure de l'extrémité supérieure du cubitus ; l'extrémité inférieure de l'humérus semble à peu près normale. Le résultat esthétique est médiocre, le résultat fonctionnel assez satisfaisant.

Les radiographies montrent des altérations marquées des trois os de l'articulation. L'humérus présente en dedans deux volumineuses saillies entourant l'épitrochlée, visibles surtout sur la radiographie de face. En dehors on voit le point épiphysaire du condyle externe comme morcelé et irrégulier. L'extrémité supérieure du radius est incurvée en dehors, celle du cubitus en dedans (fig. 230 et 231).

B. — Opérations pour lésions des nerfs.

Obs. 73. — *Fracture supracondylienne gauche, avec lésion secondaire du nerf médian.*

Jard... Maurice, 6 ans, *14 mars 1907.* — Il y a deux mois, l'enfant a glissé sur une pelure d'orange, est tombé sur le coude gauche, et s'est fait une fracture supracondylienne. L'examen clinique n'est pas noté.

Radiographies faites le *17 janvier 1907.* — Sur l'épreuve de face, on voit le fragment inférieur fortement déplacé en dehors et basculé en haut. Le trait de fracture, oblique en bas et en dedans, passe par le tiers inférieur de la cavité olécranienne. Le fragment diaphysaire pointe for-

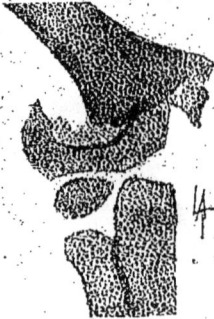
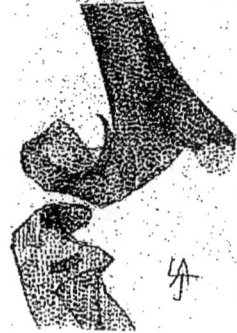

FIG. 232.   FIG. 233.

tement en dedans (fig. 232). Sur le profil, on voit le fragment inférieur complètement déplacé en arrière, en contact avec la face postérieure de la diaphyse et basculé en arrière et en haut. Le trait de fracture est très peu oblique en avant et en bas ; le fragment supérieur est très saillant sous la peau (fig. 233).

M. Mouchet fait une première tentative de réduction, suivie de l'application d'un appareil plâtré à angle droit le 18 janvier 1907. Les radiographies faites sous le plâtre montrent que le résultat n'est pas obtenu. Une seconde tentative faite par M. Mouchet le 26 janvier, avec plâtre en flexion à angle aigu, est suivie d'un bon résultat. Les radiographies faites le 28 janvier montrent que le déplacement postérieur avec bascule est complètement corrigé. Seul le déplacement latéral persiste en partie.

L'enfant est ramené à la consultation de M. Broca le *9 mars 1907.* Il n'y a pas de déviation en varus ou en valgus. La flexion dépasse notablement l'angle droit. L'extension est presque complète.

L'enfant a de la difficulté à mouvoir son index gauche. On sent à la palpation le nerf médian renflé sur la saillie diaphysaire; il semble peu mobile. La sensibilité persiste dans sa sphère d'innervation, mais l'impossibilité de fléchir l'index, l'aspect rouge et œdématié de ce doigt, paraissent des indications suffisantes à une intervention chirurgicale.

14 mars 1907. — Opération (M. Mouchet). Abrasion large de la saillie diaphysaire qui soulève le nerf médian, et dégagement de ce nerf de la gangue fibreuse qui l'entoure. Drainage. Suture au fil de bronze d'aluminium.

17 septembre 1910. — Résultat absolument parfait. N'étaient la cicatrice antéro-interne et l'épaississement léger antéro-postérieur de l'extrémité inférieure de la diaphyse humérale, il serait impossible de reconnaître le bras traumatisé. La musculature est normale, et l'enfant, qui est gaucher, se sert de son membre comme auparavant.

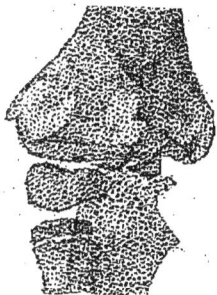 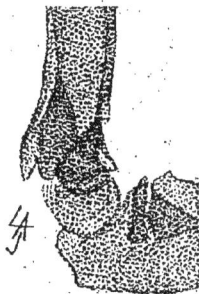

Fig. 234.   Fig. 235.

La radiographie de face montre une transparence plus grande aux rayons X de l'extrémité inférieure de l'humérus, remontant plus haut à sa partie externe. L'interligne articulaire a une direction normale; mais la palette humérale est plus développée en dehors qu'en dedans. Le noyau épiphysaire de la trochlée semble un peu irrégulier (fig. 234). Sur le profil, l'extrémité inférieure de l'humérus montre une inflexion légère en arrière, mais sans bascule de l'ancien fragment inférieur. De plus, on constate en bas, au niveau de son bord postérieur, une petite saillie, surmontant une encoche qui doit loger le bec de l'olécrane dans l'hyperextension (fig. 235).

Obs. 74 (1). — *Fracture supracondylienne gauche opérée pour cal vicieux et paralysie radiale secondaire précoce.*

Pill... Paul, 5 ans, *16 décembre 1907*. — Il y a 4 mois, le *26 septembre*

(1) Ce malade a fait l'objet d'une leçon de M. BROCA, publiée dans la *Tribune Médicale*, avec dessins des radiographies de profil, le 21 mars 1908, pp. 165-167.

1907, l'enfant s'est fracturé le coude gauche en tombant d'une hauteur d'un mètre environ.

Un médecin pratique la réduction et applique un appareil silicaté que l'enfant conserve quinze jours. Au moment de l'ablation de l'appareil, il s'est formé un cal volumineux, limitant la flexion, et dix jours après, apparaissent des phénomènes de paralysie.

Au moment de l'entrée de l'enfant dans le service, le 16 décembre 1907, le coude gauche présente à la vue et à la palpation, un peu au-dessus du pli du coude, une saillie osseuse antéro-externe, en arrière de laquelle on sent les trois apophyses du coude dans leurs rapports habituels. L'ossification du cal est achevée. L'extension, la pronation et la supination sont normales. La flexion ne dépasse pas l'angle droit.

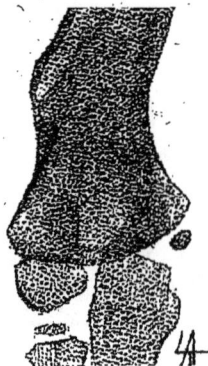 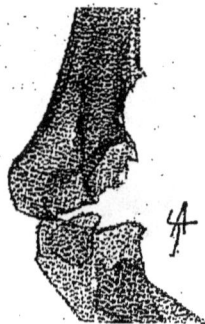

Fig. 236.   Fig. 237.

La paralysie radiale est complète, et porte sur toutes les branches sous-jacentes au siège de la fracture, y compris le rameau du long supinateur.

La radiographie de face permet de reconnaître les deux fragments, malgré l'ossification, et montre un assez fort déplacement en dedans. Sur le profil, le déplacement est complet en arrière et en haut, avec bascule du fragment inférieur : celui-ci, distant du fragment supérieur d'un demi-centimètre au moment du traumatisme, lui est uni actuellement par un cal osseux, que prolonge en haut une lame d'os périostique remontant à 6 centimètres environ derrière la diaphyse.

23 décembre 1907. — Opération. Incision sur la face externe du coude. Abrasion du butoir diaphysaire après dénudation périostique. Suture de la peau au fil métallique que l'on enlève huit jours après.

3 janvier 1908. — Bonne suture. La flexion dépasse un peu l'angle droit ; l'extension atteint 155°. La paralysie radiale persiste ; le mouvement de redressement du poignet est impossible, ainsi que celui de latéralité de la main.

La radiographie montre que le butoir osseux a été complètement enlevé, mais une ombre très légère semble indiquer un cal en voie de développement.

L'enfant quitte le service.

12 mai 1910. — Quatre mois environ après l'opération, la motilité a commencé à se rétablir peu à peu. Actuellement les mouvements ont une amplitude normale (l'extension seule se fait sans hyperextension). Il existe un varus d'environ 10° (170°). La paralysie a tout à fait disparu et les muscles ont une apparence et une force normales. Il existe une cicatrice allongée à la partie externe du coude. A la palpation, on sent une saillie osseuse, pointue et assez volumineuse, à 2 centimètres en avant et en dedans de l'épicondyle. Le résultat fonctionnel est parfait.

Sur la radiographie de face, la diaphyse humérale se coude brusquement en dedans, à 5 centimètres environ au-dessus de l'interligne articulaire; en ce point, qui correspond évidemment à l'extrémité de l'ancien fragment diaphysaire, elle forme une saillie arrondie sur le bord externe (fig. 236). Sur le profil, le bord antérieur de l'ombre humérale est dentelé et irrégulièrement saillant sur une hauteur de 3 centimètres. L'inflexion de l'os en arrière est marquée (fig. 237).

Obs. 75, résumée (Th. de Mouchet, obs. 75) — *Fracture supracondylienne droite. Consolidation vicieuse. Névrite du nerf médian soulevé par le fragment diaphysaire. Intervention chirurgicale.*

Mah... Georges, 6 ans et demi, *16 octobre 1897.* — L'enfant s'est fait une fracture supracondylienne de l'humérus droit à la fin de juillet 1897. Vu par M. Mouchet trois mois après, il avait une réduction défectueuse, avec fragment diaphysaire saillant en avant et comprimant le nerf médian (Radiographies fig. 116 et 117, p. 208, thèse de Mouchet).

M. Broca, dans le service duquel cet enfant fut admis, fit au ciseau et au maillet l'ablation de la saillie diaphysaire.

Massage, électrisation galvanique par M. Huet.

En décembre 1898, M. Mouchet notait dans sa thèse que la névrite du nerf médian était guérie et que les mouvements du coude étaient très satisfaisants.

Le *30 avril 1910,* M. Mouchet revoit Georges M..., âgé de 19 ans, et constate l'état suivant du coude jadis fracturé.

Tandis qu'au membre supérieur gauche, l'axe de l'avant-bras continue directement l'axe du bras, le membre droit présente un léger degré de cubitus varus. Le fait est d'autant plus intéressant à noter que M. Mouchet avait constaté en 1897 un léger degré de cubitus valgus (165°; pas de valgus physiologique du côté sain).

Très léger amaigrissement du bras (22 centimètres de circonférence à la partie moyenne, au lieu de 23 à gauche) et de l'avant-bras droits

(24 centimètres de circonférence au lieu de 25, à 5 centimètres au-dessous du pli du coude).

L'éminence thénar, au niveau du muscle adducteur du pouce, paraît un peu amaigrie à droite; le nerf médian est encore un peu sensible et très légèrement augmenté de volume, sous la cicatrice opératoire bicipitale interne.

Les mouvements du coude droit ont presque l'amplitude normale; la flexion atteint 45° aisément; l'extension reste un peu — mais très peu — incomplète.

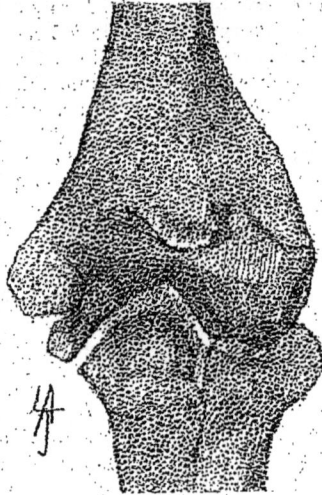

Fig. 238.

Il ne reste aucune trace des troubles moteurs causés autrefois par la compression du nerf médian.

(Cette observation a été entièrement écrite par M. Mouchet, qui a eu l'obligeance de me la transmettre toute rédigée.)

La radiographie de face, faite à Bretonneau par M. Lobligeois, montre une soudure incomplète de l'épiphyse trochléenne. En dehors de ce point, le bord inférieur de l'humérus, sous la cavité olécranienne, forme une échancrure profonde logeant la sigmoïde cubitale. L'aspect général est très peu altéré.

Obs. 76 résumée (Th. de Mouchet. Obs. 76). — *Fracture supracondylienne droite. Consolidation vicieuse. Névrite du nerf médian soulevé par le fragment diaphysaire. Intervention chirurgicale.*

Denon... Alexis, 3 ans et demi, *3 avril 1898*. — Huit mois auparavant, l'enfant s'est fait une fracture du coude droit. Un médecin a appliqué immédiatement un plâtre en extension qu'il a laissé trente jours, puis un appareil silicaté en flexion pendant plus de quinze jours. Les symptômes de paralysie sont apparus dès cette époque, et les mouvements du coude étaient très limités.

A son entrée, la flexion et l'extension se font entre 90° et 130° au plus ; la supination est très incomplète. Le médian est soulevé par le fragment diaphysaire saillant, il est gros et douloureux. Symptômes de paralysie ; troubles trophiques ; pas de troubles de la sensibilité.

La radiographie de profil montre un butoir diaphysaire assez haut situé et pas très saillant, un fragment inférieur déplacé en arrière et basculé, réuni au supérieur par un cal osseux, et surmonté d'une lame d'os périostique en arrière de la diaphyse.

Abrasion de la saillie diaphysaire par une incision interne.

Guérison rapide des troubles nerveux.

Note prise par M. Mouchet le 14 août 1899 : On a cessé tout traitement électrique depuis décembre 1898. La flexion est à 80°, l'extension à 170°. La cicatrice opératoire est légèrement adhérente à l'os sous-jacent. La saillie sus-condylienne de l'humérus est encore un peu marquée. Le médian est encore un peu gros, mais libre et insensible à la pression. Un peu d'atrophie musculaire du bras, de l'avant-bras et de l'éminence thénar. L'enfant serre très fort les objets dans sa main.

Obs. 77 (Communiquée par M. Mouchet, service de M. Villemin). — *Fracture supra condylienne gauche ouverte, avec paralysie radiale.*

Cha... Marcel, 11 ans et demi. — Soigné le *13 août 1908* à l'hôpital Bretonneau par M. le docteur Villemin pour une fracture supra condylienne ouverte du coude gauche. Elle fut réduite sous chloroforme.

On s'aperçut au bout de neuf jours d'une paralysie du nerf radial, mais l'enfant déclare que cette paralysie existait avant que son coude fût mis dans un appareil.

Le *9 septembre*, l'appareil est retiré, la consolidation est satisfaisante.

Le *19 septembre 1908*, M. Villemin, par une longue incision brachiale externe, va à la recherche du nerf radial, qu'il trouve enserré dans du tissu fibreux, et le libère.

L'enfant subit ensuite un traitement électrique dans le service, régulièrement plusieurs fois par semaine. La paralysie radiale met sept mois à guérir.

Revu par M. Mouchet le *25 octobre 1910*. — Le coude a tous ses mouvements. On sent que le fragment épiphysaire de l'humérus a été légèrement dévié en dedans et en arrière, mais la flexion n'est pas gênée.

Obs. 78 (Malade de M. le professeur KIRMISSON). — *Fracture supracondylienne du coude droit* par flexion, *avec blessure du cubital.*

Avo... Marie, 12 ans, *8 mai 1906.* — L'enfant, étant à la campagne, est tombée de sa hauteur sur un tas de pierres, le lundi 7 mai. Elle a ressenti aussitôt une douleur très vive, et n'a pu se relever. Ses parents, chez qui elle est reconduite, consultent un médecin, qui conseille de l'envoyer à l'hôpital des Enfants-Malades.

A son entrée, l'avant-bras droit est immobilisé en demi-flexion; le coude est très tuméfié; un peu au-dessus de l'olécrane, on constate une large ecchymose, et un petit godet, indice que la peau est en partie embrochée par un fragment osseux que l'on sent très nettement en ce point. La douleur est très vive à un travers de doigt environ au-dessus du pli du coude; il existe de la mobilité anormale et de la crépitation. Les os de l'avant-bras sont indemnes. C'est une fracture supracondylienne, avec ceci de particulier qu'il s'agit d'une fracture « par flexion » de Kocher; en effet, au lieu de présenter le déplacement habituel, le fragment inférieur pointe ici en avant, le supérieur fait saillie à la partie postéro-interne.

La malade est endormie le 9 mai. On tente la réduction en flexion, mais le déplacement se reproduit immédiatement. On place momentanément le membre dans l'extension, et on l'y maintient au moyen d'une attelle plâtrée.

12 mai. — Abolition de la sensibilité dans tout le territoire du cubital (moitié du 4e, et tout le 5e doigt), ainsi que de la motilité (hyperextension de la 1re phalange et flexion des deux dernières aux 4e et 5e doigts); griffe cubitale typique.

18 mai. — Chloroformisation. On constate, à l'examen de la région du coude, la pointe que fait le fragment supérieur à la partie postérieure. Incision verticale de 6 centimètres environ, qui conduit immédiatement sur la pointe du fragment supérieur. On libère d'autre part la gouttière épitrochléo-olécranienne, sans pouvoir arriver à reconnaître le nerf cubital. C'est seulement en poursuivant la dissection vers la face antérieure du fragment, qu'on arrive à reconnaître le nerf luxé en avant. Sa continuité n'est pas interrompue, et la preuve qu'on est bien en présence du cubital, c'est qu'il se prolonge dans la gouttière épitrochléo-olécranienne.

L'indication paraît donc être la résection de la pointe du fragment déplacé, pour mobiliser le nerf et lui permettre de reprendre sa place normale. Il est fait ainsi. Suture de la peau au crin de Florence. Attelle plâtrée pour maintenir l'avant-bras en flexion.

21 mai. — La sensibilité est revenue au niveau de l'annulaire, mais non au petit doigt. La motilité commence à se rétablir, mais l'auriculaire reste un peu fléchi.

5 juin. — Suppression du plâtre après dix-huit jours, et mobilisation progressive du coude. La sensibilité et la motilité sont dans le même état qu'au dernier examen.

L'enfant quitte le service le 21 juin, guérie, mais gardant de l'insensibilité du cinquième doigt, qui reste un peu fléchi.

17 juin 1910. — Cicatrice à la région interne du coude droit. Pas de

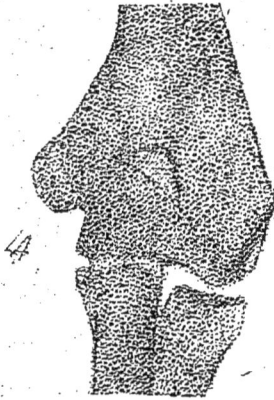 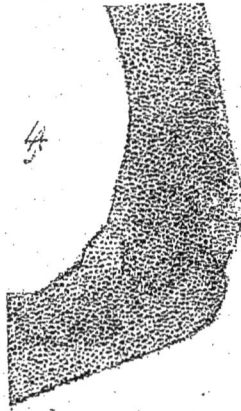

Fig. 239.   Fig. 240.

valgus physiologique (le valgus est très marqué à gauche). La flexion est complète, l'extension également, mais sans hyperextension. La supination est un peu limitée. La paralysie a complètement disparu, après avoir persisté environ un an après l'accident. A partir de ce moment, l'enfant a commencé à pouvoir se servir de son avant-bras.

Actuellement elle ne peut encore étendre complètement le petit doigt, mais tous les autres mouvements sont normaux. Il persiste une atrophie assez marquée des muscles de l'avant-bras dans la sphère du cubital, ainsi que de l'éminence hypothénar. La malade ne pourrait encore porter des objets lourds, sans ressentir une vive douleur à la région interne du coude. Elle coud difficilement, car elle est parfois prise de crampes, qui l'obligent à lâcher ce qu'elle tient en main; ces crampes siègent au niveau de l'éminence hypothénar et dans la région correspondante de l'avant-bras.

A la palpation, l'extrémité inférieure de l'humérus est épaissie d'avant en arrière, surtout au niveau du condyle externe.

Les radiographies sont très floues. Celle de face montre seulement une hauteur plus grande en dehors de l'extrémité humérale inférieure. Sur le profil, l'os, qui présente une inflexion en avant plus marquée qu'à l'état normal, est régulier mais un peu épaissi d'avant en arrière (fig. 239 et 240).

Fractures en T.

Obs. 79. Résumé. (Obs. 104, Thèse de MOUCHET). — *Fracture en T de l'extrémité inférieure de l'humérus gauche. Fracture du cubitus gauche à la partie moyenne. Luxation en dedans des deux os de l'avant b. as.* ·

Dur... Marius, 6 ans, *12 avril 1897.* — La veille, l'enfant a fait une chute d'un second étage. Le traumatisme est important et les lésions multiples. Le diagnostic est confirmé par la radiographie (fig. 154, p. 280, thèse de Mouchet). Le 14 avril, réduction ; plâtre à angle droit ; l'appareil est enlevé le 25 avril. La luxation persiste (radiographies fig. 155 et 156, p 281, thèse de Mouchet). La pronation et la supination sont limitées ; la flexion est à 90°, l'extension à 130°.

29 avril. — Plâtre en flexion à 70°.

3 mai. — Suppression du plâtre. Pas de mouvements spontanés. La flexion provoquée est à 70°, l'extension à 110°.

6 mai. — Opération. Ablation d'un coin saillant du condyle externe. Réunion *per primam* malgré une diphtérie apparue le 10 mai.

21 mai. — Les mouvements spontanés sont limités entre 125° et 140°. Il existe du varus. L'extrémité inférieure de l'humérus fait saillie en dehors ; en arrière de la cicatrice, on sent une petite saillie osseuse conique menaçant de perforer la peau. Le cubitus et le radius restent déplacés en dedans. La pronation est incomplète, la supination normale. L'adduction est exagérée, l'abduction n'existe pas. Le bras et la partie supérieure de l'avant-bras présentent de l'atrophie musculaire.

8 juin. — Abrasion de la pointe osseuse externe. ·

28 juin. — Les mouvements vont de 90° à 140°. L'enfant quitte l'hôpital.

5 octobre. — Varus sans changement, à 170°. Le diamètre transversal du coude reste augmenté. L'atrophie musculaire a disparu. Les mouvements vont de 80° à 150°. La pronation est complète.

6 octobre 1898. — L'état est le même. La pronation seule est complète.

M. Mouchet revoit le malade le 21 août 1899. Aucun changement. Le varus seul est plus marqué (160 au lieu de 170°).

15 septembre 1910. — Le malade, convoqué par moi, revient. On note deux cicatrices à la région externe du coude gauche. Il persiste de l'atrophie des muscles du bras et de l'avant-bras (surtout à la région externe). L'humérus est épaissi d'avant en arrière. Le condyle externe présente une augmentation de volume assez considérable. Le cubitus

semble reporté en dedans, la gouttière épitrochléo-olécranienne, rétrécie, est à peu près effacée et comblée, mais le cubital n'est pas luxé. On
palpe facilement en dehors la tête du radius, mais elle semble bien articulée avec le condyle huméral. La région épicondylienne est assez
saillante, l'épitrochlée l'est à peine.

L'extension atteint 135°, la flexion à peu près 50° : le malade peut toucher son épaule avec le bout de ses doigts. La supination est normale,
la pronation légèrement limitée. On sent de gros craquements articulaires
pendant les mouvements de flexion et d'extension rapides. Varus 160°.

Le malade raconte que l'amélioration a été lente, surtout pour la

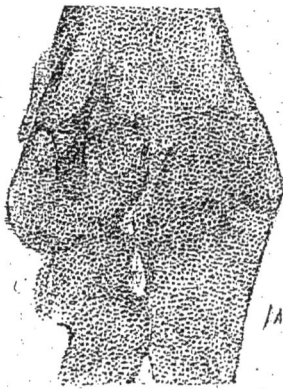 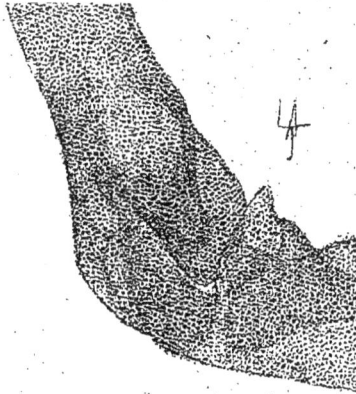

Fig. 241.   Fig. 242.

flexion ; depuis deux ou trois ans seulement, l'état actuel s'est établi
définitivement. Le résultat fonctionnel est très bon ; le malade n'est
jamais gêné dans son travail, et sa force est presque égale à gauche et à
droite.

La radiographie de face, un peu floue au niveau de l'articulation,
montre une extrémité humérale à contours extérieurs comme émoussés ;
aucune des saillies n'est plus reconnaissable ; il en est de même de la
cavité olécranienne. Sur le profil, on voit l'os assez fortement épaissi
d'avant en arrière (fig. 241 et 242).

Obs. 80 (Communiquée par M. Mouchet). — *Fracture en T ouverte du
coude gauche. Paralysie radiale immédiate. Opération.*

Mér... Fernand, 11 ans, *janvier 1909*. — (La note remise par M. Mouchet ne donne pas de renseignements cliniques, et n'indique pas la date.

de l'accident). Fracture en T ouverte. Paralysie radiale immédiate. Incision d'un hématome suppuré. Abrasion d'un fragment. Il persiste une fistule osseuse.

Opération le *12 janvier 1909.* — Incision externe : on trouve une petite lame osseuse séquestrée du diamètre d'une pièce de 50 centimes. Le nerf est complètement enserré dans un tissu de cicatrice sur une longueur de 5 centimètres depuis sa bifurcation, le long de ses deux branches. M. Mouchet le libère et lui constitue un lit musculaire à l'aide du brachial antérieur suturé au biceps.

La plaie est complètement cicatrisée le 20 février 1909.

M. Hischmann électrise le bras de l'enfant à Lariboisière, à partir du mois de mars.

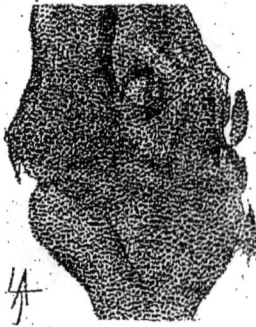
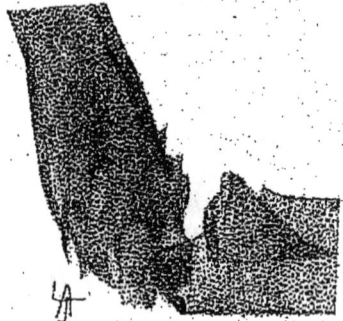

Fig. 243.   Fig. 244.

18 août 1909. — La paralysie radiale a complètement disparu. La flexion est limitée à l'angle droit. Il y a très peu d'extension.

21 juin 1910. — Je revois ce malade. La flexion est à 75°, l'extension à 115°. La supination est très limitée. La pronation l'est un peu également. On note quatre cicatrices : une en dedans, une autre antéro-interne, chéloïdienne, formant une bride saillante dans les tentatives d'extension ; une troisième antéro-externe ; une quatrième enfin, tout à fait en dehors, est le siège d'un petit hématome consécutif à un choc récent. L'os est augmenté de volume d'avant en arrière. La flexion et l'extension sont arrêtées par des contacts osseux. L'enfant se sert assez bien de son bras.

La radiographie de face montre un os très déformé jusqu'à une hauteur de 6 centimètres au-dessus de l'articulation. On reconnaît le noyau épiphysaire épitrochléen et celui de la trochlée. Tout le reste est méconnaissable. La cavité olécranienne reste visible mais très diminuée. A leur extrémité supérieure, les os de l'avant-bras semblent plus écartés qu'à l'état normal. Sur le profil, on voit un épaississement osseux descendant très bas, avec deux butées, l'une antérieure, l'autre postérieure. Tout le contour de l'os est irrégulier. On n'y reconnaît pas le noyau épiphysaire condylien généralement si visible (fig. 243 et 244).

Décollements épiphysaires complets.

Obs. 81. — *Décollement épiphysaire du coude gauche sans déplacement.*

Paul... Jean, 9 mois. *23 juin 1908.* — La veille, l'enfant est tombé d'une chaise sur la tête et sur le coude gauche. Il a bien dormi dans la journée, et ne s'est plaint que le soir. Il criait quand on lui touchait le bras.

Actuellement l'enfant a l'avant-bras légèrement fléchi et en pronation. Le coude gauche est tuméfié uniformément, ainsi que les régions voi-

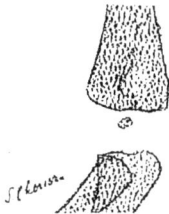

FIG. 245.

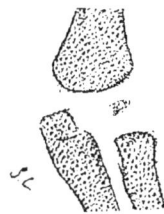

FIG. 246.

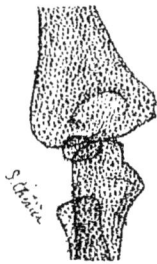

FIG. 247.

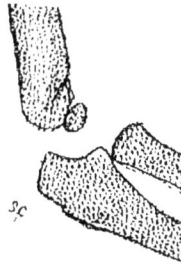

FIG. 248.

sines du bras et de l'avant-bras. Il existe une petite ecchymose à la partie postérieure du coude. L'enfant remue spontanément son membre supérieur, mais la flexion provoquée de l'avant-bras est limitée et douloureuse.

La pression est douloureuse sur toute l'extrémité inférieure de l'humérus.

Les radiographies ne montrent aucun déplacement (fig. 245 et 246).

21 mai 1910. — Le coude a un aspect normal. La palpation permet de
percevoir un cal en avant, au-dessus de l'interligne. L'hyperextension
est augmentée de quelques degrés, la flexion diminuée d'autant. Tous
les mouvements sont normaux. Pas de déviation.

Les radiographies sont celles d'un os normal. Sur celle de profil,
cependant, on observe une légère convexité antérieure (fig. 247 et 248).

Malgré l'absence de déplacement et le résultat presque négatif de la
radiographie, le diagnostic me paraît certain, en raison du siège de
la douleur, de la présence d'un cal antérieur transversal, et aussi de
la modification de l'axe de la flexion et de l'extension. Le diagnostic
inscrit sur l'observation était: arrachement probable. Il s'agit en réalité
d'un décollement épiphysaire total sans déplacement.

Obs. 82. — *Décollement de l'épiphyse inférieure de l'humérus gauche.*

Foss... Elise, 18 mois, *16 août 1908.* — Le 13 août, l'enfant, poussée
par un chien, est tombée sur le coude gauche. Amenée le 16 à la consultation, on constate une tuméfaction considérable du coude, de l'avant-
bras et de la main gauches. Il n'y a pas de déformation appréciable à la
vue. Tous les mouvements sont limités. La palpation est douloureuse
sur toute la largeur de l'extrémité inférieure de l'humérus. Il n'y a ni
crépitation, ni mobilité anormale.

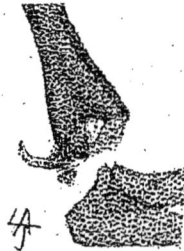
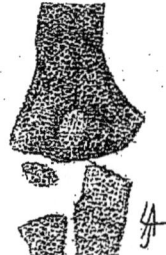

Fig. 249.   Fig. 250.

La radiographie de profil montre un décollement épiphysaire avec
déplacement presque complet en arrière du fragment inférieur, qui a
entraîné avec lui une lamelle d'os diaphysaire. La lésion pourrait en réalité être étiquetée fracture supracondylienne basse (fig. 249).

Mercredi 19 août, réduction et plâtre en flexion à angle droit. Les
radiographies de face et de profil montrent que la réduction est bonne.

Revue quelque temps après. Bon état local. L'enfant exécute bien les mouvements de pronation et de supination. La flexion et l'extension sont encore un peu limitées.

21 mai 1910. — Flexion 40°. Tous les autres mouvements sont normaux. On perçoit encore à la palpation le cal arrondi à 2 centimètres au-dessus de l'interligne.

La radiographie de face montre une légère déformation de l'humérus dévié un peu en dedans, à 3 centimètres au-dessus de l'articulation. L'autre épreuve est prise de trois quarts plutôt que de profil, et ne donne aucun renseignement. D'une manière générale, l'extrémité inférieure semble un peu plus transparente que normalement aux rayons X (fig. 250).

Obs. 83. Résumé. (Obs. 101, thèse de Mouchet). — *Décollement de l'épiphyse humérale inférieure droite avec arrachement d'une partie de la diaphyse.*

Bail... Jeanne, 18 mois, *24 août 1898.* — Le diagnostic de fracture de l'extrémité inférieure de l'humérus, posé cliniquement, est corrigé par la radiographie de face (fig. 149, p. 262, thèse de Mouchet), qui montre un décollement épiphysaire, avec entraînement d'un fragment diaphysaire interne, et fort déplacement en dedans. Réduction. Plâtre en

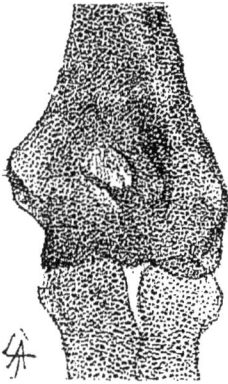
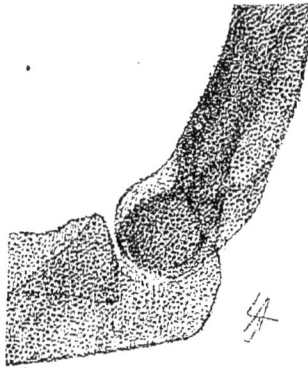

FIG. 251.   FIG. 252.

flexion à angle aigu pendant 12 jours. La radiographie de face après guérison (fig. 150, p. 263, thèse de Mouchet) montre la persistance du déplacement en dedans, avec voile périostique interne.

31 août 1901 (note de M. Mouchet). — Varus, 165°. Un peu de saillie en dehors du fragment diaphysaire. La mobilité du coude est parfaite.

23 juin 1910. — Le condyle externe est augmenté de volume d'avant en arrière, et surtout de haut en bas. Il existe un varus assez léger (170°). La motilité est parfaite.

La radiographie de face montre seulement une hauteur plus grande du condyle externe, et des travées osseuses irrégulières. Le profil semble celui d'un os normal (fig. 251 et 252).

Obs. 84 (Malade de M. le professeur KIRMISSON). — *Décollement de l'épiphyse inférieure de l'humérus droit.*

Guerr... Julia, 5 ans et demi. *3 décembre 1905.* — L'enfant est tombée sur la paume de la main, la veille au soir. Le diagnostic seul est noté ; l'observation n'est pas prise, et on ne sait s'il a été fait une radiographie.

22 juin 1910. — La flexion est de 1° ou 2° moindre, et l'hyperextension plus marquée de 1° ou 2° qu'à gauche. Tous les mouvements sont normaux. Le résultat est parfait.

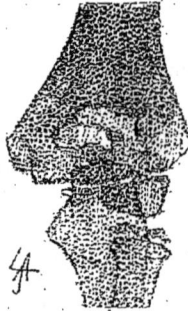
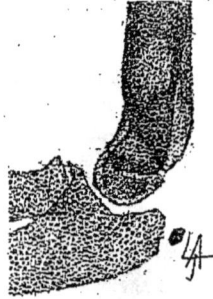

FIG. 253.   FIG. 254.

La radiographie de face montre un os d'aspect normal ; sur le profil, on voit l'extrémité inférieure légèrement infléchie en arrière. L'os est plus transparent aux rayons X au niveau de l'ancienne fracture (fig. 253 et 254).

Obs. 85 (Malade de M. le professeur KIRMISSON). — *Décollement de l'épiphyse inférieure de l'humérus gauche.*

Rog... Gaston, 6 ans et demi, *24 mai 1906.* — L'enfant est tombé de sa hauteur sur le coude gauche fléchi. L'impotence fonctionnelle est à peu près absolue. Le coude gauche est en demi-flexion et en demi-pronation. L'enfant soutient son avant-bras gauche de sa main droite.

La région du coude, malgré le peu de temps écoulé depuis l'accident, est le siège d'un gonflement très considérable, occupant la face postérieure, des deux côtés de l'olécrane, dont la saillie est complètement masquée, et les faces antérieure, externe et interne; ce gonflement remonte à peine sur le bras (deux à trois travers de doigt au-dessus du pli du coude), mais descend jusqu'au milieu de l'avant-bras. La peau présente des excoriations superficielles; elle prend une teinte ecchymotique, violet foncé, à la face postérieure et à la face interne.

On arrive à imprimer sans peine des mouvements de flexion au delà de l'angle droit, et d'extension presque complète. Dans cette attitude, il n'y a pas de déviation apparente de la direction des segments du membre : pas de coup de hache au-dessus de l'olécrane, pas de saillie au-dessus du pli du coude, pas de déviation latérale.

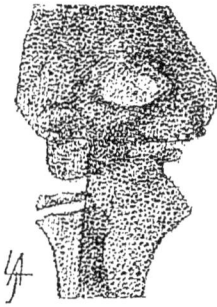 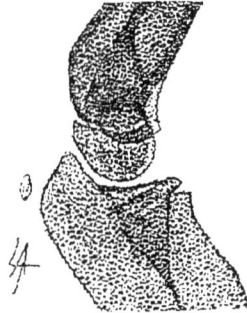

FIG. 255.   FIG. 256.

Les mouvements de pronation et de supination sont assez libres; la supination forcée éveille de la douleur à la face antéro-externe, au-dessous du pli du coude.

La palpation montre un épanchement considérable, infiltrant toutes les parties gonflées; par intermittence, on perçoit de la crépitation sanguine. Les saillies osseuses sont difficiles à reconnaître dans ce coude gonflé et très douloureux. Il semble pourtant que l'olécrane et la crête cubitale soient intacts, que les saillies humérales, épitrochlée et épicondyle, aient conservé avec l'olécrane leurs rapports normaux.

La pression localisée semble éveiller un maximum de douleur sur la face antérieure, au-dessous du pli du coude, en dehors de l'axe médian du membre, dans la région radio-condylienne. On ne trouve ni mobilité anormale, ni crépitation. La pression dans l'axe du cubitus et de l'humérus ne paraît pas éveiller de douleur localisée. La radiale bat dans la gouttière du pouls, les doigts sont mobiles et leur sensibilité est intacte.

L'observation indique qu'il a été fait une radiographie, mais nous n'avons pu la retrouver.

25 mai 1906. — Chloroformisation. Pas de déformation osseuse. Mouvements de latéralité très accentués. Pas de crépitation. Pas de mobilité anormale de l'extrémité inférieure de l'humérus, quand on saisit entre les doigts l'épitrochlée et l'épicondyle.

En imprimant aux os de l'avant-bras des mouvements dans le sens antéro-postérieur sur l'extrémité inférieure de l'humérus maintenue immobile, on perçoit un frottement rude.

Appareil plâtré en flexion à angle droit.

L'enfant sort avec son plâtre quelques jours après.

22 juin 1910. — L'hyperextension est un peu plus marquée qu'à droite. Tous les autres mouvements sont normaux. Résultat parfait.

Les radiographies sont celles d'un os absolument normal (fig. 255 et 256).

Disjonction épiphysaire intra-articulaire

Obs. 86. — *Disjonction intra-articulaire de l'épiphyse humérale inférieure gauche.*

Ren... Marcel, 12 ans, *28 avril 1910.* — Le 17 avril dernier, l'enfant a fait une chute de bicyclette sur le coude gauche. Le coude a été le siège d'un gros gonflement. L'impotence fonctionnelle a duré quatre ou cinq jours. On a fait des applications de compresses d'eau blanche. La mère, trouvant que le coude reste gonflé et que l'enfant s'en sert mal, l'amène à la consultation le 28 avril 1910.

Le coude reste gonflé surtout à la région interne, où existe une ecchymose très étendue, en voie de résorption, remontant jusqu'à trois travers de doigt sur la face interne du bras.

La palpation n'éveille aucune douleur. Les parties osseuses semblent normales ; un peu de gonflement seulement au niveau de l'interligne articulaire.

La pronation et la supination sont normales. L'extension est à 170° ; la flexion à 60°.

La radiographie de face montre un élargissement très net de la ligne dia-épiphysaire au niveau des noyaux trochléen, condylien et épicondylien, surtout au niveau des deux extrémités de cette ligne. Le point épitrochléen est intact (fig. 257).

Sur le profil, une ligne claire, partant du bord postérieur, correspond bien à la ligne de disjonction visible sur l'autre épreuve.

10 mai. — Reste d'ecchymose. Extension à peu près complète. La flexion est possible jusqu'à 50°, mais douloureuse au delà de 80°.

28 mai. — Petit reste d'ecchymose. Extension sans changement. La flexion spontanée atteint 50° ; provoquée, elle n'est pas douloureuse jusqu'à 45°.

10 septembre 1910. — Légère atrophie musculaire. Pas de valgus physiologique. Flexion, 45°. Extension complète sans hyperextension.

La radiographie de face montre la soudure des points condylien et

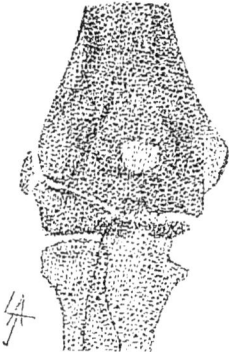 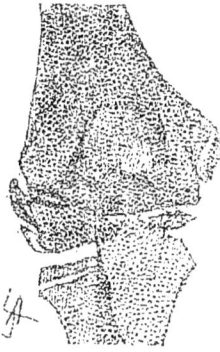 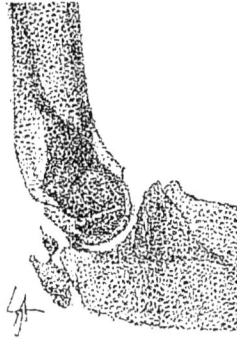

FIG. 257. FIG. 258. FIG. 259.

épicondylien ; le point trochléen est très accru. Un petit fragment osseux, à peine visible sur la radiographie ancienne, l'est ici beaucoup plus, et plus volumineux. La ligne dia-épiphysaire semble plus rapprochée. Il est intéressant de comparer les changements de structure et de volume des trois noyaux externes, avec l'apparence identique du noyau épitrochléen sur les deux épreuves (fig. 258).

Sur le profil, la ligne claire s'est régularisée. En outre, en avant de la pointe de l'olécrane, on note deux petits fragments osseux : l'un est probablement arraché du sommet de l'épiphyse olécranienne; l'autre, plus clair, est celui que l'on voit sur l'épreuve de face en dehors du condyle externe (fig. 259).

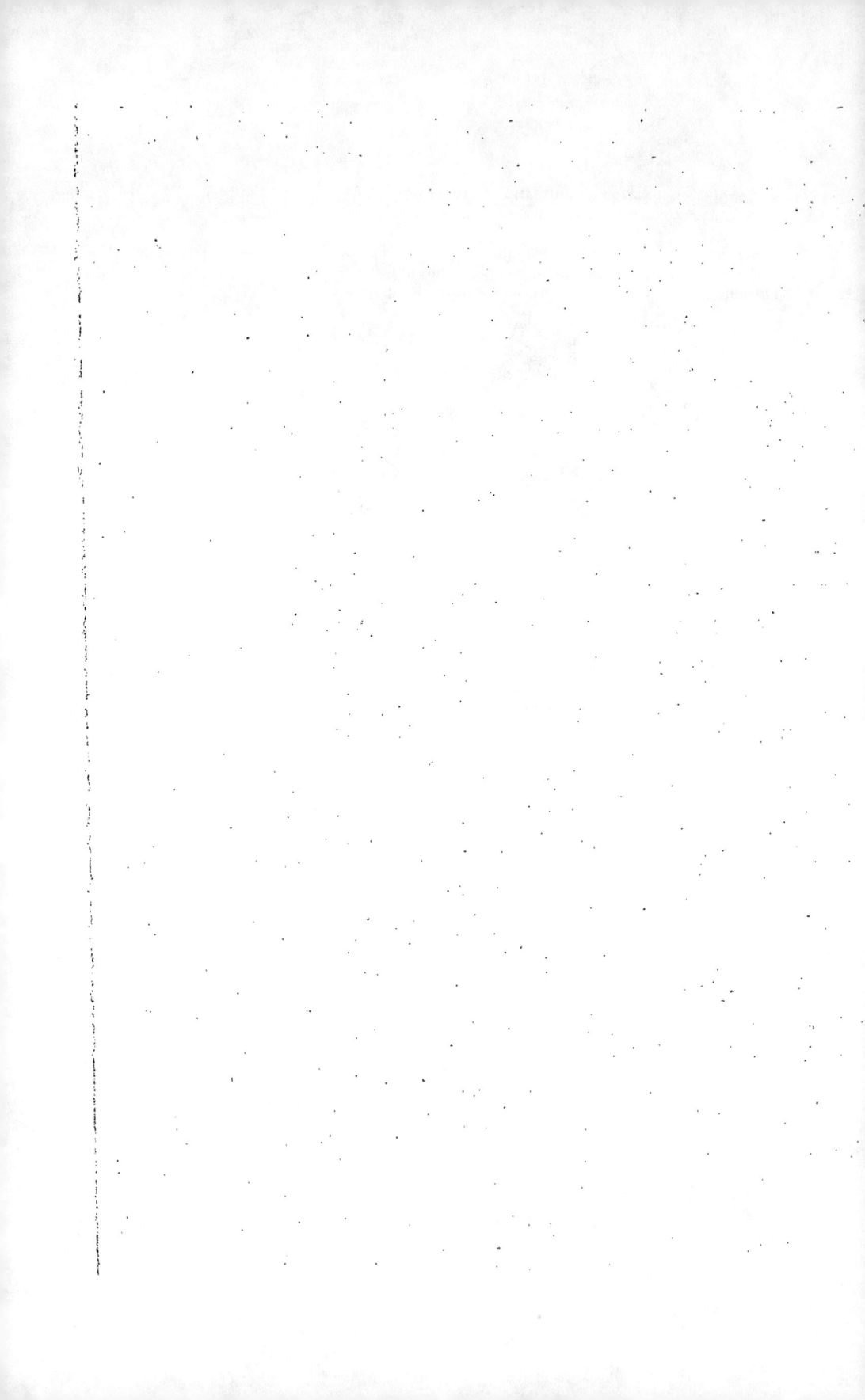

DEUXIÈME PARTIE

FRACTURES DU CONDYLE EXTERNE

CHAPITRE PREMIER

ANATOMIE PATHOLOGIQUE

Avec Mouchet, on peut distinguer deux grandes variétés de fractures du condyle externe de l'humérus, suivant le siège de la solution de continuité : les décollements épiphysaires et les fractures proprement dites.

Le décollement épiphysaire vrai est assez rare. M. Broca en a fait une étude complète. Mouchet, dans sa thèse, en présente six observations sur 39 fractures du condyle externe : la proportion est sensiblement plus élevée que dans les autres statistiques. Destot, Vignard et Barlatier en ont observé un seul cas sur 28 condyles externes fracturés. Un grand nombre d'auteurs n'en font même pas mention. J'en ai réuni quatre observations (obs. 108, 109, 120, 128) sur 42 fractures du condyle huméral ; la dernière se rapporte au malade de l'observation 31 de la thèse de Mouchet.

La solution de continuité passe en plein cartilage dia-épiphysaire. Le déplacement est habituellement minime de l'avis général, et il est souvent nécessaire de radiographier les deux coudes pour pouvoir l'apprécier. On constate, tantôt un simple élargissement de l'espace conjugal clair, tantôt un déplacement plus ou moins marqué du noyau condylien seul. M. Broca considère le déplacement en avant comme plus fréquent dans cette variété de traumatismes; Joüon est du même avis.

Rarement le déplacement est plus accentué. Dans l'observation 120, il était tel qu'une intervention sanglante fut jugée nécessaire.

Dans la fracture vraie, le trait passe en pleine diaphyse. « Sans doute, dit M. Broca, cité par Destot, Vignard et Barlatier, le trait de la vulgaire fracture du condyle externe, oblique en bas et en dedans, partant du bord externe de l'humérus, au-dessus de l'épicondyle, aboutissant à la gorge de la trochlée, est, jusqu'à un certain point, dirigé par l'évolution normale de l'ossification, puisqu'il se souvient des connexions ostéogéniques entre la trochlée et le condyle, mais on voit que s'il emprunte dans son trajet la ligne conjugale, ce n'est qu'en partie tout à fait en dedans. Il ne lui est même pas parallèle. En tout cas, les radiographies nous montrent toutes sous le trait de fracture, la ligne conjugale claire, persistant intacte ».

L'importance du fragment diaphysaire détaché avec le noyau condylien et le cartilage jugal est variable. Le plus souvent, il a la forme d'un triangle allongé, à base externe, à sommet effilé venant aboutir à peu près en face de l'extrémité interne de l'épiphyse condylienne, en pleine articulation, sans intéresser la région où se développera le point trochléen, généralement encore cartilagineux à cette époque.

Souvent la portion de diaphyse entraînée avec le fragment condylien se réduit à une mince lamelle osseuse aplatie; dans ces cas aussi, le trait de fracture aboutit toujours au niveau de l'extrémité interne de l'épiphyse condylienne.

Parfois le trait de fracture a une origine plus élevée en dehors sur la diaphyse; il est alors très oblique et aboutit à peu près constamment au même niveau en dedans; il peut intéresser une partie de la cavité olécranienne.

Enfin on peut observer des formes mixtes, formes de transition entre les fractures du condyle et les sus-condyliennes : dans le sens sagittal, le trait de fracture est oblique en bas et en avant; dans le sens frontal, il dépasse plus ou moins en dedans la gorge de la trochlée : nos observations 98 et 102 appartiennent à ces types intermédiaires. Ces fractures n'ont pas été étudiées; elles sont cependant très intéressantes, car leur consolidation s'effectue d'une manière variable, suivant qu'elles se rapprochent plus ou moins de l'une des variétés classiques.

Le déplacement, dans les fractures du condyle externe, peut s'effectuer dans plusieurs directions. Le plus souvent, le fragment inférieur est déplacé en dehors. Ce déplacement en dehors peut être direct. Souvent, cependant, le fragment est attiré en bas par le ligament latéral externe. Tantôt il conserve son orientation transversale normale, tantôt la force agissante est assez considérable pour le faire pivoter plus ou moins autour de son angle interne. Cette rotation peut présenter tous les degrés, depuis la simple inclinaison en bas et en dedans (obs. 92 et 117), jusqu'à la rotation de 90°; la surface fracturée regarde alors directement en dehors, la face cartilagineuse en dedans (obs. 89, 105, 121). On a même signalé des cas de rotation complète, de 180° (Kocher). Le déplacement en dehors peut encore être associé à un déplacement en haut : Kocher et M. Kirmisson considèrent ce déplacement en haut et en dehors comme le plus fréquent. Pour Destot, Vignard et Barlatier, on le rencontre dans un quart des cas. Je l'ai noté dans cinq observations (obs. 91, 96, 101, 111, 120). Deux fois, ce déplacement était considérable (obs. 111, 120); il est intéressant de signaler que l'observation 120 concerne un décollement épiphysaire.

Le fragment condylien peut également subir un déplacement dans le plan antéro-postérieur. D'après mes radiographies de profil, le fait semble moins fréquent qu'on n'a coutume de le dire. Le déplacement en arrière, en particulier, que l'on considère presque comme de règle, ne m'a semblé net que sur sept radiographies. Huit fois, au contraire, le fragment était déplacé en avant : tantôt il s'agit d'un simple glissement en avant du fragment condylien, tantôt, et plus rarement, ce fragment est complètement transporté en avant (obs. 88, 89, 123). Le plus souvent, le radius perd alors en partie ses connexions avec lui : dans le cas contraire, on se trouve en présence d'une luxation du radius seul en avant.

La luxation du coude a été signalée assez souvent comme une complication des fractures du condyle externe (Mouchet ; Destot, Vignard et Barlatier ; Cotton). Tantôt le radius seul, tantôt les deux os de l'avant-bras sont luxés. On considère généralement le déplacement en dehors et en arrière comme le plus habituel. Cependant, des trois observations où je l'ai noté, deux (obs. 105 et 117) concernent des luxations directes *en dedans*, la troisième (obs. 106), une subluxation en arrière. Chez ces trois malades, le fragment condylien avait subi un déplacement en dedans, inverse de celui que l'on rencontre en général.

Destot, Vignard et Barlatier considèrent les fractures du condyle sans déplacement comme exceptionnelle. Nos radiographies en montrent cependant cinq cas incontestables (obs. 103, 104, 112, 114, 116). Leur nombre augmentera sans doute, à mesure que se répandra l'usage de la radiographie de parti pris, dans tous les traumatismes du coude.

Les lésions du périoste sont beaucoup moins régulières que dans les fractures supracondyliennes. Il peut être simplement décollé dans le sens du déplacement, lorsque celui-ci s'est effectué en dehors, en arrière, en avant ou en haut. Pour peu que le déplacement en bas soit marqué, il est évident au contraire que le périoste se déchire plus ou moins complètement. D'ailleurs, son rôle est ici bien moins important que dans les sus-condyliennes, aussi bien au point de vue du traitement qu'à celui de la réparation osseuse.

CHAPITRE II

TRAITEMENT

Dans leur ensemble, les fractures du condyle externe avec déplacement comportent des difficultés de traitement plus grandes que les sus-condyliennes. La réduction est plus délicate; elle obéit à des règles moins certaines et moins constantes. Le fragment, mobile, petit, offre peu de prise, surtout quand l'œdème est important. La réduction obtenue se maintient malaisément, pour les mêmes raisons.

La technique de la réduction obéit toujours à la même règle fondamentale : faire parcourir en sens inverse au fragment déplacé, le chemin qu'il a suivi en se déplaçant. L'enfant endormi, on saisit entre le pouce et l'index le fragment mobile, et on cherche à l'amener en situation normale. La flexion de l'avant-bras relâche les muscles épicondyliens et facilite la manœuvre (Mouchet). Cependant, quand le frag-ment est déplacé en haut ou en avant, il peut être nécessaire d'exercer des tractions sur l'avant-bras étendu.

Pour maintenir la réduction, une gouttière plâtrée postérieure est nécessaire. Il faut assurer l'immobilisation du membre, en même temps qu'on prévient tout déplacement secondaire. La gouttière plâtrée, empiétant sur la face externe du coude, appuie sur le frag-ment condylien. Ici encore, la position de flexion de l'avant-bras est la meilleure. Elle favorise le relâchement musculaire si nécessaire, dégage le fragment et le place en quelque sorte sous l'appareil qui doit appuyer sur lui. Kocher et Cotton mettent l'avant-bras en pronation, ce qui assure mieux la coaptation des fragments. L'argument semble juste. Mouchet cependant préfère la supination. L'appareil doit être laissé en place de quinze à dix-huit jours : si la réduction est bonne, la consolidation est alors achevée ; on peut rendre à l'enfant l'usage de son membre, et l'habituer à s'en servir peu à peu.

L'appareil plâtré me semble au moins inutile, dans les fractures sans déplacement, ou à déplacement peu important. Le port d'une écharpe pendant une huitaine de jours suffit à franchir la période douloureuse, et l'on peut ensuite permettre les mouvements actifs. Je n'ai jamais trouvé le moindre inconvénient à cette conduite ; les malades y ont gagné un retour plus rapide de la motilité, sans le moindre inconvénient pour la solidité de la réparation osseuse.

Comme dans les fractures sus-condyliennes, la mobilisation et le massage me paraissent désastreux dans leur application immédiate, inutiles, sinon nuisibles, après les quinze premiers jours. Les arguments invoqués contre cette pratique sont les mêmes ; elle peut être plus dangereuse encore dans des fractures intra-articulaires, comme celles du condyle huméral.

La difficulté de réduction des fractures du condyle externe est toujours réelle ; le déplacement du fragment en avant, ou sa rotation en dehors semblent l'augmenter encore.

Ces fractures ne sont pas irréductibles cependant, comme le prétendent certains auteurs : dans l'observation 105, la rotation de 90° du fragment n'empêcha pas une réduction très satisfaisante, malgré une luxation en dedans; la réduction du déplacement antérieur s'obtient plus souvent encore.

La présence d'une luxation concomitante est une difficulté plutôt diagnostique que thérapeutique : une subluxation en arrière peut passer inaperçue, malgré le contrôle de la radiographie (obs. 106), mais le diagnostic fait, la réduction est aisée ; le fragment condylien est trop volumineux pour y faire obstacle en se coinçant entre l'humérus et les os de l'avant-bras. Les fractures du condyle externe sont certainement plus souvent irréductibles que les sus-condyliennes : aussi les partisans de l'intervention immédiate sonts-ils ici plus nombreux.

La conduite adoptée dépend un peu du tempérament du chirurgien. M. Broca est partisan de l'intervention dans les grands déplacements en avant, irréductibles, pouvant entraîner une gêne de la flexion ; M. Mouchet, Stimson, Wendt, etc., dans le cas de rotation du fragment. Kocher, Destot, Vignard et Barlatier opèrent chaque fois qu'ils ne peuvent pas réduire.

Le professeur Kirmisson, Cotton, Muller, au contraire, sont hostiles à l'intervention immédiate. Leurs arguments me semblent convaincants : ce sont les mêmes que ceux invoqués contre l'opération précoce des fractures sus-condyliennes : danger d'infection, reproduction fréquente du cal enlevé, etc. Le meilleur argument est encore le nombre considérable des fractures très bien guéries, malgré la rotation ou le déplacement antérieur mal réduits. Les observations 24 et 25 de la thèse de Mouchet sont intéressantes à ce point de vue. L'observation 89 de ma thèse est encore plus typique : le fragment condylien présentait à la fois une rotation de 90° et un déplacement antérieur considérable. Malgré une tentative infructueuse de réduction, le malade guérit avec un valgus peu gênant et recouvra l'intégrité presque complète de ses mouvements. Il me semble qu'on a tendance à exagérer les dangers du déplacement antérieur, en ce qui concerne le rétablissement de la flexion. Ce mouvement se passe surtout entre l'humérus et le cubitus ; le radius n'y joue qu'un rôle accessoire ; de plus, grâce à la puissance du ligament annulaire, il suit très imparfaitement le fragment condylien dans les déplacements très accentués, et conserve ses connexions avec le cubitus. Il ne devient gênant que lorsqu'il se luxe en suivant le fragment déplacé. Nos observations 88, 89, 116 et 118 montrent des radiographies de fractures, avec fort déplacement antérieur non réduit ; dans aucun des cas, la flexion n'est gênée. Quant à la rotation du fragment sur son axe, elle n'est dangereuse que pour les téguments, qu'elle peut menacer. Cette éventualité mise à part, je ne vois pas la nécessité d'enlever de parti pris un fragment osseux qui ne compromet guère les mouvements.

Le danger de perforation des téguments est réel dans certains cas ; l'intervention est alors indispensable, comme dans une fracture ouverte, comme dans une fracture accompagnée de lésion nerveuse grave. Ce sont là les seuls cas où l'intervention immédiate me paraît formellement indiquée.

Cette intervention consiste à pratiquer l'ablation pure et simple du fragment détaché. M. Broca, qui s'en montre le partisan déterminé, fait observer que le cubitus valgus consécutif, presque inévitable, est généralement trop peu marqué pour troubler la motilité. L'enchevillement, la suture osseuse, ont donné quelques succès, celui de Guyot, par exemple. Arbuthnot Lane, avec raison, met en garde contre l'inconvénient, pour l'accroissement futur de l'épiphyse, de la présence de corps étrangers de ce genre. La reposition simple du fragment, préconisée par Stimson et par Vignard, a donné quelques beaux résultats ; elle a l'avantage de restituer au coude une forme normale, et d'éviter le cubitus valgus, consécutif à l'ablation. Mais elle n'est pas souvent praticable, et toujours difficile à maintenir.

Certaines complications tardives peuvent également nécessiter une intervention.

En présence d'un cal vicieux, compromettant le jeu de l'articulation, Müller recommande l'hémirésection : elle ne me paraît pas plus indiquée ici que dans les sus-condyliennes, et les résultats publiés par Müller ne sont guère encourageants. La résection totale large, ou la résection de la moitié externe de l'extrémité inférieure de l'humérus, préconisées par Destot, Vignard et Barlatier, sont des opérations mutilantes et graves à l'excès. Avec MM. Broca et Mouchet, je pense qu'il suffit d'enlever la portion du cal ou du condyle, qui gêne la motilité. Cette ostéotomie, cette « régularisation modelante », est souvent facilitée par l'absence d'ossification du cal resté fibreux (obs. 124). Elle doit être aussi limitée que possible, pour éviter les troubles ostéogéniques ultérieurs, parfois très tardifs, et succédant à un résultat parfait en apparence, persistant plusieurs mois après l'opération (obs. 128). Celle-ci est plus délicate que dans les sus-condyliennes, où l'on opère en pleine diaphyse : ici, on intéresse forcément le cartilage de conjugaison ; il faut le respecter le plus possible.

L'opération est parfois nécessitée par des lésions nerveuses tardives. Celles qui proviennent du cubitus valgus, plusieurs années après le traumatisme, particulièrement intéressantes, ont été étudiées très complètement par MM. Broca et Mouchet ; je n'y reviens pas.

L'ostéotomie est peu recommandable chez les malades porteurs de déviations latérales très accentuées. Un enfant atteint d'un varus considérable, après deux fractures successives du condyle externe, réclamait l'opération. Le condyle enlevé se régénéra, et le varus se reproduisit en partie (obs. 124). Müller cite plusieurs cas analogues.

Enfin, on peut être amené à pratiquer une arthrotomie, quand une luxation méconnue accompagnant la fracture du condyle vient gêner les mouvements, alors qu'il est trop tard pour en obtenir la réduction par les procédés non sanglants.

CHAPITRE III

ÈVOLUTION ET RÉSULTATS

§ 1. — Évolution et résultats anatomiques.

Ce qui frappe immédiatement, dans l'examen des radiographies de fractures anciennes du condyle externe, c'est l'existence de déformations osseuses plus ou moins marquées, mais à peu près constantes, même dans les cas les plus légers, même dans ceux où la réduction est à peu près parfaite.

Quelques fractures, sans déplacement cependant, m'avaient semblé si parfaitement réparées cliniquement, que je n'ai pas soumis les malades à un nouvel examen radiographique ; il est probable que, même dans ces cas légers, l'os aurait conservé une trace visible du traumatisme ancien.

Le plus souvent, le cal se constitue régulièrement ; en quelques semaines, les deux fragments sont unis par de l'os solide, imperméable aux rayons X après un temps variable. Dans les déplacements en dehors, les plus fréquents, la consolidation s'effectue en provoquant un élargissement, parfois très notable, de la palette humérale (obs. 90, 91, 92, etc.). Lorsque le fragment détaché est assez volumineux, l'origine du trait de fracture reste marquée, sur le bord externe de la diaphyse, sous la forme d'une voussure plus ou moins nette, surmontant parfois une dépression : le fait a déjà été signalé dans les sus-condyliennes, et, comme dans ces dernières, la voussure s'atténue et remonte le long de la diaphyse à mesure que l'os s'accroît en longueur (obs. 95, 102, 104, etc.).

La prolifération osseuse exagérée peut donner naissance à un cal exubérant. Pour Muller, le fait se produirait surtout dans les fractures de la seconde enfance, entre 12 et 15 ans, à la période d'activité maxima du périoste. Dans l'observation 125, communiquée par M. Mouchet, une intervention fut jugée nécessaire, et il fallut pratiquer l'ablation de masses osseuses exubérantes, jusque sur la trochlée. On conçoit qu'en pareil cas le nerf radial, ou même le médian, puisse être enserré dans ces productions néoformées, et qu'une névrite puisse s'ensuivre. En général, cette exubérance du cal est temporaire ; peu à peu, la résorption se fait. Le malade de M. Mouchet a été opéré trois mois et demi seulement après le traumatisme; peut-être avec le temps les lésions auraient-elles régressé spontanément.

Le périoste, nous l'avons dit, est parfois intact dans les fractures du condyle huméral, avec déplacement modéré. Le manchon périostique, simplement décollé, régénère du tissu osseux, et suivant le sens du déplacement, on voit sur la radiographie une zone plus claire en dehors ou en arrière, comme dans les sus-condyliennes. Cette zone d'os néoformé est parfois reconnaissable longtemps après le traumatisme (obs. 91, 92, etc.). Dans l'observation 106, le déplacement du fragment en arrière était accompagné d'une subluxation des os de l'avant-bras dans le même sens : la radiographie récente de profil montre l'os périostique néoformé en arrière, au-dessus de l'ancien fragment, et en avant, une cale osseuse, constituée par l'extrémité inférieure de l'humérus, contre laquelle bute le bec de la coronoïde : la présence de cette cale osseuse est plus grave que celle du butoir diaphysaire dans les sus-condyliennes, car elle ne présente aucune tendance à la résorption spontanée. On retrouve des apparences de sus-condyliennes anciennes de profil avec convexité de la face antérieure et épaississement de la diaphyse, dans les fractures à type mixte, mi-condyles externes, mi-sus-condyliennes (obs. 98 et 102), à gros fragment épiphysaire.

La formation du voile périostique est loin de se présenter ici avec la même constance que dans les fractures supracondyliennes. Souvent l'ossification ne se fait qu'au niveau même du trait de fracture ; quand le déplacement en dehors est très marqué, il en résulte une dépression plus ou moins profonde au-dessus du fragment condylien (obs. 93).

La réparation osseuse est parfois plus troublée encore. Dans certains cas, l'insuffisance de l'ossification se manifeste simplement à la radiographie par une ligne claire, reproduisant la trace de l'ancienne solution de continuité (obs. 95, 104) ; parfois la consolidation fait complètement défaut. Je n'ai pas observé de pseudarthrose vraie, avec mobilité persistante du fragment condylien ; mais Kocher en signale plusieurs cas, et Bassetta en a présenté une observation très nette chez un enfant du service de M. Broca.

Chez des malades dont la fracture semblait parfaitement consolidée, la radiographie m'a souvent montré l'absence complète de tissu osseux entre les fragments. Il s'agit ici de ces cals fibreux solides, déjà vus par Malgaigne et par Hamilton, et bien étudiés par Reynès. Rieffel les considère comme fréquents. J'en ai 9 observations sur 42 fractures du condyle externe (obs. 89, 105, 107, 111, 113, 115, 118, 124, 126). Il s'agit toujours de fractures sérieuses, à grand déplacement. Nos trois fractures avec rotation de 90° du fragment condylien, traitées sans opération, ont guéri sans consolidation osseuse (89, 105, 115); dans l'observation 105, cependant, le déplacement avait été presque complètement réduit. Dans l'observation 124, il s'agit d'une fracture itérative, chez un malade dont la première fracture du condyle externe s'était consolidée en varus. A la suite du second traumatisme, le varus s'accentua; on voulut y remédier par une ostéotomie, mais le fragment condylien se détacha au premier coup de curette. Tous les autres cas observés concernent des fractures à grand déplacement en dehors et souvent en haut; le fragment condylien comprenait toujours une portion diaphysaire importante. L'absence de toute réparation osseuse peut être telle, que des fractures, radiographiées longtemps après le traumatisme, présentent absolument l'aspect de fractures récentes (obs. 107, 113, 115).

Malgré une consolidation osseuse régulière, on reconnaît très fréquemment l'ancien fragment condylien, à sa teinte plus claire indiquant une déminéralisation plus ou moins importante (obs. 91, 92, 94, 96, etc.).

Les déformations du noyau épiphysaire du condyle externe et du bord inférieur de la diaphyse humérale sont particulièrement intéressantes, mais d'une fréquence très inégale.

Presque toujours, le développement de l'épiphyse condylienne s'effectue normalement. Parfois, cependant, elle s'atrophie plus ou moins (obs. 99, 107, 119). Dans l'observation 107 en particulier, cette atrophie est manifeste; les contours du noyau condylien sont en outre irréguliers, comme festonnés. Kœnig a observé la disparition complète de cette épiphyse et sa transformation en tissu fibreux.

Il peut se produire également une soudure prématurée partielle du noyau condylien à la diaphyse en dedans, tandis qu'en dehors l'espace clair diaphyso-épiphysaire persiste (obs. 94).

En réalité les altérations du noyau condylien sont rares.

Celles du bord inférieur de la diaphyse, au contraire, représentent en quelque sorte la signature des fractures du condyle externe. Une encoche, d'une largeur et d'une profondeur variables, indique très fréquemment le point où le trait de fracture atteignait ce bord inférieur (obs. 91, 92, 93, 94, etc.). L'arrêt de développement porte alors sur un espace très limité. Si le fragment diaphysaire, entraîné avec le condyle, est très petit et réduit à une mince lamelle osseuse, l'encoche est remplacée par un retrait du bord inférieur de la diaphyse, dans toute la région sus-jacente au noyau condylien, dont le développement reste normal (obs. 100, 105). Dans l'observation 101, la radiographie récente de face montre à la fois l'encoche et le retrait du bord inférieur.

Le bord inférieur de la diaphyse et le bord supérieur du noyau condylien restent toujours à peu près parallèles. Dans les cas d'encoche ou de simple retrait de la diaphyse, ils sont rectilignes et horizontaux. Parfois, le bord diaphysaire atrophié prend une forme concave : le noyau épiphysaire s'hypertrophie alors et devient convexe en haut (obs. 94, 95). Dans l'observation 102, les deux bords sont sinueux et irréguliers ; leurs sinuosités se correspondent.

Cette correspondance, ce balancement des altérations osseuses est en réalité une forme de l'adaptation, du « modelage progressif », qui se produit dans les fractures du condyle externe, comme dans les sus-condyliennes, bien qu'à un degré moindre. Le phénomène est net dans les fractures à grand déplacement en avant. Si la cupule radiale conservait ses connexions normales avec le condyle huméral, la flexion se trouverait gênée d'une façon permanente par cette attelle rigide. En fait, les deux extrémités osseuses se séparent plus ou moins suivant l'importance du déplacement, et la cupule radiale finit par s'articuler en partie avec une portion d'os néoformé, pendant que le condyle déplacé, soudé à la diaphyse, remonte peu à peu à mesure que l'os s'accroît, et devient plus transparent aux rayons X (obs. 88, 89). Dans les grands déplacements en dehors, surtout avec rotation du fragment, le bord inférieur de l'humérus peut présenter une concavité inférieure, au lieu de la convexité condylienne normale. Dans ce cas, grâce au modelage réciproque, une tête radiale est reçue dans une petite glène humérale. Le fait est des plus nets sur les radiographies des observations 89 et 123 (fig. 268 et 351). De même, dans l'observation 120, le condyle externe, enlevé chirurgicalement, s'est régénéré, en présentant cette concavité inférieure, et la cupule radiale s'est arrondie pour s'y loger (fig. 342).

L'adaptation fonctionnelle est quelquefois complète, et les radiographies récentes et anciennes de l'observation 89, prises à cinq ans de distance, sont particulièrement frappantes à ce point de vue (fig. 266 et 268). Birt signale des cas semblables (obs. 27, de son travail). « L'os, dit-il, s'arrange avec le temps, dans les fractures à grand déplacement. » Mais cette remarque s'applique plutôt aux sus-condyliennes.

Les déformations latérales de l'angle huméro-cubital ont donné lieu à des discussions nombreuses. C'est dans les fractures du condyle externe qu'Allis a décrit le « gunstock », bien qu'il soit beaucoup plus fréquent dans les sus-condyliennes anciennes.

M. Rieffel, dans son étude sur le cubitus varus et le cubitus valgus, considère ces déformations comme résultant presque constamment d'arrêt partiel du développement osseux. D'après lui, dans le cubitus varus, le cartilage de conjugaison se trouve atteint en dedans : « La prolifération de ses cellules est entravée ; l'épiphyse cessera de s'allonger dans sa région trochléenne, surtout si la lésion revêt à sa partie interne l'aspect d'un véritable décollement épiphysaire. En un mot, le traumatisme a comme conséquence un inégal accroissement des deux moitiés de l'extrémité inférieure de l'humérus... toute l'épiphyse humérale subit une incurvation à convexité externe. Le cubitus varus est constitué. » Cette explication a été admise par Poland et par M. Mouchet dans sa thèse.

En réalité, le cubitus varus ostéogénique doit être bien exceptionnel, et l'atrophie de la région interne ne peut y contribuer : cette atrophie, lorsqu'elle existe, se produit au point bien limité où le trait de fracture atteint le cartilage : c'est elle qui donne naissance à cette encoche du bord huméral, que nous venons d'étudier. La région altérée ne dépasse jamais en dedans l'extrémité inférieure et interne du trait de fracture, qui aboutit toujours au niveau du bord externe de l'épiphyse condylienne, je n'ai jamais observé ces décollements épiphysaires partiels dont parle M. Rieffel. Lorsque les troubles de l'ostéogénèse sont plus accentués, ils portent toujours sur la région qui correspond au fragment condylien : on ne voit pas, dans ces conditions, comment pourrait se produire en dedans une atrophie assez marquée pour entraîner un cubitus varus progressif.

La majorité des auteurs n'admettent pas cette pathogénie. Pour eux, le mécanisme est plus simple : le fragment condylien est resté déplacé

eu bas ; la prolifération osseuse le fixe dans cette position, augmen-
tant la hauteur du condyle externe ; le varus est constitué. Tous les
cubitus varus que j'ai observés après des fractures du condyle externe
répondaient à cette explication. Il s'agit généralement de fractures à
gros fragment condylien, dont le trait part d'un point situé assez haut
sur le bord externe de la diaphyse ; le ligament latéral externe attire
en bas ce fragment, qui baille en dehors et tend à basculer sur son
angle interne.

Si le déplacement en bas, avec bascule en dedans, est considérable,
l'ossification du cal achevée, la croissance de la région externe se fera
de plus en plus obliquement en bas et en dedans, et le cubitus varus
pourra s'aggraver avec le temps. Le fait doit être assez rare ; cependant il expliquerait assez bien l'augmentation de la déformation dans
les observations 102 et 124, où aucune atrophie de la région interne
n'entre en jeu : il s'agit ici d'une prolifération osseuse exagérée.

Les observations de cubitus varus ostéogénique progressif publiées
ne sont aucunement convaincantes. Dans l'observation 127, en particulier, le varus se produisit à mesure que l'extension s'améliorait ; de
plus, l'irritation du médian, qui conduisit à une intervention chirurgicale, était due à une épine osseuse située au contact du nerf, et dont
le développement avait fort bien pu se faire sur place.

La production du cubitus valgus me paraît également indépendante
des troubles ostéogéniques. Certains auteurs le font dépendre de l'ossification prématurée du cartilage dia-épiphysaire ; on devrait alors le ren-
contrer surtout dans les décollements du condyle externe : or, pas plus
chez les six malades de M. Mouchet que chez les miens, on n'observe
de cubitus valgus après ces décollements. Scudder et quelques autres
admettent une explication plus simpliste encore : le valgus succède aux
fractures du condyle externe, comme le varus aux fractures du condyle
interne. Chez presque tous les malades présentant un cubitus valgus
qu'il m'a été donné d'observer, le cartilage dia-épiphysaire est intact ;
et dans tous les cas, l'explication de sa production est bien différente.

Tous ces malades présentent un déplacement en haut, et, sauf un
seul, une absence de consolidation osseuse. Chez le malade de l'observation 99, dont le cal est ossifié, le valgus est à peine plus marqué à
gauche qu'à droite, et des 3 cas où il atteint 10° de plus que du côté
sain, deux concernent des fractures avec rotation de 90° du fragment
condylien ; chez le troisième, je n'ai pas vu de radiographie faite à
l'époque du traumatisme.

La production du cubitus valgus me paraît dépendre uniquement du déplacement en haut du fragment condylien. Presque toujours, le valgus atteint d'emblée son amplitude définitive. Une aggravation peut se produire, non par atrophie du fragment inférieur, mais par son ascension progressive, grâce à la non-consolidation osseuse du cal. Les cas de paralysie tardive du cubital par rétrécissement de la gouttière épitrochléo-olécranienne, doivent avoir cette origine.

En dehors des fractures anciennes s'accompagnant de déplacement en haut, je n'ai pas observé un seul cas de cubitus valgus, malgré des altérations osseuses, parfois très accentuées, de la région condylienne.

Chose curieuse, les extirpations du condyle pour cal vicieux n'entraînent pas forcément un cubitus valgus. Le condyle enlevé se régénère assez souvent en partie, et le radius peut s'articuler avec la portion d'os régénérée (obs. 121, 123). Cette régénération osseuse explique les insuccès de l'ostéotomie pratiquée contre le varus. Muller en signale plusieurs cas ; mon observation 124 en est un nouvel exemple.

Par contre, une opération trop radicale, altérant profondément le cartilage dia-épiphysaire, peut entraîner des conséquences fâcheuses à longue échéance, même après un résultat immédiat favorable (obs. 128) : « N'enlevez d'os, dit Mouchet, que ce qui est absolument nécessaire, et ménagez le cartilage jugal. »

§ 2. — Évolution et résultats cliniques.

Les fractures du condyle externe ne présentent pas l'évolution régulière, à marche presque uniforme, des fractures supracondyliennes. Tantôt c'est la flexion, tantôt c'est l'extension qui se rétablit plus lentement. Cotton attribue la limitation des mouvements à la contracture musculaire plus qu'à la présence du cal, au moins dans les premiers temps. Cette limitation varierait suivant la position initiale donnée à l'avant-bras. Cette assertion contient certainement une part de vérité. Mais, à la longue, c'est évidemment la forme de la réparation osseuse qui commande l'excursion des mouvements. M. Mouchet insiste sur le rétablissement particulièrement lent de la supination ; j'avoue n'avoir pas été frappé de ce fait.

Le résultat final est un peu en désaccord avec l'aspect des radiographies : le traumatisme imprime presque toujours à l'os des marques caractéristiques ; parfois l'aspect radiographique est très différent de celui d'un os normal. Cependant, au point de vue clinique, ces séquelles de la fracture ancienne restent invisibles.

Sur 42 fractures du condyle externe, la *restitutio ad integrum* est complète dans 14 observations : flexion, extension, pronation, supination, sont identiques des deux côtés, chez 5 de ces 14 malades, on observe cependant un léger degré de cubitus varus, mais trop faible pour empêcher le résultat d'être excellent.

La limitation définitive de la flexion n'est pas rare : je l'ai notée 10 fois ; dans 7 observations elle est très légère, et n'atteint qu'une fois 5°. Dans deux autres elle ne dépasse pas 50° (obs. 88) et 60° (obs. 111). Il s'agit de deux fractures avec déplacement en avant, très considérable dans l'observation 88, chez des malades venus à l'hôpital trop tard pour que l'on pût tenter la réduction de leur fracture. Le troisième malade, bien que traité dès le début, présente une limitation plus considérable : la flexion n'atteint pas l'angle droit (95°) : la radiographie de profil montre que ce résultat fâcheux est dû à l'existence d'une subluxation des os de l'avant-bras en arrière, méconnue au moment du traitement (obs. 106, fig. 317, 319).

La limitation de l'extension est un peu plus fréquente. 15 malades rentrent dans cette catégorie : 6 fois l'extension atteint la rectitude (180°), 2 fois il lui manque 1 ou 2°, une fois 5° (175°), 2 fois 10° (170°). Dans 3 observations seulement cette limitation est plus marquée : elle a atteint 165° chez le malade de l'observation 106, dont la subluxation en arrière avait été méconnue, et deux fois 135°. Chez l'un de ces malades, examiné plusieurs mois seulement après le traumatisme (obs. 88), une néoformation osseuse s'est développée en arrière à la place du condyle externe complètement transporté en avant ; chez l'autre (obs. 105) il s'agit d'un traumatisme grave : luxation des os de l'avant-bras et rotation de 90° du fragment condylien ; la réduction put être obtenue, mais on conçoit que le résultat n'ait pu être meilleur.

Avec Destot, Vignard et Barlatier, je considère cette limitation de la flexion et de l'extension comme bien plus fréquente que celle de la pronation et de la supination. Celles-ci recouvrent à peu près constamment leur intégrité. Dans un cas (obs. 103), la supination reste légèrement limitée, dans un autre (obs. 88), cette limitation est très notable, et s'accompagne d'une légère diminution de la pronation. Ces mouvements sont intacts chez tous les autres malades.

Le cubitus varus, si fréquent dans les anciennes fractures supracondyliennes, l'est beaucoup moins dans celles du condyle externe. Il est noté dans 11 observations : 6 fois il est très peu marqué, 2 fois il atteint 10° (170°) chez le même malade, dont les deux condyles huméraux avaient été fracturés (obs. 87); une fois, il est à 160° (obs. 127), une fois à 145° (obs. 102), une fois à 140° (obs. 124). Dans ce dernier cas, il s'agit d'un malade qui s'était fracturé deux fois le condyle externe gauche ; le varus, constitué à la suite du premier traumatisme, s'était encore accru après le second accident. L'extirpation du condyle, réclamée par e malade, n'amena qu'une amélioration imparfaite. Le condyle enlevé se régénéra, et actuellement le varus atteint encore 160°.

Il est intéressant de noter que dans les cinq observations où il est plus accentué, le cubitus varus s'est produit chez des malades venus à l'hôpital avec une fracture déjà trop ancienne pour pouvoir être réduite, et dont le cal était complètement ossifié.

Le cubitus valgus se rencontre beaucoup plus souvent que dans les sus-condyliennes. Mouchet, Rieffel, Cotton et Muller, cependant, le croient exceptionnel. Kocher le considère comme plus fréquent que le varus, dans les fractures du condyle externe ; Destot, Vignard et Barlatier admettent une fréquence égale pour les deux déviations. Je l'ai observé six fois, dans un septième des cas par conséquent. La déviation est en général peu marquée : trois fois cependant, l'angle externe a 10° environ de moins que du côté sain. Il faut y joindre une septième observation (obs. 120), où le valgus est consécutif à l'ablation du condyle externe. Nous avons déjà vu que cette déviation n'est pas fatale après l'opération, grâce à la régénération fréquente de l'os.

Il est bon d'insister encore sur ce fait que les déviations en varus ou en valgus n'ont guère qu'une importance esthétique, et seulement lorsqu'elles sont très marquées. Pas plus que dans les anciennes sus-condyliennes, elles n'ont entraîné la moindre diminution de la valeur fonctionnelle du membre ; les varus les plus accentués n'ont pas amené la luxation du nerf cubital, et la compression de ce nerf dans la gouttière épitrochléo-olécranienne succède bien rarement au cubitus valgus.

Trois catégories de fractures du condyle externe sont considérées comme particulièrement graves : celles qui s'accompagnent de déplacement en avant, celles où le fragment a subi une rotation considérable, celles, enfin, qui se compliquent d'une luxation des os de l'avant-bras.

Toutes nos fractures avec déplacement en avant, traitées à bref délai après le traumatisme, ont présenté une évolution sans incident et ont parfaitement guéri : deux autres n'ont été observées que trois mois (obs. 88) et deux mois et demi (obs. 111) après l'accident. Chez le malade de l'observation 88, la motilité du coude était presque abolie au premier examen, en 1903. Sept ans après, la flexion est à 50°, l'extension à 135°, la pronation est un peu limitée, la supination l'est davantage, le cubitus valgus est normal, le résultat fonctionnel est parfait. Chez la seconde malade (obs. 111), les mouvements, limités et douloureux deux mois et demi après le traumatisme, atteignent, cinq mois plus tard : la flexion 60°, l'extension 175°, avec un cubitus valgus légèrement plus marqué que du côté sain; la pronation et la supination ont toujours été normales. Chez cette malade, on peut espérer que la flexion n'a pas encore atteint son amplitude définitive.

Le malade de l'observation 115, porteur d'une fracture datant de deux ans, avec rotation de 90° du fragment, et n'ayant subi aucun traitement, a récupéré une motilité à peu près normale, avec un valgus de 10°; du côté sain, le valgus physiologique n'existe pas. Même résultat chez le malade de l'observation 89, qui présentait à la fois un déplacement complet en avant et une rotation de 90°, sans que la réduction ait été obtenue.

Les cas de luxation compliquant la fracture ont présenté un résultat définitif excellent, chaque fois que la luxation a été réduite. Dans l'observation 105, en particulier, la radiographie montrait à la fois une luxation et une rotation de 90° du fragment condylien : les deux lésions ont été bien réduites; le résultat définitif montre seulement une limitation de l'extension à 135° : tout le reste est normal. Dans l'observation 106, au contraire, le résultat final est très médiocre, malgré des lésions peu importantes au premier abord, parce qu'on avait méconnu une subluxation en arrière.

Les opérations pratiquées pour cal vicieux (obs. 120, 123, 125) ont donné de bons résultats au point de vue de la motilité, mais elles ont été pratiquées quelques mois seulement après le traumatisme. Dans un cas, une névrite cubitale passagère s'est produite après l'intervention. En présence des bons résultats obtenus à longue échéance chez des malades non opérés, malgré des lésions analogues, on peut se demander si le temps n'aurait pas fait mieux que le chirurgien, à moins de frais, suivant l'expression de M. Mouchet.

Chez tous les malades opérés pour lésion d'un nerf (deux névrites tardives du médian, et une paralysie cubitale secondaire précoce), les troubles nerveux ont disparu à la suite de l'intervention; mais dans l'observation 128, une intervention où le cartilage dia-épiphysaire n'avait pas été assez respecté, a amené, après un résultat immédial satisfaisant, un résultat éloigné esthétique et fonctionnel des plus médiocres.

D'une manière générale, le résultat esthétique éloigné est bien moins bon dans les fractures du condyle externe que dans les sus-condyliennes. M. Mouchet a déjà signalé, avec figure à l'appui, cette saillie volumineuse du condyle externe, qui constitue trop souvent le reliquat visible de ces fractures (obs. 87, 93, 103, etc.). La déformation de la région est marquée surtout chez les malades ayant subi des interventions chirurgicales; l'aspect est ici bien plus fâcheux que dans les déviations en varus ou en valgus, même très accentuées.

La persistance d'une atrophie musculaire, assez légère le plus souvent, est également plus fréquente que dans les sus-condyliennes. Elle porte presque toujours sur les muscles du groupe épicondylien, et de la couche externe de l'avant-bras (obs. 90, 96, 105, 115, etc.).

L'arthrite est considérée par quelques auteurs comme une complication fréquente et grave de ces fractures, pouvant même aboutir à une ankylose. Le fait est peut-être fréquent chez l'adulte; je ne l'ai jamais rencontré chez l'enfant, où tout se réduit dans un petit nombre de cas, à quelques craquements articulaires dans des mouvements provoqués un peu brusques. M. Mouchet considère ces arthrites comme conséquences d'une immobilisation trop prolongée.

J'ai cependant observé un cas d'ankylose complète huméro-cubitale à 120°, avec abolition complète de la flexion et de l'extension, et conservation de la pronation et de la supination. La radiographie montre qu'il s'agit bien d'une ankylose osseuse vraie. La fracture avait été mal réduite, puis massée à outrance; l'articulation avait perdu presque toute motilité. Une opération, tentée pour rendre quelques mouvements à l'enfant, n'aboutit qu'à rendre l'ankylose encore plus complète.

Dans leur ensemble, les résultats publiés par Destot, Vignard et Barlatier me paraissaient, ici encore, bien pessimistes. Sur 28 fractions du condyle externe, ces auteurs notent 9 guérisons presque parfaites, 7 satisfaisantes (flexion et extension limitées, déformations, cubitus valgus ou varus marqués), 12 défectueuses dont 6 ankyloses et 6 malades dont la flexion ne dépasse pas l'angle droit.

Sur 42 fractures du condyle externe, j'ai noté 5 résultats défectueux : une ankylose complète (obs. 122); 1 cas de limitation de la flexion à 95° (obs. 106); un cas où l'extension ne dépasse pas l'angle droit (obs. 128); enfin 2 cubitus varus particulièrement accentués (obs. 102 et 124). Encore faut-il observer que chez ces deux derniers malades le fonctionnement de l'articulation n'est aucunement compromis par la déviation latérale.

Trois résultats peuvent être notés comme seulement satisfaisants : obs. 88 (flexion 50°, extension 135°, pronation et surtout supination limitées), obs. 105 (l'extension ne dépasse pas 135°), obs. 111 (flexion 60°); mais le traumatisme est encore trop récent dans cette dernière observation.

Restent 34 observations dans lesquelles le résultat fonctionnel est excellent; les mouvements sont normaux ou à peine limités, le varus et le valgus ne dépassent pas quelques degrés.

Malgré cette proportion assez forte de bons résultats, il faut rester un peu sur la réserve, quant à la bénignité de ces fractures. Le résultat esthétique y est souvent assez médiocre; comme M. Broca, je suis persuadé que ces fractures « donnent des résultats définitifs moins bons que les supracondyliennes, au début bien plus impressionnantes cependant ».

OBSERVATIONS

FRACTURES DU CONDYLE EXTERNE

1° Fractures non traitées opératoirement.

Obs. 87. — *Fractures des deux condyles externes.*

Herb... Eugène, 11 ans, *3 mai 1910.* — L'enfant s'est fait, il y a neuf ans, une première fracture du condyle externe droit, pour laquelle il a

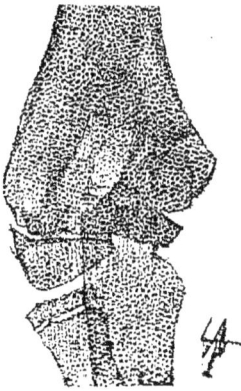 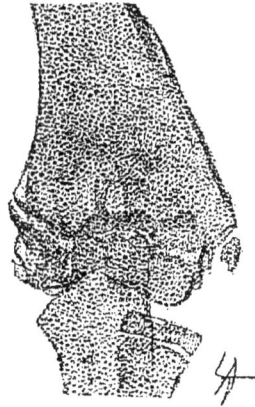

FIG. 260.   FIG. 261.

été traité par Brun (1901). En 1906, nouvelle fracture, cette fois du côté gauche. J'ai retrouvé les radiographies de la fracture ancienne du coude droit faites à cette époque : le résultat en est semblable à celui des épreuves actuelles; la seule différence est due à l'accroissement normal des os.

Actuellement, l'état fonctionnel et physique est identique des deux côtés; seule la saillie du condyle est moins marquée à gauche qu'à droite, où elle est très marquée. Les mouvements sont tous normaux; il existe de part et d'autre un varus symétrique d'environ 170°. Il n'y a pas d'atrophie musculaire et le résultat fonctionnel est parfait.

Les radiographies de face montrent la partie externe de l'extrémité inférieure de l'humérus descendant plus bas que l'interne. Les contours sont plus arrondis à gauche où le noyau du condyle externe semble en

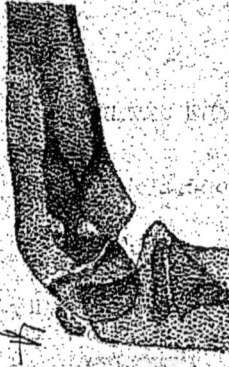 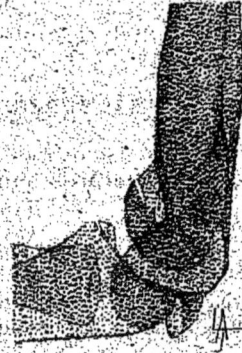

Fig. 262. Fig. 263.

rapports normaux avec la diaphyse (fig. 260). A droite, celle-ci fait une saillie angulaire au-dessous de laquelle on voit le noyau épicondylien, invisible à gauche; le noyau condylien est plus en retrait. Le noyau de la trochlée est également plus développé qu'à gauche (fig. 261). Les radiographies de profil montrent un épaississement antéro-postérieur en dehors (fig. 262 et 263).

Obs. 88. — *Fracture du condyle externe droit.*

Conc... René, 13 ans et demi, *18 novembre 1903*. — Le 10 août dernier, en sautant par-dessus une corde tendue, l'enfant se prend le pied et tombe sur le coude droit, l'avant-bras fléchi et en rotation externe.

On le conduit aussitôt à l'infirmerie du collège, où on constate une légère tuméfaction de l'articulation, et de la douleur au niveau du condyle. On place l'avant-bras en flexion sur le bras, et on applique un simple pansement compressif, que l'on maintient pendant huit jours. L'enfant est ensuite soumis au massage.

L'articulation ne recouvrant pas sa mobilité, on amène le malade à la consultation de l'hôpital Tenon le 18 novembre 1903.

A ce moment, l'avant-bras est en demi-flexion et demi-pronation. On peut provoquer de légers mouvements de flexion, mais ils sont douloureux. L'extension est impossible, ainsi que la supination. La pronation est facile. La palpation permet de percevoir un cal volumineux du condyle externe. La pression en ce point est douloureuse en avant et en arrière.

La radiographie de profil montre le condyle externe complètement transporté en avant, et réuni à la diaphyse par un cal osseux. En outre, on voit un petit fragment osseux arrondi en avant du col du radius, à 2 centimètres au-dessous de l'interligne articulaire (fig. 264).

19 mai 1910. — Le condyle externe fait en dehors une saillie très visible. A la palpation, on sent, à sa place normale, une première saillie assez volumineuse. En avant, au-dessus et un peu en dedans de cette

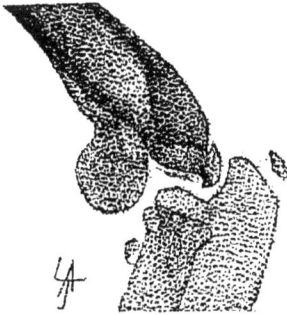

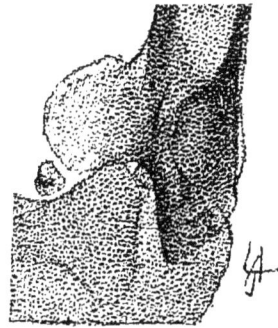

Fig. 264.   Fig. 265.

première saillie, on en perçoit une seconde, presque aussi volumineuse, qui semble être le vrai condyle externe déplacé. Il est recouvert par les muscles de la couche externe de l'avant-bras, qui font une corde tendue dans la flexion forcée. Celle-ci ne dépasse pas 50° et semble limitée par un butoir osseux. L'extension atteint 135° ; la pronation est assez limitée, la supination plus encore. Pendant l'exécution de tous ces mouvements, on perçoit de gros craquements articulaires. La musculature du membre n'est pas atrophiée, et le malade se sert très bien de son membre supérieur droit.

La radiographie de face est extrêmement floue et ne donne aucun renseignement. Sur le profil (fig. 265), on reconnaît très bien les deux saillies perçues cliniquement. L'une inférieure, à sommet assez aigu, doit être la cause de la limitation de l'extension, l'autre, antérieure, le condyle externe lui-même, semble un peu en régression par rapport à l'image obtenue en 1903. Il est plus transparent aux rayons X, surtout à sa partie antérieure. Le petit noyau osseux, situé en avant du col radial, s'est un peu développé ; il semble bien qu'il soit en rapport direct avec

le radius ; il suffit pour s'en rendre compte de comparer avec la radiographie prise en 1903.

Obs. 89. — *Fracture du condyle externe gauche.*

Meneg.... Honoré, 9 ans, *11 novembre 1904.* — L'enfant, en courant, a
fait une chute sur le coude gauche. On l'amène immédiatement à l'hôpital, et on constate une saillie anormale à la face externe du coude. Les
mouvements de pronation et de supination sont normaux. La flexion
accentuée est un peu douloureuse. Il existe également de la douleur à la
palpation du condyle externe, mais pas d'ecchymose. On applique un

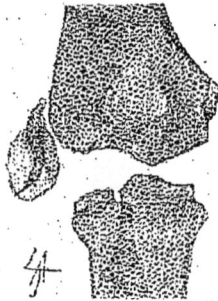

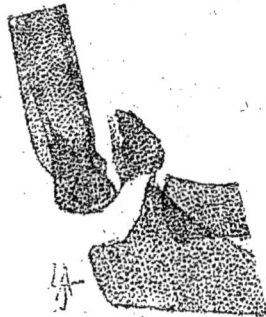

FIG. 266.   FIG. 267.

appareil plâtré en flexion. Le lendemain, il s'est produit un œdème
énorme et des phlyctènes. On desserre le plâtre, qu'on enlève ensuite le
10ᵉ jour. Les mouvements sont à peu près libres. On soumet l'enfant au
massage.

La radiographie faite à ce moment montre une fracture du condyle
externe à grand déplacement. Sur l'épreuve de face (fig. 266), on voit que
le fragment, constitué par le noyau condylien et une parcelle de la diaphyse, a subi une rotation de 90° et présente en dehors sa surface fracturée. Sur l'épreuve de profil, on voit qu'il existe aussi un déplacement
complet en avant, et que le fragment déplacé a perdu tout contact avec
la diaphyse, sauf une petite traînée osseuse à sa partie inférieure
(fig. 267).

14 mai 1910. — Saillie volumineuse à la vue du condyle externe. A la
palpation, on sent une masse saillante en tous sens. Il existe un valgus
de 165°, alors qu'à droite le valgus physiologique est insignifiant. L'extension atteint 170°, la flexion est à peu près complète. La pronation et la
supination sont normales. Le résultat fonctionnel est excellent ; M. est
menuisier, et jamais arrêté dans son travail.

La radiographie de face (fig. 268) montre l'adaptation fonctionnelle des surfaces articulaires. La face du fragment condylien qui regarde le radius s'est régularisée et présente des reliefs de surface articulaire vraie; elle se continue avec la partie correspondante de la surface diaphysaire anciennement fracturée, et qui semble avoir, elle aussi, une surface articulaire régulière. Le fragment condylien a subi, depuis la radiographie faite il y a cinq ans, une légère ascension et sa rotation semble augmentée de quelques degrés. Il est réuni à la diaphyse par une ligne claire

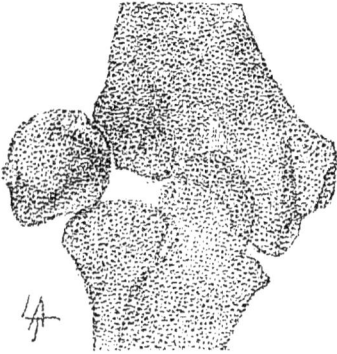 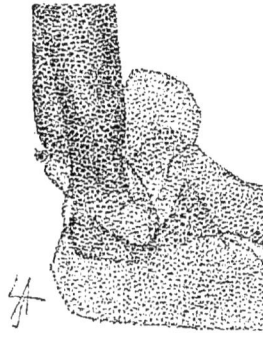

FIG. 268.   FIG. 269.

indiquant que l'ossification ne s'est pas faite, et que le cal est fibreux. La teinte de ce fragment est d'ailleurs, d'une manière générale, un peu plus claire que celle du reste de l'humérus. La tête radiale est remontée, arrondie, et contenue dans une véritable glène.

Le profil montre seulement la persistance du déplacement en avant, avec ascension du fragment (fig. 269).

Obs. 90. — *Fracture du condyle externe droit.*

Vann... Maurice, 11 ans, *30 mars 1905*. — L'observation n'a pas été retrouvée, mais M. Mouchet m'a dit avoir revu l'enfant en bon état en novembre 1906. J'ai retrouvé, avec l'indication du diagnostic, une radiographie de profil qui ne donne aucun renseignement.

30 avril 1910. — Le coude semble un peu élargi à la palpation dans le sens transversal. Il existe une légère atrophie musculaire de l'avant-bras. L'extension atteint 170°. Tous les autres mouvements sont normaux. Le résultat fonctionnel est parfait.

La radiographie de face (fig. 270) montre seulement un peu d'augmentation du diamètre transversal. Il s'agissait probablement d'un déplace-

ment simple en dehors. Tout, au reste, semble normal. Le profil ne
donne aucun autre renseignement.

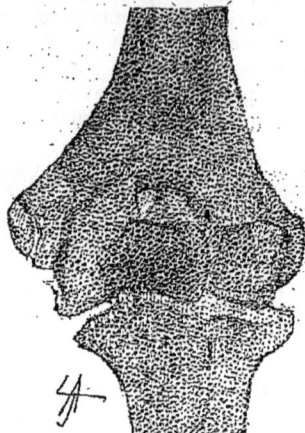

Fig. 270.

Obs. 94. — *Fracture du condyle externe gauche.*

Neg.... Raphaël, 8 ans et demi, *7 février 1906.* — L'observation n'a pas
été prise; on note seulement que la fracture a été réduite, et un appareil
plâtré appliqué.

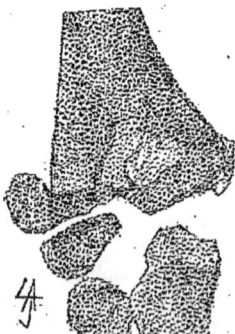

Fig. 271.

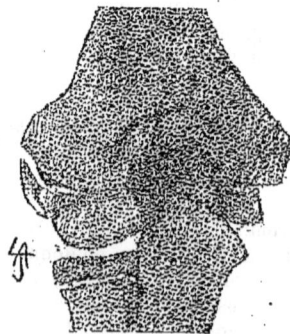

Fig. 272.

La radiographie de face (fig. 271) montre que le fragment condylien est constitué par le noyau du condyle externe et un assez gros morceau de la diaphyse, comprenant la partie externe du pourtour inférieur de la cavité olécranienne. Ce fragment est déplacé en dehors d'un bon centimètre et remonté. L'épreuve de profil ne donne aucun renseignement.

7 mai 1910. — L'aspect du coude est absolument normal, et sa musculature au moins égale à celle du côté opposé. A la palpation, on sent une légère saillie au-dessus de l'épicondyle ; le condyle externe semble un peu épaissi transversalement. Tous les mouvements sont normaux. L'extension est complète sans hyperextension ; celle-ci est d'ailleurs très peu marquée à droite.

La radiographie de face (fig. 272) montre un peu d'élargissement de la région externe du coude, un peu plus transparente aux rayons X, et surmontée d'une portion d'os également plus claire, certainement d'origine périostique néoformée. Le profil montre une voussure arrondie en arrière à 3 centimètres au-dessus de l'interligne.

Obs. 92. — *Fracture du condyle externe gauche.*

Pobr... Philippe, 5 ans, *Début de 1906.* — L'observation n'a pas été retrouvée. La radiographie de face (fig. 273) montre un fragment constitué par le noyau condylien et une portion assez notable de diaphyse, atteignant à peu près le bord de la cavité olécranienne. Ce fragment est déplacé en dehors de 1 centimètre, un peu en bas, et a subi une légère

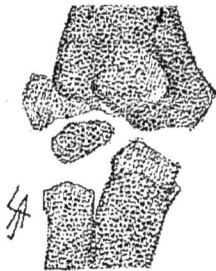
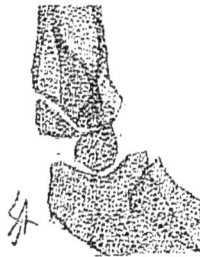

FIG. 273.   FIG. 274.

rotation en dedans. Le trait de fracture, oblique en avant et en bas, est également visible sur l'épreuve de profil (fig. 274).

29 avril 1910. — La flexion est très légèrement limitée (1 ou 2° de moins qu'à droite). Tous les autres mouvements sont normaux. Le résultat clinique et fonctionnel est parfait.

La radiographie de face (fig. 275) montre que le déplacement non réduit a provoqué une sorte d'élargissement en dehors de la palette humérale. Par contre, sa hauteur est moindre, surtout au-dessous de la cavité olécranienne qui semble presque affleurer le bord inférieur de

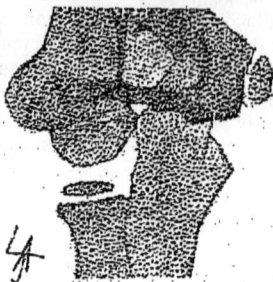

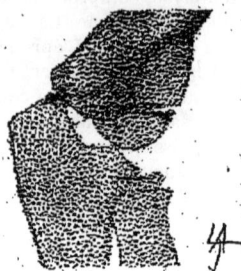

FIG. 275.   FIG. 276.

l'os. Sur le profil, l'os est un peu épaissi d'avant en arrière et la place de
l'ancien trait de fracture reste visible.(fig. 276).

Obs. 93. — *Fracture du condyle externe gauche.*

Viol... Germaine, 4 ans, *3 octobre 1906*. — Les quelques mots d'observation indiquent du gonflement au niveau de la région externe du
coude gauche, et une ecchymose. La pronation et la supination sont
normales. A la palpation, le condyle externe est douloureux, et on per-

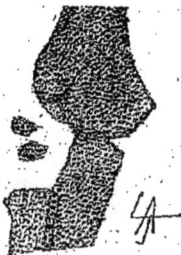

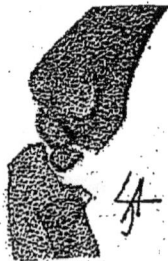

FIG. 277.   FIG. 278.

çoit de la crépitation. L'avant-bras est en flexion à angle droit sur le
bras.

On applique un appareil le 5 octobre, sans avoir réduit la fracture.

La radiographie de face (fig. 277) montre un déplacement assez considérable en dehors et un peu en bas. Le fragment déplacé se compose
du noyau condylien encore très petit ; il a entraîné avec lui un petit

morceau de la diaphyse, dont il est séparé par un espace considérable
encore cartilagineux. On voit aussi sur le profil qu'il existe un léger
déplacement en avant (fig. 278).

1 *19 mai 1910.* — Le condyle externe fait en dehors une saillie, perçue à
a vue et à la palpation. Il n'est pas augmenté de volume d'avant en

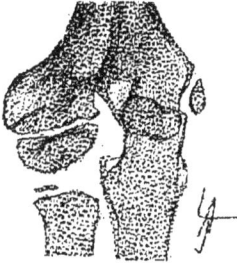

Fig. 279.

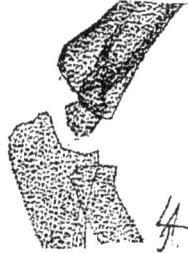

Fig. 280.

arrière. Tous les mouvements sont normaux, sauf la flexion qui ne
dépasse pas 45°. Le résultat fonctionnel est parfait.

La radiographie de face (fig. 279) montre l'élargissement en dehors de
la palette humérale et une véritable encoche, séparant le condyle et la
trochlée. Le profil semble normal (fig. 280).

Obs. 94. — *Fracture du condyle externe gauche.*

Lagar... Louis, 7 ans. *Début de 1907.* — L'observation n'a pas été
retrouvée. La radiographie de face (fig. 281) montre un trait de fracture

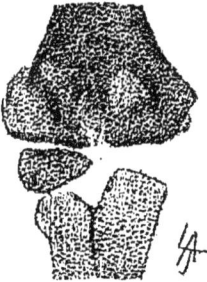

Fig. 281.

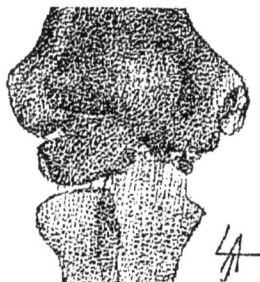

Fig. 282.

oblique en dedans et en bas, partant du bord externe de la diaphyse, à
2 centimètres au-dessus de la ligne condylienne dia-épiphysaire, et

aboutissant au bord inférieur de l'os, juste en dedans du noyau condylien. Le déplacement est peu important et direct en dehors. Le profil est normal.

30 avril 1910. — Le coude est absolument normal cliniquement. La radiographie de face (fig. 282) montre une concavité du bord inférieur de la diaphyse humérale au-dessus du condyle externe. Il s'est produit un agrandissement et une régularisation osseuse de la petite encoche visible sur la radiographie faite trois ans auparavant. Cette sorte d'excavation est occupée par de l'os de teinte à peu près normale, provenant du fragment inférieur, et c'est son bord inférieur, rectiligne, qui entre en connexion avec le noyau condylien déjà en partie soudé. Il semble en outre que l'ancien fragment inférieur ait augmenté secondairement son déplacement en dehors, et soit un peu remonté; on reconnaît en effet à leur teinte différente les deux parties de l'os fracturé. Il est à noter que l'épiphyse condylienne est parfaitement développée en dedans. Le profil est normal.

Obs. 95. — *Fracture du condyle externe droit.*

Sab... Robert, 2 ans, *18 septembre 1907.* — A l'examen, on ne constate ni déplacement, ni mobilité anormale, mais du gonflement et une large ecchymose en dehors. La radiographie n'a malheureusement été prise que de profil, dans une gouttière métallique. On y voit le noyau condy-

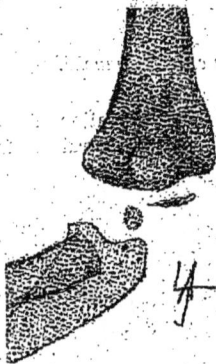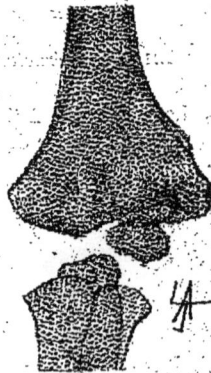

Fig. 283.   Fig. 284.

lien déplacé en bas et un peu en avant, ayant entraîné avec lui une petite lame aplatie d'os diaphysaire (fig. 283).

Un appareil plâtré est appliqué le 19 septembre et retiré le 10 octobre. A ce moment, le cal est peu volumineux et solide. La flexion et l'extension sont peu limitées.

12 mai 1910. — Tous les mouvements sont normaux. Le résultat fonctionnel est parfait.

Sur la radiographie de face (fig. 284), on voit une voussure arrondie correspondant à la saillie appréciable cliniquement. Cette voussure semble le point de départ de l'ancien trait de fracture, qui, oblique en bas et en dedans, aboutirait en dedans du noyau condylien. Celui-ci semble légèrement atrophié. Le profil ne donne aucun renseignement.

Obs. 96. — *Fracture du condyle externe gauche.*

Henr... Gilbert, 3 ans, *28 décembre 1907.* — La veille, l'enfant est tombé d'une chaise. — Actuellement, il existe une douleur localisée à la partie externe du coude gauche, un œdème très prononcé et une ecchymose remontant jusqu'au tiers inférieur du bras à sa partie externe.

Le diagnostic de fracture du condyle externe est confirmé par la radiographie. Celle-ci, de face, montre un déplacement en haut et en dehors d'un centimètre. Le trait de fracture a détaché le noyau condylien et un fragment arrondi de la diaphyse (fig. 285).

L'enfant est revu le 31 décembre. L'ecchymose et l'œdème sont encore plus marqués. Les mouvements sont tous possibles, mais un peu limités.

On met le bras en écharpe et on recommande la mobilisation précoce.

7 janvier 1908. — Ecchymose toujours accentuée. Bon état local. Peu de douleur.

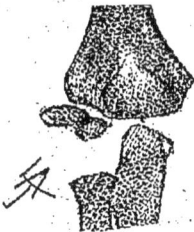

FIG. 285.

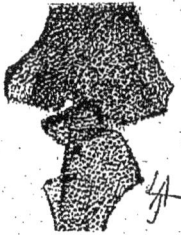

FIG. 286.

28 janvier 1908. — L'ecchymose a disparu. Un peu d'empâtement de la région externe. L'enfant se sert de son bras. La flexion dépasse de quelques degrés l'angle droit.

11 juin 1910. — Tous les mouvements sont normaux. Il existe un très léger varus (175° à peine). Le condyle externe est saillant en dehors. Les muscles de l'avant-bras sont légèrement atrophiés. Le résultat fonctionnel est parfait.

Sur la radiographie de face, la portion diaphysaire du fragment

déplacé présente une teinte plus claire que le reste de l'os; elle forme
une saillie externe arrondie. L'épiphyse condylienne semble soudée précocement à sa pointe interne; elle reste encore séparée de la diaphyse
par un demi-centimètre de cartilage sur le reste de sa face supérieure
(fig. 286). Le profil ne donne aucun renseignement.

Obs. 97. — *Fracture du condyle externe gauche.*

Gerb... Louise, 2 ans et demi, *6 mars 1908.* — L'enfant n'est pas
tombée. Elle était dans son lit quand, son pied s'étant pris dans les plis
du drap, elle a cherché à se libérer en fléchissant fortement le coude.
En même temps, le bras a été tordu en dehors. L'enfant a accusé immédiatement de la douleur, et n'a plus voulu se servir de son bras. La
mère aurait perçu de la crépitation. Un médecin consulté a mis le bras
en écharpe.

L'examen clinique n'est pas noté.

La radiographie de face, très floue, laisse deviner plutôt qu'elle ne
montre un trait de fracture oblique en bas et en dedans, ayant déta-

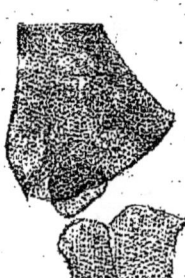 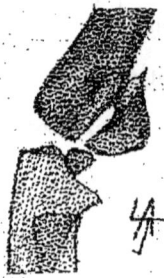 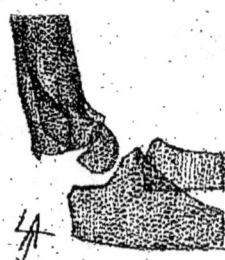

FIG. 287.   FIG. 288.   FIG. 289.

ché, avec le noyau du condyle, un fragment diaphysaire assez important.
Il n'y a pas de déplacement. Sur le profil, au contraire, le déplacement
d'un demi-centimètre en avant est très net (fig. 287).

L'enfant est revue le 2 avril suivant. La flexion et l'extension sont légèrement limitées. L'axe transversal du coude est un peu augmenté. Le
condyle externe est saillant et semble un peu remonté.

25 juin 1910. — La flexion est complète à 1° ou 2° près. L'extension est
complète sans hyperextension (l'hyperextension est d'ailleurs très peu
marquée à droite). Il n'y a plus de valgus physiologique à gauche. Le
résultat fonctionnel est parfait.

La radiographie de face montre seulement le condyle externe épaissi
de haut en bas. Sur le profil, l'angle postéro-inférieur semble un peu
saillant (fig. 288 et 289).

Obs. 98. — *Fracture incomplète du condyle externe droit.*

Goum... Médéric, 7 ans, *16 mars 1908*. — L'enfant est tombé la veille sur le coude droit. Il a cessé tout de suite de se servir de son bras. Actuellement, le bras pend et l'enfant évite de le fléchir. Le coude est gonflé, douloureux en totalité, sans localisation précise. Il n'y a pas de

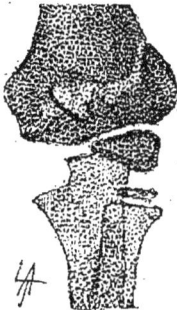

FIG. 290.

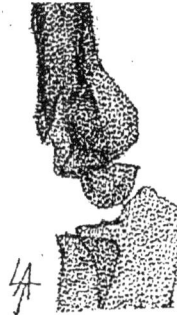

FIG. 291.

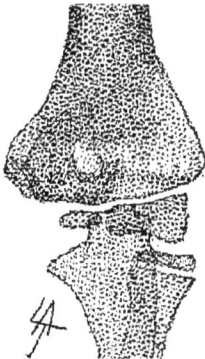

FIG. 292.

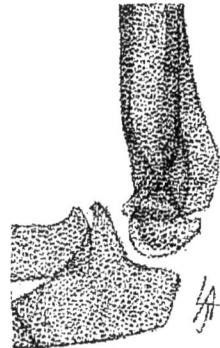

FIG. 293.

crépitation. Les mouvements de l'articulation sont possibles sans trop de douleur. Il n'y a pas d'ecchymose.

19 mars 1908. — La face antérieure du coude, au niveau du pli et dans sa moitié externe, est le siège d'une ecchymose assez marquée, qui remonte et descend d'un travers de doigt environ. Pas de douleur localisée; la mobilisation n'est pas très douloureuse.

La radiographie, dit l'observation, montre une fracture incomplète du condyle externe; le trait de fracture porte en dedans vers la trochlée.

En réalité, en étudiant attentivement le trait de fracture, je trouve qu'il s'agit plutôt d'une fracture sus-condylienne oblique basse. En effet, ce trait part de la région condylienne, à 3 centimètres au-dessus de l'interligne, descend obliquement en bas et en dedans par un trajet sinueux à travers la fosse olécranienne, et atteint le bord interne juste au niveau de l'encoche où viendra se développer l'épitrochlée encore cartilagineuse (fig. 290). Cette impression est fortifiée par l'aspect de la radiographie de profil, qui montre un trait de fracture oblique en bas et en avant, plus largement ouvert en avant, et un fragment inférieur présentant la rotation en arrière classique des fractures supracondyliennes par extension (fig. 291).

24 mai 1910. — La flexion atteint 45°. L'hyperextension est plus marquée de 2 ou 3° qu'à gauche. Le résultat fonctionnel est parfait.

La radiographie de face montre un os normal, mais l'ancien fragment épiphysaire est plus perméable aux rayons X. Le profil présente l'épaississement antéro-postérieur et l'inflexion légère en arrière, habituels dans les fractures supra-condyliennes consolidées (fig. 292 et 293).

Obs. 99. — *Fracture du condyle externe gauche.*

Lav... Suzanne, 3 ans, *8 septembre 1908.* — On a poussé l'enfant, qui est tombée sur le coude gauche. On constate du gonflement, de l'impotence fonctionnelle et une douleur nette à la partie externe du coude.

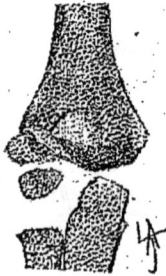 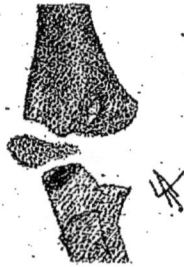 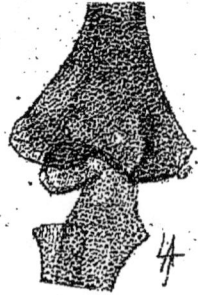

Fig. 294.   Fig. 295.   Fig. 296.

La radiographie de face (fig. 294) montre un fragment légèrement déplacé en dehors et un peu en bas, comprenant le noyau du condyle et une petite portion de la diaphyse au-dessus de lui. Sur le profil, le déplacement semble plus marqué et le morceau de diaphyse plus important. Le déplacement semble être postérieur et un peu inférieur (fig. 295).

7 mai 1910. — La flexion, la pronation et la supination sont normales. L'extension est complète sans hyperextension. Le valgus est très légèrement plus marqué qu'à droite. La musculature est sans atrophie, le condyle externe un peu plus gros qu'à droite à la palpation.

La radiographie de face montre la région externe un peu remontée et saillante, surmontée d'une portion d'os clair, évidemment développée au niveau d'un voile périostique externe. Le noyau condylien semble un peu atrophié, et le bord inférieur de la diaphyse présente une encoche en dedans et au-dessus de lui (fig. 296). Le profil est sans intérêt.

Obs. 100. — *Fracture du condyle externe gauche.*

Cart... Maurice, 3 ans, *7 novembre 1908.* — Le 23 octobre dernier, l'enfant a fait une chute en jouant. On a constaté de la tuméfaction, de la douleur, de l'impotence fonctionnelle. Le coude a été immobilisé pendant douze jours dans un appareil en carton.

A son arrivée, on diagnostique une fracture du condyle externe, qui est douloureux à la palpation. La pronation et la supination sont normales et indolores. La flexion atteint l'angle droit, mais est douloureuse au delà. L'extension est presque complète.

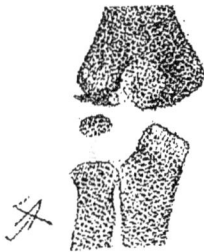 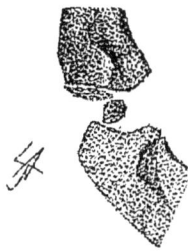 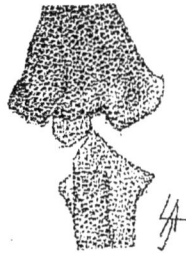

Fig. 297.   Fig. 298.   Fig. 299.

La radiographie de face (fig 297) montre un léger déplacement en dehors. Le fragment comprend le noyau condylien et un petit éclat diaphysaire. Sur le profil, le trait de fracture est visible, mais sans déplacement appréciable (fig. 298).

On applique une simple écharpe.

30 avril 1910. — Le résultat est parfait. Le coude semble normal à tous les points de vue.

La radiographie de face (fig. 299) montre cependant un peu de saillie de l'angle diaphysaire externe, et un retrait de l'os au-dessus du noyau condylien, dont le développement semble s'être poursuivi normalement. Le profil a un aspect normal.

Obs. 101. — *Fracture du condyle externe gauche.*

Rich... René, 10 ans, *6 octobre 1908.* — Le 5 septembre dernier, l'enfant est tombé sur le coude gauche, l'avant-bras en demi-flexion derrière le dos. Le coude a été tuméfié et a présenté une ecchymose étendue. On a mis le bras en écharpe et pratiqué des massages.

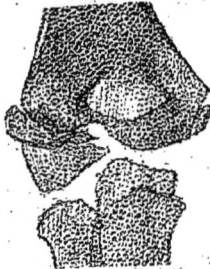

Fig. 300.

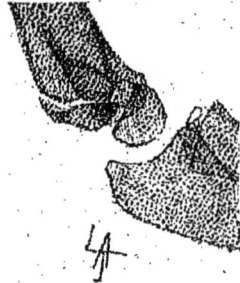

Fig. 301.

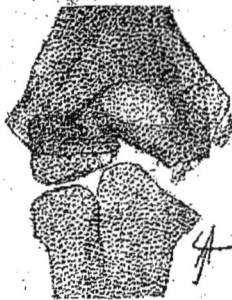

Fig. 302.

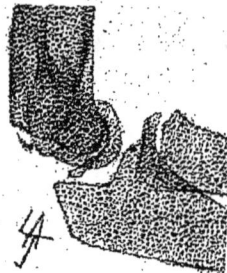

Fig. 303.

Actuellement, la flexion n'atteint pas l'angle droit (100°), l'extension est limitée à 160°, la pronation et la supination sont libres. Il existe un gros cal au niveau du condyle externe.

La radiographie de face (fig. 300) montre un déplacement en dehors d'un demi-centimètre environ, avec légère ascension du fragment, qui se compose de deux parties de volume à peu près égal, l'une diaphysaire, l'autre épiphysaire. Le cal, perçu cliniquement, n'est pas encore visible sur la radiographie. Le profil montre le trait de fracture très oblique en bas et en avant, mais sans déplacement (fig. 301).

21 juin 1910. — L'extension est à peu près complète. Tous les autres mouvements sont normaux. Le condyle externe semble un peu gros à la palpation.

La radiographie de face montre une saillie un peu anormale de l'angle diaphysaire externe; le bord inférieur de la diaphyse est en retrait dans ses deux tiers externes, et redescend ensuite obliquement en bas et en dedans, après avoir présenté une encoche à sa partie moyenne. Le noyau condylien, bien développé, semble un peu remonté (fig. 302). Le profil montre seulement à sa partie postéro-inférieure un petit fragment osseux détaché, dont l'interprétation ne me paraît pas possible (fig. 303).

Obs. 102. — *Fracture ancienne du condyle externe gauche.*

Bouch... André, 4 ans et demi, *28 décembre 1908.* — L'enfant a été traité par un médecin, qui a appliqué un appareil plâtré. On ne l'a amené à l'hôpital qu'un mois et demi après l'accident. Il n'a pas été institué de nouveau traitement. Le diagnostic, inscrit par M. Broca sur les radiographies

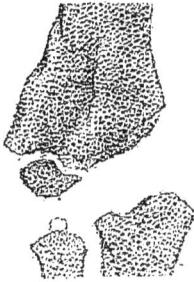 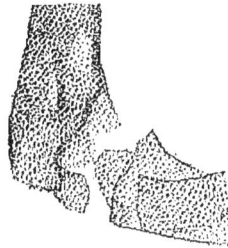

Fig. 304.   Fig. 305.

est : « Fracture ancienne, probablement condyle externe. Cubitus varus. »

En réalité, comme le montre la radiographie, il s'agit probablement d'une fracture à type mixte, tenant le milieu entre la sus-condylienne et la fracture du condyle, se rapprochant de celle de l'observation 98, mais plus proche que celle-ci du type condylien. Sur l'épreuve de face en effet, à un brusque éclaircissement de teinte et à une régularité moins grande des contours et du corps de l'os sous-jacent, on peut apprécier le point de départ de l'ancien trait de fracture, à 3 centimètres environ au-dessus de la ligne dia-épiphysaire. De là, on le suit assez bien, descendant très oblique en bas et en dedans, traversant la cavité olécranienne, très altérée maintenant, pour aboutir à la partie externe de la trochlée. Dans son ensemble, la portion diaphysaire de la région condylienne présente une hauteur anormale, en sorte que l'os semble dévié en dedans, et que le varus est des plus nets. Enfin le noyau condylien est un peu irrégulier, comme atrophié à sa partie interne, formant une sorte d'encoche à laquelle correspond une petite voussure du bord diaphysaire. Tout cela, origine du trait de fracture à part, serait plutôt le fait d'une fracture du condyle externe ancienne, mais le profil, avec le butoir diaphysaire angulaire antérieur, d'ailleurs en voie de résorption semble-t-il, l'os épaissi d'avant en arrière, avec légère inflexion postérieure, ce profil est tout à fait celui d'une sus-condylienne un peu vicieusement consolidée (fig. 304 et 305).

23 juin 1910. — Le condyle externe est très augmenté de volume et très saillant en dehors. La flexion atteint 50° (à droite elle ne dépasse pas 45°), l'extension est normale ainsi que la pronation et la supination. Il existe

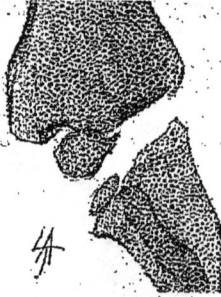 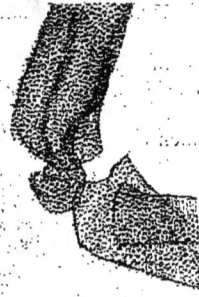

Fig. 306.   Fig. 307

un cubitus varus considérable (145°), et la mère dit que la déviation a plutôt une tendance à s'accentuer. Mais l'enfant se sert très bien de son membre, bien musclé, et le résultat fonctionnel est très bon.

La radiographie de face montre l'exagération des lésions osseuses par rapport aux radiographies de 1908. L'origine supéro-externe de l'ancien trait de fracture est d'un centimètre plus élevée, tandis que la partie interne atrophiée du condyle externe semble en voie de soudure avec la diaphyse. Il semble y avoir eu un accroissement osseux excessif en dehors, insuffisant en dedans, d'où l'augmentation notable du degré de varus (fig. 303). Sur le profil, la trace de l'ancien butoir diaphysaire a subi une ascension de près de 2 centimètres; l'os exubérant s'est d'ailleurs résorbé, et il ne reste plus qu'un peu d'épaississement antéro-postérieur de toute la partie inférieure de la diaphyse, avec légère inflexion en arrière (fig. 307).

Obs. 103. — *Fracture du condyle externe gauche.*

Thév... René, 8 ans. *21 juillet 1909.* — L'enfant, hier matin, a fait une chute sur le coude gauche. Il présente aujourd'hui de la douleur au niveau du condyle externe, de l'impotence fonctionnelle, et un gonflement modéré, surtout à la face externe du coude, mais sans ecchymose. Les mouvements sont limités par la douleur. La flexion ne dépasse pas l'angle droit. L'extension atteint 165° environ. La pronation est normale, mais accompagnée de gros craquements. La supination est un peu douloureuse.

La radiographie de face montre une fracture du condyle externe gauche, avec léger déplacement direct en bas. Le trait a détaché, avec l'épiphyse condylienne, une petite lame diaphysaire (fig. 308).

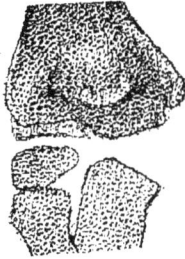

Le profil ne donne aucun renseignement.

On applique un appareil plâtré.

29 juillet. — Le plâtre est enlevé. Bon état local. A revoir dans huit jours.

4 août. — Revu en bon état.

22 octobre 1909. — Flexion à peu près complète. Extension, 165°. Pronation et supination normales.

12 mai 1910. — Le condyle externe est saillant à la vue et à la palpation. On sent une encoche au-dessus de la pointe du condyle externe. L'épitrochlée semble également un peu plus saillante qu'à droite. La flexion est normale. L'extension atteint

Fig. 308.

170°, et, dit la mère, a tendance à gagner encore. La pronation est normale. La supination un peu limitée. Il existe une légère atrophie musculaire des épicondyliens et du groupe externe de l'avant-bras. Le résultat fonctionnel est excellent.

Le malade n'a pas consenti à se laisser radiographier.

Obs. 104. — *Fracture du condyle externe gauche.*

Kief... André, 8 ans, *12 septembre 1909.* — Le 10 septembre, l'enfant

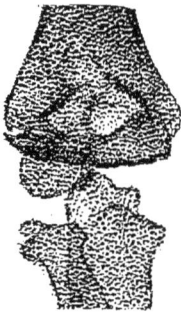

Fig. 309.

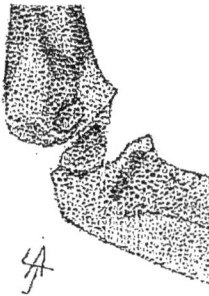

Fig. 310.

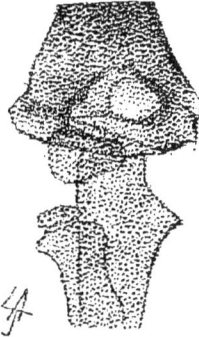

Fig. 311.

est tombé sur la paume de la main gauche. Actuellement il présente de

la douleur à la pression du condyle externe, et une impotence fonctionnelle peu accentuée.

La radiographie de face montre une fracture sans déplacement, dont
le trait, légèrement concave en bas, et un peu oblique, part de la pointe
diaphysaire externe, pour aboutir juste au-dessus de l'extrémité interne
de l'épiphyse condylienne; le fragment inférieur comprend donc le noyau
condylien avec une petite portion d'os diaphysaire. Le trait de fracture
est également visible sur le profil, où il apparaît très bas situé et oblique
en bas et en avant (fig. 309 et 310).

16 juin 1910. — A la palpation, le bord du condyle externe est légèrement saillant, un peu irrégulier et surmonté d'une dépression peu profonde.

Tous les mouvements sont normaux et le résultat fonctionnel parfait.
La radiographie de face (fig. 311) montre seulement la saillie légère et
arrondie de la pointe diaphysaire externe, et la petite dépression qui la
surmonte, comme dans l'examen clinique. On suit encore le trait de fracture; mais le contour inférieur de la diaphyse et le noyau condylien
sont normaux. Le profil est également normal.

Obs. 105. — *Fracture du condyle externe droit, avec rotation du fragment
et luxation en dedans des os de l'avant-bras.*

Jol... André, 8 ans, 22 septembre 1909. — L'enfant, tombé d'une
voiture sur le coude, est reçu par l'interne de garde.

Le coude droit présente une grosse tuméfaction et une large ecchymose à la face postérieure et externe. Le condyle externe et le bord antérieur de la trochlée sont douloureux à la pression. Il n'y a pas de crépitation. La flexion n'atteint pas l'angle droit, l'extension est à 145° environ.
La pronation est facile, la supination est impossible.

La radiographie de face montre une fracture du condyle externe, avec
rotation de 90° du fragment en bas et en dedans; celui-ci comprend le
noyau condylien et une portion de diaphyse. De plus, les deux os de
l'avant-bras sont luxés en dedans (fig. 312). Sur le profil, on voit que le
fragment inférieur a subi une rotation sur son axe telle que le bord inférieur du condyle externe est en contact avec le bord inférieur de la diaphyse (fig. 313).

26 septembre. — M. Edmond Lévy, interne du service, pratique la réduction sous chloroforme. On sent le fragment très mobile. L'avant-bras est
mis en flexion forcée, et on applique un appareil plâtré.

28 septembre. — La radiographie de profil, faite sous le plâtre, montre
une bonne correction du déplacement.

11 octobre 1909. — Le plâtre est enlevé. La pronation, la supination et
la flexion sont complètes. L'extension n'atteint pas l'angle droit.

22 octobre. — Malgré les conseils, on a laissé le coude immobilisé. L'en-

fant est très indocile. On constate la présence d'un gros cal externe. La flexion dépasse à peine l'angle droit.

4 mai 1910. — Le condyle externe, déformé, très augmenté de volume dans tous ses diamètres, est très saillant en dehors et un peu en avant· Il existe une atrophie musculaire assez marquée. La flexion, la pronation

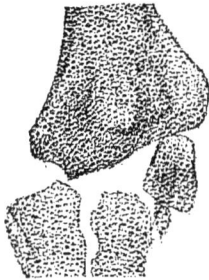

FIG. 312.

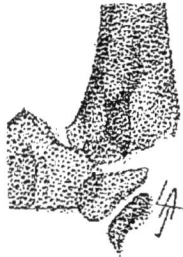

FIG. 313.

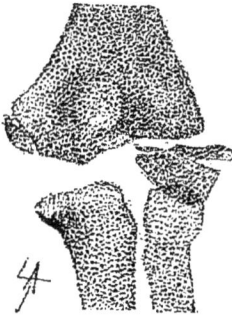

FIG. 314.

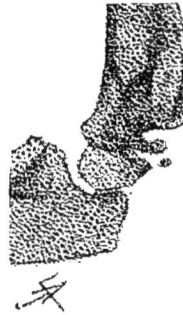

FIG. 315.

et la supination sont normales. L'extension atteint 135°. Le résultat fonctionel est excellent.

La radiographie de face montre la luxation de l'avant-bras et la rotation du fragment condylien bien réduites. Celui-ci reste encore déplacé en dehors d'un bon centimètre. La portion de diaphyse entraînée forme une lame aplatie à laquelle correspond une encoche au bord inférieur de la diaphyse. Le cal n'est pas ossifié (fig. 314). Sur le profil, on voit une échancrure assez profonde au bord postérieur, et au-dessous d'elle, un petit noyau osseux détaché (fig. 315).

Obs. 106. — *Fracture du condyle externe gauche.*

Mois... André, 4 ans et demi, *8 novembre 1909.* — Le 5 novembre, l'enfant est tombé d'une voiture, et n'a plus pu se servir de son bras gauche.

Actuellement le coude est augmenté de volume surtout en dehors. Ecchymose au pli du coude. La pronation et la supination sont normales, la flexion atteint à peine l'angle droit, l'extension est presque complète. Il existe une douleur limitée au niveau de la région externe du coude.

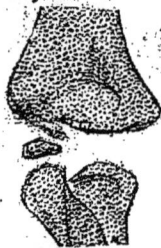 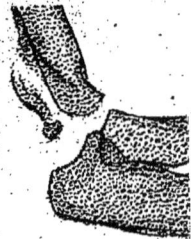

FIG. 316.   FIG. 317.

La radiographie de face (fig. 316) montre un déplacement peu marqué en bas et un peu en dedans. Le fragment comprend l'épiphyse condylienne et une lamelle diaphysaire assez longue, mais peu épaisse. Sur le profil, on voit qu'il existe un déplacement postérieur d'un demi-centimètre.

Enfin on constate une luxation incomplète en arrière des os de l'avant-bras, qui n'est pas signalée dans l'examen clinique (fig. 317).

On applique une simple écharpe après avoir entouré le coude de coton.

23 novembre. — On note encore une ecchymose à la face antérieure du coude. Pronation et supination normales. Un peu de limitation de l'extension ; la flexion ne dépasse pas l'angle droit ; à la région externe du coude, on sent une tuméfaction qui n'est plus douloureuse.

7 décembre 1909. — La flexion, toujours très douloureuse, ne dépasse pas 100° spontanément ; provoquée, elle atteint environ 80°. L'extension, moins pénible, atteint 165°. Il existe un léger degré de cubitus varus. Le condyle externe est augmenté de volume dans tous ses diamètres.

27 mai 1910. — Flexion, 95° spontanément. Extension, 165°. Varus 175°. Épicondyle un peu saillant. Cal arrondi en avant au niveau du condyle.

La radiographie de face, assez floue, montre un bord diaphysaire inférieur un peu irrégulier (fig. 318). Sur le profil, on constate la persistance,
de la subluxation en arrière, l'angle antérieur de la diaphyse formant

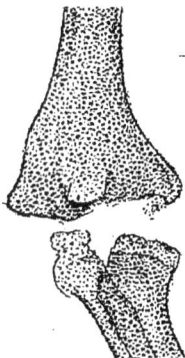
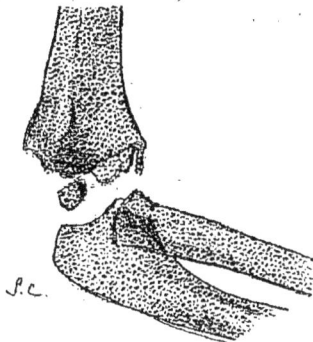

Fig. 318.   Fig. 319.

butoir en avant, avec une parcelle osseuse détachée en partie. En arrière,
le fragment inférieur est surmonté d'une épaisse lame d'os périostique,
en sorte que le diamètre antéro-postérieur de l'extrémité inférieure de
l'humérus est très augmenté (fig. 319).

Obs. 107. — *Fracture du condyle externe gauche.*

Bocq... Jean, 3 ans, *20 décembre 1909.* — L'enfant a fait une chute
le 21 novembre dernier. On a mis le bras en écharpe pendant 6 jours,
puis on a pratiqué des massages.

Actuellement, il subsiste une légère trace d'ecchymose à la région
antéro-externe du coude gauche. La région condylienne fait saillie en
dehors, sans gonflement.

A la palpation, on sent une saillie osseuse au niveau de l'épicondyle
et au-dessus de lui. Il existe un peu d'épaississement antéro-postérieur.
La pronation et la supination sont normales. La flexion atteint 50° environ, l'extension est presque complète.

18 janvier 1910. — Même état. Douleur à l'extension provoquée.

5 avril 1910. — La région condylo-épicondylienne forme une saillie
angulaire. Il existe une assez légère atrophie des muscles épicondyliens.
A la palpation, on sent la pointe du fragment condylien presque sous la
peau. La région externe est un peu épaissie d'avant en arrière. La flexion
atteint 45°. L'extension spontanée s'arrête à 130°; provoquée, elle est
à peu près complète. Le valgus physiologique est normal.

13 septembre 1910. — L'atrophie musculaire a disparu. La flexion est

complète. L'extension est à 175° environ. Il n'y a ni varus, ni valgus pathologique.

3 février 1911. — Les mouvements sont normaux, sauf l'extension qui
ne dépasse pas 180° (pas d'hyperextension). L'avant-bras n'est pas
dévié.

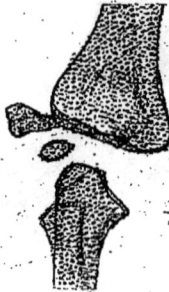

FIG. 320.

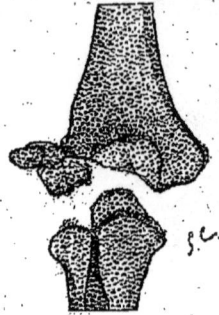

FIG. 321.

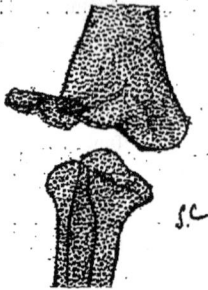

FIG. 322.

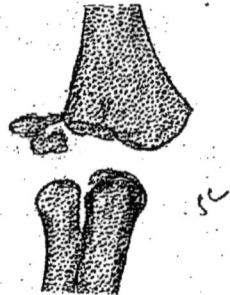

FIG. 323.

Sur toutes les radiographies, le profil ne donne rien. Sur l'épreuve de
face, le fragment inférieur, très déplacé en dehors, comprend le noyau
condylien et un triangle diaphysaire assez volumineux. Celui-ci semble
avoir subi une ascension progressive sur les radiographies faites le
20 décembre 1909 (fig. 320), le 16 avril (fig. 321), et le 13 septembre 1910
(fig. 322). Sur la dernière, celle du 3 février 1911, cette ascension s'est
arrêtée, et bien qu'on ne distingue pas encore de cal osseux, la consolidation est parfaite, mais le noyau condylien a des contours irréguliers
(fig. 323).

Obs. 108. — *Décollement épiphysaire du condyle externe droit.*

Nic... Auguste, 6 ans, *23 septembre 1909.* — L'enfant a fait une chute la veille. A l'examen, on diagnostique une fracture du condyle externe ; la radiographie de profil ne donne aucun renseignement, mais celle de face montre un décollement probable du condyle externe avec léger déplacement en dedans.

17 mai 1910. — L'aspect et le fonctionnement du coude sont normaux. Il n'est pas fait de nouvelle radiographie.

Obs. 109. — *Décollement épiphysaire du condyle externe droit.*

Mar... Albéric, 4 ans, *30 novembre 1909.* — Le 27 novembre, l'enfant est tombé en jouant. Actuellement le coude est le siège d'un gonflement total, un peu plus marqué en dehors. La pression est douloureuse, surtout au niveau du condyle externe. La flexion ne dépasse pas l'angle droit. L'extension est à 165°. La pronation et la supination sont normales.

La radiographie ne donne guère de renseignement. Sur l'épreuve de face, il semble que le condyle externe est peut-être décollé, et légèrement déplacé en bas à sa partie externe.

18 décembre 1909. — Le coude est complètement dégonflé. Il existe encore un peu de sensibilité au niveau du condyle externe. La flexion est entre 45° et 50°. L'extension est presque complète. La pronation et la supination normales.

17 mai 1910. — Coude absolument normal. Pas de radiographie nouvelle.

Obs. 110. — *Fracture du condyle externe gauche.*

Béch... René, 8 ans, *16 décembre 1909.* — Il y a six semaines environ, l'enfant a fait une chute sur le coude gauche ; il s'est produit consécutivement une grosse ecchymose. Aucun traitement n'a été essayé.

Actuellement la flexion est légèrement limitée. L'extension ne dépasse pas 165° et est douloureuse. Il existe un certain degré d'atrophie musculaire. Le condyle externe est un peu épaissi à la palpation. La pronation et la supination sont normales. La radiographie de profil semble normale ; celle de face est très floue, l'enfant ayant bougé : la consolidation y semble cependant déjà complète (fig. 324).

15 janvier 1910. — Encore un peu d'atrophie musculaire. La pronation et la supination sont normales. La flexion atteint 40°, l'extension 175°. Le condyle externe est à peine épaissi.

16 juin 1910. — Aspect et fonctionnement tout à fait normaux. Le condyle externe est encore un peu gros.

La radiographie de face (celle de profil est normale) montre un peu

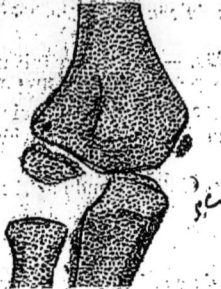 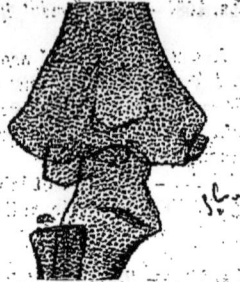

Fig. 324. Fig. 325.

d'épaississement de toute la région externe, qui présente une petite bordure d'os nouveau (fig. 325).

Obs. 111. — *Fracture du condyle externe gauche.*

Lemar... Suzanne, 5 ans et demi, 5 janvier 1910. — Vers le 20 octobre, l'enfant est tombée de son lit sur le coude gauche. Aucun traitement n'a été institué. On s'est borné à frictionner le coude. L'état ne s'améliorant pas, la mère amène la malade à la consultation.

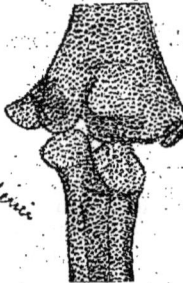 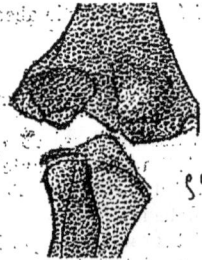

Fig. 326. Fig. 327.

Le condyle externe est augmenté de volume surtout d'avant en arrière. La pronation et la supination sont normales. La flexion spontanée atteint l'angle droit, l'extension 110° environ; mais l'enfant est très indocile, et en la maintenant, on atteint 70° environ en flexion, et 165° en extension La radiographie de face montre un fort déplacement en dehors et en haut du fragment constitué par l'épiphyse condylienne et un morceau et diaphyse assez gros (fig. 326). Sur le profil, on voit qu'il existe aussi un déplacement assez considérable en avant.

26 mai 1910. — Flexion, 60°; extension, 175°; valgus 170°, un peu plus marqué qu'à droite. Le condyle externe est toujours assez saillant en dehors.

Les radiographies ne montrent guère de changement (fig. 327).

Obs. 112. — *Fracture du condyle externe gauche.*

Ronc... Georges, 3 ans et demi, *5 mars 1910.* — Le 4 mars 1910, l'enfant est tombé d'une table sur laquelle il était monté. C'est le coude gauche qui a porté, et la mère a remarqué à sa partie externe une ecchymose qui s'est produite presque immédiatement.

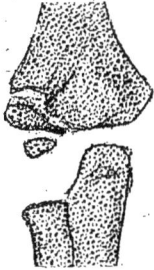 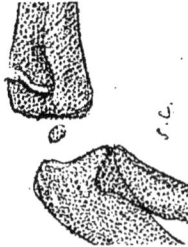 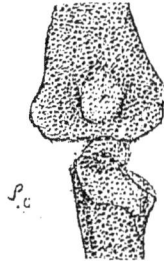

FIG. 328.   FIG. 329.   FIG. 330.

Actuellement, le coude présente un gonflement très marqué, surtout en dehors. L'avant-bras est en demi-flexion. La pression éveille une douleur bien localisée au niveau du condyle externe. Il n'y a pas de déplacement appréciable.

La flexion est très douloureuse, quand on cherche à lui faire dépasser l'angle droit. L'extension est complète à 1° ou 2° près. La pronation est un peu douloureuse; la supination est normale, un peu douloureuse seulement lorsqu'elle est forcée.

La radiographie confirme le diagnostic, et montre un fragment condylien qui bâille d'un demi-centimètre en dehors, mais est resté tout à fait au contact de la diaphyse en dedans. Ce fragment comprend, avec l'épiphyse condylienne, un triangle diaphysaire assez important (fig. 328). Sur le profil, le trait est également visible, oblique en bas et en avant (fig. 329).

Étant donné l'insignifiance du déplacement, on se contente de mettre le bras en écharpe, sans appliquer d'appareil.

19 mars. — La pression du condyle externe est encore un peu doulou-

reuse. La flexion l'est encore un peu également au delà de 60°. L'extension est sans changement. On laisse le membre libre.

6 septembre 1910. — Le condyle externe est légèrement augmenté de
volume et surmonté d'une petite dépression. Il existe une légère tendance au varus (le valgus physiologique n'existe plus). La motilité est
complètement normale; il n'y a pas d'atrophie musculaire.

Sur la radiographie de face (fig. 330), l'ossification est complète; on
retrouve en dehors la petite dépression surmontée d'une légère voussure, appréciable cliniquement. La région condylienne externe semble
un peu plus haute. Le profil est normal.

Obs. 113. — *Fracture du condyle externe gauche.*

Blanc... Léonie, 4 ans, *13 mai 1910.* — L'enfant a fait une chute, et
son coude gauche a heurté une pierre. On observe, en dehors, du gonflement et une ecchymose. La palpation du condyle externe est douloureuse, et on sent de la crépitation. Il n'y a pas de déplacement appréciable.
La flexion atteint 80°, l'extension 160°. La pronation est normale, la supination un peu douloureuse. On met le bras en écharpe sans appliquer
d'appareil.

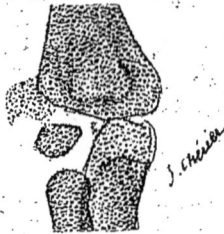 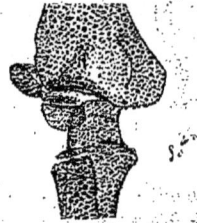

Fig. 331.   Fig. 332.

La radiographie de face (fig. 331) montre un assez fort déplacement en
dehors. On voit l'échancrure laissée au bord diaphysaire inférieur par
le morceau de diaphyse arraché avec l'épiphyse condylienne, mais on le
retrouve difficilement sur l'épreuve radiographique. Sur le profil, le trait
n'est visible qu'en arrière; il est oblique en bas et en avant.

17 mai. — L'ecchymose externe s'est étendue, mais le gonflement a
diminué. La flexion est douloureuse au delà de 50°. L'extension atteint
170°. La supination est indolore.

11 juin. — La flexion et l'extension ont gagné quelques degrés, mais
sont douloureuses quand on cherche à les forcer. La pression du condyle
externe est indolore.

6 septembre. — La flexion, la pronation et la supination sont normales.

L'extension est complète sans hyperextension. Il y a peut-être une très légère tendance au valgus. Il n'y a pas d'atrophie musculaire. A la palpation, le condyle externe est un peu augmenté de volume dans tous ses diamètres, et surmonté d'une légère dépression sur le bord externe. Le résultat fonctionnel est parfait.

Sur la radiographie de face (fig. 332), il n'y a pas encore de trace d'ossification, mais le fragment est bien plus visible. Il semble d'ailleurs avoir subi une ascension dans sa totalité. Le profil est normal.

Obs. 114. — *Fracture du condyle externe gauche.*

Pall... Jean, 2 ans, *30 juin 1910.* La veille, l'enfant est tombé de la

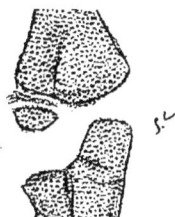 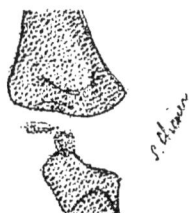

FIG. 333.   FIG. 334.

chaise sur laquelle il était assis. La mère, constatant qu'il ne peut se servir de son bras, l'amène à l'hôpital.

Le coude est gonflé, surtout en dehors. On constate une légère ecchymose dans le sillon olécranien externe. La pression du condyle est douloureuse. La flexion n'atteint pas l'angle droit. Les autres mouvements sont à peu près normaux.

Les radiographies montrent un trait de fracture ayant détaché, avec l'épiphyse condylienne, une lamelle diaphysaire. Il n'y a qu'un très léger déplacement en bas (fig. 333 et 334).

6 septembre 1910. — Tous les mouvements sont normaux. Le coude est normal à la vue et à la palpation. Aucune déformation. Résultat parfait. Pas de nouvelle radiographie.

Obs. 115. — *Fracture ancienne du condyle externe gauche, avec rotation de 90° du fragment inférieur.*

Dum... Albert, 4 ans et demi. — Il y a un ou deux ans (l'enfant était à la campagne, et le père ne peut préciser), chute sur le coude gauche.

6 octobre 1910. — Le condyle externe est très saillant en dehors; il

TRÈVES.   14 forme une masse allongée d'avant en arrière, surplombant l'avant-bras. L'épicondyle est à la partie postérieure de cette avancée osseuse. La gouttière épitrochléo-olécranienne est plus pleine qu'à droite. Les muscles épicondyliens sont un peu atrophiés.

La flexion atteint 45° (quelques degrés de moins qu'à droite). L'extension est complète à un ou deux degrés près (hyperextension normale à droite). Il existe un léger valgus (170°). A droite, il n'y a pas de valgus physiologique. La pronation et la supination sont normales. Le résultat fonctionnel est excellent.

La radiographie de face montre le fragment complètement déplacé en dehors et un peu en haut, avec rotation de plus de 90°

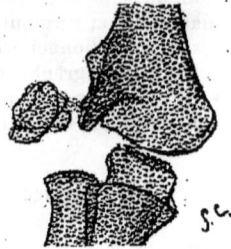

FIG. 335.

autour de son axe. Il est distant du corps de l'os d'un fort demi-centimètre. La portion de diaphyse arrachée avec le noyau condylien est assez importante, car elle a laissé une profonde échancrure à la partie externe de l'extrémité inférieure de l'humérus. Le cal ne s'est pas ossifié (fig. 335). Le profil ne donne aucun renseignement intéressant.

Obs. 116 (Résumé, obs. 38, thèse de MOUCHET). — *Fissure longitudinale de l'olécrane gauche. Fissure sus-condylienne oblique.*

Fass... Maurice. *13 octobre 1897.* — L'enfant est tombé sur le coude gauche. L'olécrane et le condyle externe sont douloureux à la pression. Flexion, 90°. Extension spontanée, 120°; provoquée, douloureuse, 170°. Pronation normale, supination très douloureuse.

La radiographie (fig. 62, p. 116; th. de Mouchet) montre une fêlure oblique de l'olécrane, se continuant avec une fissure du condyle externe partant de la gorge de la trochlée.

Traitement : massage et mobilisation.

Retour progressif et rapide des mouvements ; l'extension se rétablit la dernière. M. Mouchet revoit l'enfant le 14 mai 1903 : *restutio ad integrum.*

En juin 1910, j'ai convoqué le malade. Il fait son service militaire. Son père écrit que son coude est normal et qu'il n'en souffre jamais.

Obs. 117 (Malade de M. le professeur KIRMISSON). — *Fracture du condyle externe gauche et luxation du coude en arrière.*

Mill... Louis, 8 ans. *23 juin 1905.* — L'enfant, tenu par la main par un de ses camarades, a été lâché brusquement, et la face palmaire de sa main gauche est venue buter contre un mur. On l'a aussitôt amené à l'hôpital.

On constate une déformation très marquée du coude gauche, caractérisée par la présence au côté externe d'une saillie anormale.

Quand on examine la partie postérieure de l'articulation, on constate
également une déformation très manifeste. Au côté interne et postérieur se voit une saillie qui répond certainement à l'épitrochlée. A la
partie postérieure et interne, une deuxième saillie répond à l'olécrane.
En dehors de l'olécrane, on sent la cupule radiale, dans laquelle il est
possible d'insinuer le doigt. Le bras est dans une position voisine de
l'extension complète. Il y a 1 centimètre de raccourcissement (37 centimètres au lieu de 38).

La radiographie de face montre une fracture du condyle externe, avec

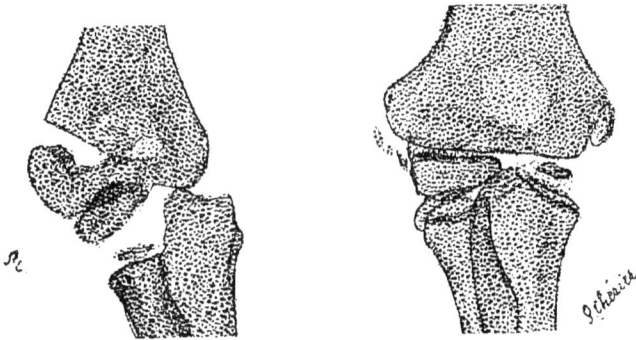

FIG. 336.   FIG. 337.

déplacement oblique en bas et en dedans. Le trait de fracture part du
bord externe, à un niveau correspondant au bord supérieur de la cavité
olécranienne, et descend, oblique en bas et en dedans, pour aboutir au
bord inférieur de la diaphyse, entre le condyle et la trochlée. La partie
interne du fragment se superpose à la diaphyse sur la radiographie. Le
cubitus semble luxé en dedans (fig. 336).

22 juin 1910. — Le condyle externe est un peu saillant en dehors à la
vue et à la palpation Tous les mouvements sont normaux. La flexion me
sure seulement quelques degrés de moins qu'à droite. Il existe un très
léger varus, mais il n'y a pas de valgus du côté sain. Le résultat fonctiou-
nel est parfait; le malade ressent seulement de temps en temps une légère
douleur quand il passe son bras derrière le dos.

La radiographie de face montre seulement une légère saillie de la
région condylienne externe, mais très régulière. Le reste semble normal
ainsi que le profil (fig. 337).

Obs. 118 (Malade de M. le professeur KIRMISSON). — *Fracture du condyle externe gauche.*

Pell... Maurice, 10 ans et demi, *novembre 1907.* — Je n'ai pu retrouver l'observation et la radiographie. On a appliqué un appareil plâtré.

20 juin 1910. — A la palpation, le condyle externe est un peu gros d'avant en arrière, et saillant en dehors. La flexion, la pronation et la supination sont normales. L'extension est complète sans hyperextension. Il existe un cubitus valgus assez prononcé (165°). La gouttière épitrochléo-olécranienne n'est pas rétrécie. Le résultat fonctionnel est parfait.

La radiographie de face montre le déplacement en dehors et en haut du fragment inférieur ; on ne peut y reconnaître ce qui appartient à l'épiphyse et à la diaphyse. La diaphyse est saillante en bas, puis présente un fort retrait en haut, dont la concavité est maxima en dedans du fragment inférieur ; le bord inférieur de la diaphyse descend ensuite très obliquement en bas et en dedans et s'allonge en pointe au-dessus de la

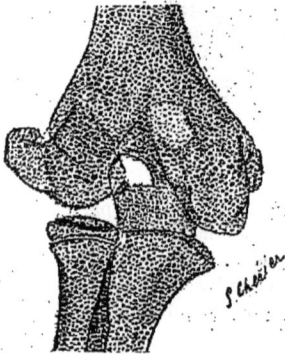

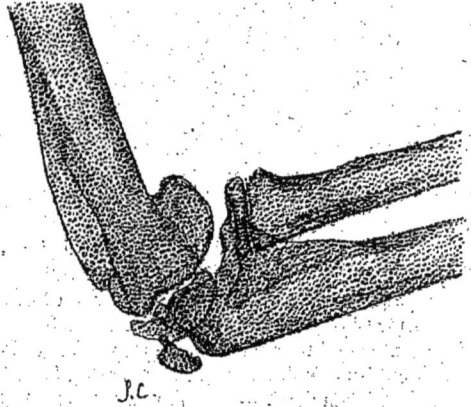

FIG. 338.   FIG. 339.

coronoïde, atteignant un niveau inférieur d'un bon centimètre à celui du bord inférieur du fragment condylien. Il ne paraît pas y avoir de cal osseux (fig. 338). Sur le profil, on voit en avant la saillie du condyle externe (fig. 339).

Obs. 119 (Malade de M. le professeur Kirmisson). — *Fracture du condyle
externe gauche.*

Ur... André, 4 ans et demi, *décembre 1908.* — La fracture devait être
peu importante, car le coude n'a été ni plâ-
tré, ni radiographié.

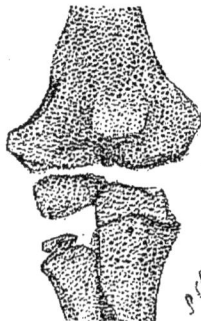

17 juin 1910. — Le condyle externe semble
un peu saillant à l'inspection ; cette saillie
devient nette à la palpation.Tous les mouvements sont normaux. Il existe une très légère
tendance au varus. Le résultat fonctionnel
est parfait.

Sur la radiographie de face, l'angle diaphysaire inféro-externe forme une saillie
étroite et allongée en dehors, au-dessus de
laquelle l'os est un peu en retrait puis présente une légère 'voussure. Le bord inférieur
de la diaphyse est un peu sinueux et présente,

Fig. 340.

sous la cavité olécranienne, deux petites
échancrures séparées par une petite saillie. Le bord supérieur et l'angle
interne de l'épiphyse condylienne sont un peu flous (fig. 340). L'os
semble normal de profil.

FRACTURES DU CONDYLE EXTERNE OPÉRÉES

A. Opérations pour irréductibilité ou cal vicieux.

Obs. 120. — *Fracture du condyle externe droit. (Décollement épiphysaire).*

Laign... Gabrielle, 4 ans, *9 octobre 1903.* — Le 16 août dernier, étant
à la campagne, l'enfant est tombée d'une hauteur de 1 m. 50, le bras droit
replié sous elle. On appelle un médecin, qui diagnostique une luxation,
et non une fracture, réduit cette luxation et applique un appareil plâtré,
laissant une fenêtre pour surveiller un hématome de la région externe.
L'appareil est maintenu pendant trois semaines; on pratique ensuite
des massages.

9 octobre. — L'enfant vient à la consultation, et on conseille encore le
massage ; mais les mouvements sont encore limités, la flexion surtout,
l'extension légèrement. A la pression, on sent le condyle externe détaché.

La radiographie de face (fig. 341) montre le noyau du condyle externe
complètement déplacé en dehors et en haut, placé contre le bord épicon-

dyhen de l'humérus. Aucune parcelle diaphysaire n'a été entraînée : il s'agit d'un décollement épiphysaire pur. Sur le profil, l'épiphyse condylienne est également visible, et sur les deux épreuves, on voit l'extrémité inférieure de la diaphyse régulièrement arrondie et sans lésion.

9 novembre. — L'enfant entre à la salle Ambroise Paré, pour subir l'ablation du condyle déplacé.

30 avril 1910. — Cicatrice externe. La région condylienne externe forme une grosse saillie. La pronation et la supination sont normales. La flexion atteint 45°, l'extension 165° environ. Il existe un valgus notablement augmenté (165°). Le résultat fonctionnel est excellent.

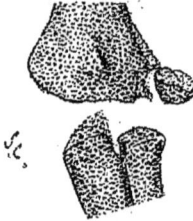

FIG. 341.

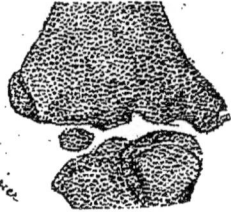

FIG. 342.

Sur la radiographie de face (fig. 342), on voit au-dessous du bord inférieur de la diaphyse trois noyaux épiphysaires qui sont, de dedans en dehors, celui de l'olécrane, celui de la trochlée, enfin celui de la cupule radiale. Ce dernier, très déformé, a pris la forme d'une calotte concave en bas, coiffant l'extrémité supérieure de la diaphyse radiale arrondie et reçue d'autre part dans une échancrure humérale, en sorte que l'articulation condylienne huméro-radiale a subi une inversion, le condyle étant devenu radial, et la petite glène humérale. L'extrémité inféro-externe de l'humérus, allongée et saillante, est diminuée de toute la hauteur du fragment extirpé. La radiographie de profil est sans intérêt.

Obs. 121. — *Fracture du condyle externe, de l'olécrane et probablement de l'épitrochlée droits.*

Ren... Marcel, 8 ans, *14 août 1904.* — Le 29 juillet dernier, l'enfant, étant à la campagne avec une colonie scolaire, a glissé en courant, et est tombé sur le coude droit. Renvoyé à Paris immédiatement, il est venu à l'hôpital 48 heures après l'accident, sans avoir subi au préalable de tentative de traitement. On fait le diagnostic de fracture de l'épitrochlée et on applique un appareil plâtré à angle droit, après réduction, le 31 juillet.

L'enfant revient le 15 août, et on constate qu'il existe à la partie

externe du coude droit un petit fragment osseux, qui pointe sous la peau
ulcérée à ce niveau. Les mouvements de l'avant-bras sont relativement
libres.

« La radiographie montre, dit l'observation, un arrachement de l'*épitrochlée* qui a basculé de 90°. Un petit fragment osseux est séparé et
pointe sous la peau. » En réalité, il s'agit évidemment d'une fracture du
condyle externe droit, à fragment diaphyso-épiphysaire fortement déplacé en dehors, distant du bord diaphysaire d'un centimètre, et ayant
subi un mouvement de rotation de 90°, de sorte que la surface de fracture regarde en dehors. En outre, on constate nettement la présence
d'un trait de fracture horizontal, ayant divisé l'olécrane à sa partie
moyenne, avec déplacement du cubitus et du radius en dehors. Il existe

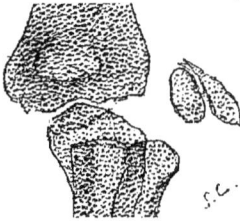 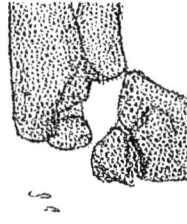

Fig. 343.   Fig. 344.

d'ailleurs déjà une ossification périostique visible, unissant les deux fragments de l'apophyse olécranienne (fig. 343). Les deux traits de fracture
du condyle externe et de l'olécrane se retrouvent d'ailleurs très nettement sur la radiographie de profil (fig. 344). Il n'est pas fait mention
dans l'observation de cette fracture de l'olécrane, qui a dû passer inaperçue.

Opération le *20 août 1904*. — Incision de 6 centimètres sur le bord
externe du bras, dépassant également en haut et en bas l'interligne articulaire. Après excision de la fistule, on tombe sur un os friable et rugueux,
qui est facilement dénudé à la rugine. On s'aperçoit alors qu'il est mobile,
maintenu uniquement dans la profondeur par des fibres du ligament
latéral externe. On l'extirpe à l'aide du davier.

On peut voir alors que ce fragment, constitué par le condyle et la partie
externe de la trochlée, avait complètement basculé. Le trait de fracture
regarde en dehors et correspond à la fistule. Le condyle, maintenu par le
ligament latéral externe, correspond par sa face articulaire à la face fracturée de la diaphyse humérale. La partie externe de la trochlée, regar-
dant en bas directement, était en rapport avec la tête du radius, gênant
surtout la flexion. Après l'extirpation, il reste une cavité, où l'on voit toute
la tête radiale et la partie inférieure de l'humérus, qui paraît infectée.
Drainage. Immobilisation en extension.

21 mai 1910. — Cicatrice externe. Il existe au niveau du condyle externe une dépression, au-dessous de laquelle fait saillie la tête radiale en dehors. En dedans on voit une saillie osseuse marquée.

A la palpation, on sent en dehors la tête radiale rouler sous une petite avancée osseuse, avec laquelle elle s'articule, et qui représente ce qui reste du condyle externe. Du côté interne, l'épitrochlée fait saillie en avant et en dedans, surplombant la partie postérieure et interne de la coronoïde. En arrière d'elle, est une seconde masse osseuse volumineuse, correspondant à l'olécrane anciennement fracturé. La gouttière épitro-chléo-olécranienne est en partie comblée par des tissus épaissis. La flexion

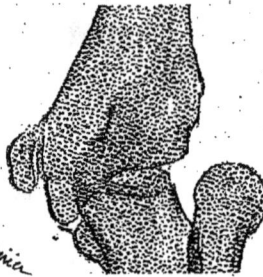
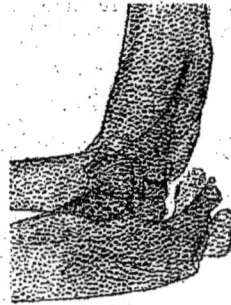

FIG. 345.   FIG. 346.

atteint 45°, l'extension 140°. La pronation et la supination sont à peine limitées. Le résultat fonctionnel est excellent.

La radiographie de face montre, en regard de la tête radiale, une ombre légère correspondant à cette avancée osseuse, reste du condyle enlevé, avec laquelle elle s'articule. Cette ombre n'est pas visible sur la figure. La région interne est irrégulière et saillante, au niveau et au voisinage de l'épitrochlée. L'extrémité supérieure du cubitus est incurvée en dedans et épaissie au niveau de l'olécrane (fig. 345). Le profil montre la consolidation très irrégulière de l'olécrane fracturé, et un certain épaississement antéro-postérieur de la partie inférieure de l'humérus (fig. 346).

En somme, il s'est agi dans cette observation d'un traumatisme com-plexe, dont l'élément principal, la fracture du condyle externe, s'est ac-compagnée de lésions secondaires : fractures de l'olécrane, de l'épitro-chlée et subluxation des os de l'avant-bras en dehors.

Obs. 122. — *Fracture du condyle externe gauche.*

Ross... Georges, 10 ans, 6 octobre 1907. — La date du traumatisme n'est pas notée dans l'observation. Il est dit seulement que le 18 juil-let 1904, M. Félizet a réduit la fracture à l'hôpital Bretonneau, et a appliqué un appareil plâtré, qu'on laissa en place pendant vingt et un jours. L'enfant fut ensuite envoyé à la campagne pendant un mois ; la mère le massait régulièrement, mais le malade ne pouvait toujours pas fléchir complètement l'avant-bras, et le coude était déformé.

Le *21 septembre 1904*, l'enfant fait une nouvelle chute et se fracture la clavicule droite. On le conduit à l'hôpital Saint-Louis, puis, quelque temps après, à la consultation des Enfants-Malades.

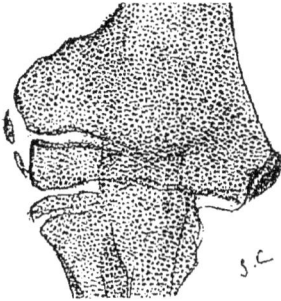
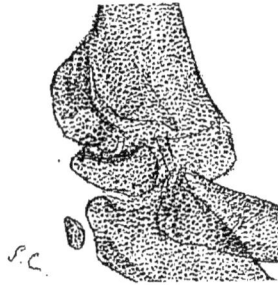

Fig. 347.   Fig. 348.

On constate à ce moment que la fracture de la clavicule est en bonne voie de consolidation, mais que les mouvements de flexion et d'extension du coude gauche sont très limités, c'est presque une ankylose. La pronation et la supination sont normales. La région épicondylienne est très saillante en dehors. On ne note rien d'anormal en dedans.

La radiographie de face montre une fracture ancienne du condyle externe, avec intégrité de la moitié interne de l'extrémité inférieure de l'humérus, épaississement de la région condylienne, dont le bord supérieur est irrégulier (fig. 347). Le profil montre un déplacement complet en arrière et en haut du fragment inférieur, avec rotation en arrière. Il est réuni par un cal osseux à la face postérieure de la diaphyse. Celle-ci fait en avant un butoir, qui est au contact du coroné à angle de 120° environ (fig. 348).

14 octobre 1904. — Opération. Abrasion du butoir diaphysaire. Réunion par première intention.

Revu quelque temps après : le résultat opératoire est nul ; du tissu osseux a dû se reformer. Le condyle externe est toujours saillant en dehors.

17 mai 1910. — Ankylose *complète* du coude gauche en flexion à 120° Les muscles du bras sont très atrophiés, ceux de l'avant-bras sont à peu près normaux. On note la présence d'une cicatrice opératoire externe. Le condyle externe est saillant en dehors. On sent également une saillie sus-condylienne en avant. La pronation et la supination sont normales.

Le jeune homme se sert d'ailleurs très bien de son membre, malgré l'ankylose, et fait de la gymnastique et d'autres sports.

La radiographie de face, assez floue, ne montre aucun interligne articulaire visible, dans toute la portion interne. En dehors, le bord huméral
semble régularisé et peu saillant (fig. 349). Sur le profil, la cale humérale

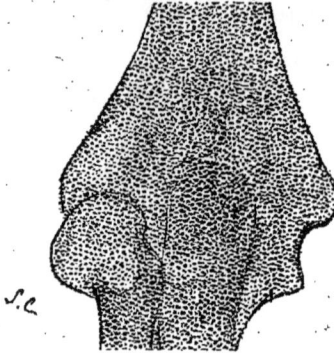 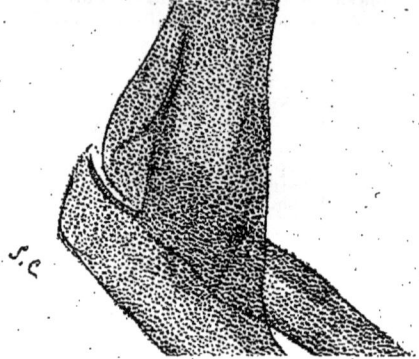

Fig. 349.   Fig. 350.

s'est reformée en avant et semble fusionnée avec le coroné. L'interligne
articulaire n'est visible qu'en arrière, au niveau de l'olécrane (fig. 350).

Obs. 123. — *Fracture du condyle externe droit.*

Barb... Alfred, 7 ans, *24 octobre 1908.* — Le 12 juin dernier, l'enfant
est tombé d'une hauteur d'un mètre, le coude replié. Une tuméfaction
immédiate est apparue, accompagnée de douleur et d'impotence fonctionnelle. On s'est contenté de mettre le bras en écharpe pendant vingt-
deux jours. Le coude est resté très enraidi, presque immobilisé.

Actuellement, cette raideur a diminué, et la force serait revenue. Le
coude est très déformé. A la région antéro-externe, on constate une forte
saillie arrondie, du volume d'une noix, dont le rebord inférieur est au
niveau de l'épicondyle, et suit une ligne horizontale passant par l'épitrochlée; elle remonte en haut de 4 bons centimètres.

La pronation est très légèrement limitée, la supination est normale.
Les mouvements passifs ont une amplitude de 50° environ. La flexion
atteint 60°, l'extension 110°. La position habituelle est la flexion à angle
droit. Les mouvements spontanés n'atteignent pas cette amplitude : la
flexion notamment dépasse à peine l'angle droit.

La radiographie de face (fig. 351) montre un fort déplacement en dehors
du fragment condylien, qui a entraîné le noyau épiphysaire et toute la
région diaphysaire sus-jacente. La tête radiale semble contenue dans une

échancrure, dont le sommet correspond à peu près à l'extrémité inférieure du trait de fracture. L'ossification du cal est presque complète.
Sur le profil, on voit qu'il existe aussi un déplacement en avant (fig. 352).

La date et la nature de l'opération ne sont pas mentionnées, mais on a
probablement extirpé le fragment saillant.

4 mai 1910. — Cicatrice opératoire externe. On voit une saillie au niveau
de la tête radiale. Les muscles sont légèrement atrophiés. A la palpation,

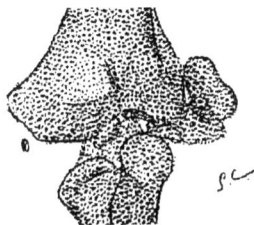

FIG. 351.

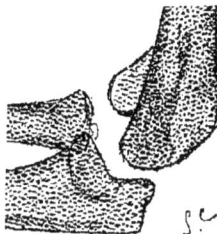

FIG. 352.

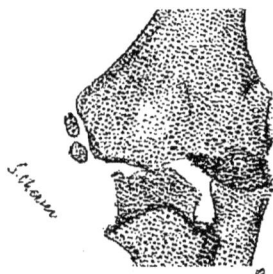

FIG. 353.

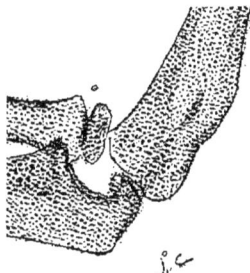

FIG. 354.

le condyle externe est en retrait, la tête radiale saillante et un peu irrégulière. La flexion est complète à 1° ou 2° près, l'extension atteint 150°.
L'angle huméro-cubital est normal. Le résultat fonctionnel est parfait.

La radiographie de face (fig. 353) montre toute la région externe
épaissie et irrégulière. Le bord externe, presque vertical, semble bien
avoir été abrasé. Le noyau épiphysaire de l'épitrochlée semble dédoublé.
Celui de la trochlée est irrégulier. Le bord inférieur de la diaphyse est
assez fortement en retrait, immédiatement en dehors de la cavité olécranienne (fig. 353). Sur le profil, l'os semble épaissi d'avant en arrière
(fig. 354).

Obs. 124. — *Fracture ancienne, probablement du condyle externe gauche.*

Févr... Jean, 7 ans, *28 juillet 1904.* — Il y a 6 ans, l'enfant a fait une chute sur le coude gauche. Il fut traité seulement par un rebouteur, qui fit des massages. Depuis cette époque, le coude présente une déformation, caractérisée par un cubitus varus marqué, et une saillie très accen-

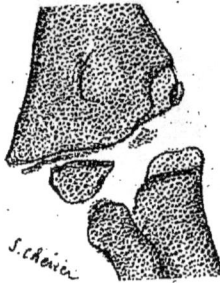
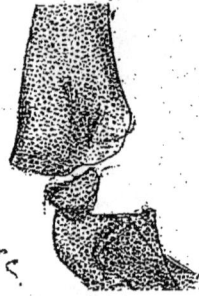

Fig. 355.   Fig. 356.

tuée de toute la partie externe de l'extrémité inférieure de l'humérus, dans le sens transversal, sans augmentation de volume antéro-postérieure.

Le *24 juillet* dernier, l'enfant est tombé de son lit; le coude a présenté du gonflement et une ecchymose.

Le *28 juillet*, à l'examen, on constate, outre la déformation déjà décrite, une limitation de la flexion, qui ne dépasse pas l'angle droit, alors qu'elle était presque complète avant l'accident récent, prétend la mère. L'extension est complète. Il n'existe aucun point douloureux, aucun gonflement ; la région externe présente une légère ecchymose.

Il s'agit donc actuellement d'une simple contusion du coude ; mais, dit une note ajoutée à l'observation, d'après l'examen clinique et radiographique, il y a eu certainement autrefois une *fracture sus-condylienne transversale.*

La radiographie de face (fig. 355), cependant, montre seulement une augmentation assez considérable de hauteur de la région externe, avec forte saillie de l'angle diaphysaire inféro-externe. Une zone un peu plus claire semble montrer un ancien trait de fracture oblique en bas et en dedans, partant du bord externe, à 3 centimètres au-dessus de la ligne dia-épiphysaire, et aboutissant en dedans en face du point de l'épiphyse trochléenne. Le profil montre l'os épaissi d'avant en arrière, mais sans l'inflexion postérieure, habituelle dans les fractures sus-condyliennes anciennes (fig. 356).

3 mai 1910. — La mère prétend que l'enfant s'est luxé trois fois le coude depuis le mois de janvier dernier.

Actuellement, le condyle externe forme une saillie volumineuse et pointue. Il existe un cubitus varus considérable (140°). La pronation, la supination, l'hyperextension sont normales. La flexion, qui dépasse un peu l'angle droit (85°), se ferait un peu moins bien depuis quelque temps, dit la mère.

La radiographie de face montre une épiphyse condylienne très augmentée de volume, soudée certainement à une parcelle de diaphyse entraînée avec elle, et séparée du reste de la diaphyse par une large ligne claire. Il semble aussi que les noyaux condylien et trochléen

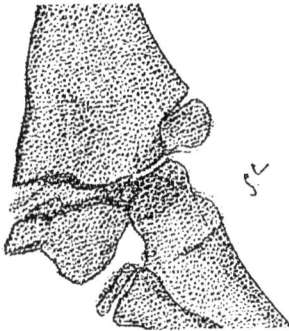
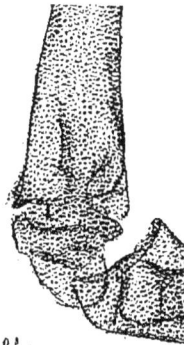

FIG. 357.   FIG. 358.

soient en contact plus intime qu'à l'état normal. La ligne claire séparant la diaphyse de l'épiphyse condylienne augmentée, est également visible sur la radiographie de profil (fig. 357 et 358).

13 mai 1910. — Opération (M. BROCA). — Au premier coup de rugine, le condyle externe se détache du reste de l'os, auquel il n'était uni que par une pseudarthrose.

21 mai. — Ablation des fils. La flexion atteint 45° et l'extension 155° environ, sans aucune douleur. La pronation et la supination sont normales. Il y a des mouvements de latéralité. Le coude était en léger varus dans le pansement ; on le corrige facilement.

14 juin. — Flexion, 55°. Extension, 140°.

6 septembre 1910. — Le condyle externe est encore assez volumineux, mais arrondi et régulier. La tête radiale est visible en dehors et en arrière sous les téguments, dans les mouvements de pronation et de supination, mais la cupule semble bien avoir gardé le contact articulaire avec le condyle. La flexion atteint 50°, l'extension 145°. La pronation et la supination sont normales. Le varus s'est partiellement reproduit (165°). L'enfant se sert bien de son bras.

La radiographie de face, peu nette, montre en dehors une saillie osseuse, reste du condyle externe. Le profil montre l'os très épaissi d'avant en arrière, et à travées osseuses irrégulières.

16 février 1911. — L'aspect et les renseignements fournis par la palpation sont les mêmes. La flexion atteint 45°; l'extension est presque complète (175°), la supination est normale, la pronation un peu limitée.

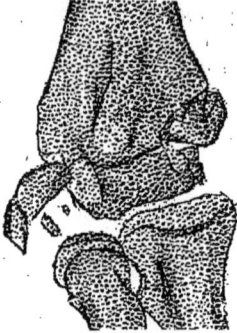 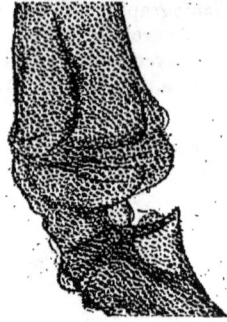

FIG. 359.   FIG. 360.

Le varus est à peu près stationnaire (160° environ) ; le résultat fonctionnel est très bon.

La radiographie de face montre l'accroissement de la partie de condyle détachée partiellement, visible sur l'épreuve de septembre. Le reste est sans changement (fig. 359 et 360).

Obs. 125. (Communiquée par M. Mouchet). — *Fracture du condyle externe gauche. Cal vicieux. Ankylose fibreuse presque complète. Ablation du condyle externe. Guérison.*

Mlle C..., 10 ans, *7 octobre 1909.* — L'enfant a fait une chute sur la main gauche, en tombant d'une échelle. Elle a pu se relever, mais le coude était douloureux et présentait du gonflement. On a appliqué des compresses résolutives. Six jours après, on a appliqué un appareil plâtré sous chloroforme, et on l'a laissé en place jusqu'au 2 novembre.

On soumet ensuite le membre au massage et à la mobilisation. D'après les renseignements fournis par les parents, la mobilisation aurait été trop forcée.

L'enfant vient consulter M. Mouchet le 26 janvier 1910.

Il constate une saillie exubérante, rugueuse, du condyle externe. Le coude reste enraidi à un angle un peu plus ouvert que l'angle droit. La flexion arrive à peine à l'angle droit. La radiographie montre très nettement une saillie exubérante d'os néoformé en avant, jusque sur la trochlée.

30 janvier 1910. — M. Mouchet pratique l'ablation du condyle externe, par ostéotomie oblique. Un gros fragment est enlevé, et comme la flexion n'est pas encore suffisante, on enlève encore de l'os à deux reprises. Suture en un plan. Pas de drainage. Avant l'opération, on avait essayé de mobiliser le coude sous anesthésie, sans obtenir de résultat meilleur qu'à l'état de veille.

On applique un pansement ouaté et une attelle en fil de fer en flexion forcée.

Le pansement est mal supporté; en le retirant, on s'aperçoit qu'il existe un peu de névrite du cubital. On diminue un peu la flexion et on supprime l'attelle en fil de fer.

Les fils sont enlevés le 7 février 1910. Peu à peu, les troubles du cubital s'amendent; l'amélioration est très nette à partir du 14 février, grâce à la balnéation chaude locale. Les troubles consistaient en une griffe cubitale très nette, avec un peu d'hypoesthésie dans la sphère du nerf, qui était un peu gros et sensible au toucher dans la gouttière rétro-olécranienne.

À partir du 15 février, on pratique des massages du bras et de l'avant-bras, et de la mobilisation très prudente, prolongée jusqu'au 20 mars.

1ᵉʳ avril 1910. — L'état du coude est *extrêmement* satisfaisant. Du reste, les progrès dans le fonctionnement du coude avaient été très continus. Il ne s'est pas refait d'hyperostose du condyle externe. La flexion spontanée atteint 45°, l'extension 150°. Il n'existe aucune trace de troubles nerveux.

B. — Lésions nerveuses.

Obs. 126 (Communiquée par M. Mouchet). — *Fracture ancienne du condyle externe droit avec bon résultat pendant 4 ans ; début de troubles fonctionnels dans la sphère du nerf médian au bout de ce temps.*

S... Suzanne, 8 ans, *20 mai 1910.* — L'enfant nous est amenée par ses parents à l'hôpital Bretonneau, parce qu'elle se plaint de souffrir de temps à autre de son coude droit, antérieurement fracturé, et parce qu'elle a la main vite fatiguée quand elle tient une plume.

Le coude, dans l'extension complète, présente un cubitus valgus un peu plus prononcé qu'à gauche, et il offre surtout un relief très exagéré du massif trochléen, au point de nous faire penser immédiatement à l'existence d'une fracture ancienne du condyle interne, avec cal un peu exubérant. Le coude aurait été fracturé il y a juste 4 ans.

Les diverses saillies du coude présentent leurs rapports normaux; le massif du condyle externe semble légèrement mobile sur la diaphyse. Au-devant de la saillie trochléenne, on sent le nerf médian manifestement augmenté de volume sur une longueur d'un bon centimètre, douloureux à la pression, mobile dans le sens transversal. La flexion du coude est un peu moindre que du côté opposé.

Pas de troubles sensitifs, ni vaso-moteurs, ni trophiques. L'enfant présente seulement des douleurs le long du nerf médian, des fourmillements dans les premiers doigts, et ne peut pas longtemps tenir sa plume entre ses doigts; elle est très vite fatiguée lorsqu'elle se met à écrire.

La radiographie, pratiquée de face et de profil par le docteur Leblegeois, radiologiste de l'hôpital Bretonneau, nous a permis de constater que la fracture ancienne était indubitablement une *fracture du condyle externe* (variété classique, à trait parallèle et sus-jacent au cartilage jugal de ce condyle). Le cal qui unit le fragment condylien à la diaphyse est très transparent aux rayons X; il doit renfermer fort peu de sels calcaires.

Il est probable que l'augmentation de volume de la région trochléenne, qui soulève le nerf médian, est causée par une exubérance du cal de la fracture, cal plus saillant à son extrémité inférieure et interne que dans le reste de son étendue.

Quant à l'apparition tardive des troubles fonctionnels dans le domaine du nerf médian, elle n'est point pour nous étonner, de pareils faits ayant été déjà assez fréquemment observés par nous.

(L'observation n'indique pas le traitement consécutif.)

Obs. 127 (Résumé, obs. 29, thèse de Mouchet. — Broca, *Cliniques*, t. II et *Ann. de chir. et d'orthop.*, 1903). — *Fracture du condyle externe gauche, avec irritation secondaire du nerf médian.*

Kr... Caroline, 11 ans, *10 juin 1897*. — L'enfant a fait une chute dans un escalier six semaines auparavant; un médecin a appliqué un appareil plâtré en flexion. Les muscles sont atrophiés; la flexion et l'extension oscillent entre 85° et 100°; léger varus. Le condyle externe est augmenté de volume (fig. 47, p. 96). On pratique une mobilisation forcée sous chloroforme.

Dix-huit mois plus tard (octobre 1898), le fonctionnement du coude est presque normal, mais le varus a considérablement augmenté (160°).

En 1900, trois ans après la fracture, apparaissent des douleurs au niveau du coude, sur le trajet du médium renflé en olive au-devant de la trochlée. Il n'y a pas de lésions appréciables à l'examen électrique; on note seulement un peu de sudation exagérée.

M. Broca, en intervenant, trouve une épine osseuse irritant le nerf et l'abrase. L'opération est suivie de guérison persistant en avril 1901 (examen par M. Mouchet).

Obs. 128 (Résumé, obs. 31, thèse de Mouchet, et Mouchet, *méd.-praticien* 1er février 1910). — *Disjonction épiphysaire du condyle huméral droit. Névrite cubitale.*

Boud... Georges, 7 ans et demi, *10 juillet 1897*. — M. Mouchet voit le malade trois semaines après l'accident. Un externe du service avait fait des massages sans appliquer d'appareil, depuis le lendemain de l'accident. L'état est satisfaisant ; le condyle externe est seulement assez douloureux encore.

Un mois plus tard, le malade a une paralysie cubitale, nécessitant une intervention. M. Broca, qui l'opère, trouve le nerf seulement un peu vascularisé, enserré dans une gangue fibreuse en dedans de la trochlée ; il abat la partie interne de la trochlée et de l'apophyse coronoïde.

En *février 1898*, la guérison est complète, et les mouvements normaux.

En *janvier 1910*, le malade est revu par M. Mouchet, avec un condyle externe très gros, un condyle interne atrophié ; les muscles du bras et de l'avant-bras sont atrophiés ; la flexion est à peu près complète, mais l'extension ne dépasse pas l'angle droit.

M. Mouchet conclut que la déformation est une conséquence de l'ablation opératoire de la partie interne du cartilage conjugal.

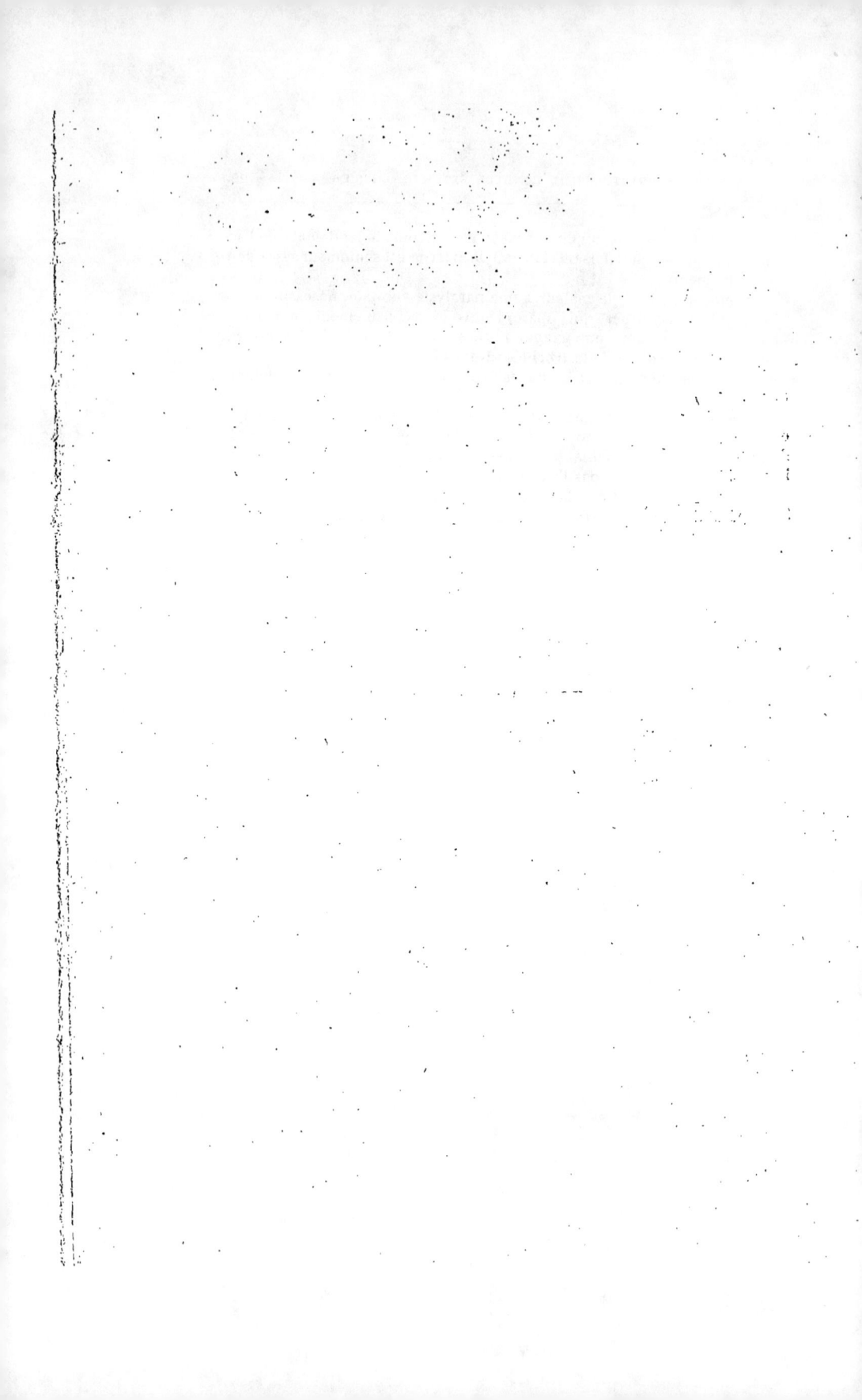

TROISIÈME PARTIE

FRACTURES DE L'ÉPITROCHLÉE

CHAPITRE PREMIER

ANATOMIE PATHOLOGIQUE

La fracture de l'épitrochlée peut se présenter suivant deux modalités différentes : tantôt à l'état de fracture isolée de cette apophyse, tantôt accompagnée d'une luxation des os de l'avant-bras. Ces deux variétés de traumatisme doivent être étudiées ensemble : la luxation est une complication de la fracture de l'épitrochlée, comme elle peut être une complication de la fracture du condyle externe. La présence simultanée des deux lésions est bien plus fréquente dans les fractures de l'épitrochlée : je n'en ai observé que 3 cas sur 42 fractures du condyle externe ; j'en ai relevé 13 sur 34 fractures de l'épitrochlée.

Avec Kocher, on peut considérer la fracture de l'épitrochlée comme le premier degré de la luxation. La luxation se produit toujours dans e même sens : c'est une luxation en dehors et en arrière ; la luxation directe en dehors n'est pas exceptionnelle cependant.

Hueter le premier (1864) a signalé la fréquence de l'association des deux lésions. Il dit même que la luxation du coude est toujours accompagnée de fracture de l'épitrochlée. L'assertion n'est pas tout à fait exacte : nous avons vu, en effet, que la fracture du condyle externe peut se compliquer d'une luxation, avec intégrité de l'épitrochlée. Il n'en est pas moins vrai que la luxation pure, sans lésion osseuse concomitante, est très exceptionnelle. M. Mouchet a insisté récemment sur ce fait.

La fracture de l'épitrochlée est le plus souvent un décollement épiphysaire. La solution de continuité passe en plein cartilage de conjugaison, et l'épitrochlée est détachée en totalité. Parfois un diagnostic clinique, qui semblait évident, est infirmé par la radiographie : celle-ci ne montre aucune lésion osseuse ; le fait est assez fréquent chez les jeunes enfants. La clinique a raison contre la radiographie : le point osseux épitrochléen apparaît en général entre 7 et 9 ans, et une radiographie faite plusieurs années après le traumatisme montre avec évidence des altérations et des déplacements de l'épitrochlée, encore cartilagineuse au moment de l'accident ; notre observation 157 est des plus nettes à ce point de vue. L'observation 77 de la thèse de Mouchet en est certainement un autre exemple.

La plupart des auteurs n'admettent pas d'autre forme que le décollement épiphysaire. Si l'on réserve ce nom aux traumatismes, dans lesquels la solution de continuité traverse uniquement le cartilage jugal, cette opinion est erronée. Dans plusieurs fractures de l'épitrochlée de la thèse de Mouchet, un éclat diaphysaire est entraîné avec l'épiphyse. « La disjonction épiphysaire n'en existait pas moins », ajoute l'auteur. Cependant, M. Mouchet réserve le nom de décollements du condyle externe aux cas où l'épiphyse seule est atteinte. Il me semble plus rationnel de faire la même distinction pour l'épitrochlée : d'ailleurs, les radiographies faites un temps assez long après le traumatisme montrent des lésions assez différentes dans les deux variétés. Dans certains cas, la radiographie semble indiquer une fracture à plusieurs fragments ; à un examen plus attentif, on s'aperçoit souvent qu'un ou plusieurs de ces fragments appartiennent à la diaphyse : les observations 95 et 99 de la thèse de Mouchet me paraissent très démonstratives à ce point de vue. Parfois même, la portion d'os diaphysaire entraînée est assez volumineuse : dans l'observation 134, elle est plus importante que l'épitrochlée elle-même.

On dit habituellement que la fracture partielle de l'épitrochlée ne se rencontre que chez l'adulte. Cependant, dans les observations 130 et 141, la partie inférieure seule de l'apophyse est fracturée, dans l'observation 155, le traumatisme a arraché une lame verticale.

Dans les fractures de l'épitrochlée, le déplacement se produit le plus souvent en bas. Lorsque ce déplacement en bas est très accentué, le fragment vient se placer contre la base de l'apophyse coronoïde (obs. 129, 142, 148, 153, 162). Ce déplacement en bas n'est pas toujours direct. Pour Destot, Vignard et Barlatier, l'épitrochlée est en outre entraînée en dedans le plus souvent : dans les cas extrêmes, l'épitrochlée peut venir se loger dans l'articulation, entre le coroné et la trochlée ; le fait est assez exceptionnel. Le déplacement en dehors me semble d'ailleurs à peu près aussi fréquent. En outre, l'épitrochlée peut être entraînée parfois en avant, vers la pointe de la coronoïde, ou en arrière, vers l'olécrane.

Le déplacement en bas n'est pas constant. Assez souvent, l'épitrochlée est entraînée directement en dehors, parfois même en haut. Fallier et M. Mouchet n'admettent pas cette dernière variété, qu'ils considèrent comme la conséquence de manœuvres de réduction. Dans les observations 136 et 145 cependant, dans la première surtout, le déplacement en haut est évident et primitif. Dans l'observation 136, sa production s'explique très simplement : l'enfant vient buter violemment contre un mur, avec la paume de la main, le bras étendu ; le cubitus, probablement luxé temporairement en dedans, vient presser contre la base de l'épitrochlée, qu'il repousse en haut.

On considère souvent les grands déplacements en bas, en dedans, en avant ou en arrière, comme dangereux pour le nerf cubital. M. Mouchet fait observer que, dans les paralysies de ce nerf, consécutives aux fractures de l'épitrochlée, il s'agit le plus souvent d'une contusion simple ; le nerf est très rarement coincé entre le fragment et le coroné ou l'olécrane, ou comprimé par un cal exubérant. Erwin Payr cite cependant une observation de fracture de l'épitrochlée, avec déplacement en bas et en avant, et luxation, où le cubital était enserré entre l'épitrochlée en avant et l'épiphyse humérale en arrière : l'ablation opératoire de l'épitrochlée fut suivie de guérison. Muller et d'autres auteurs signalent des cas analogues.

Dans les déplacements en bas, il arrive fréquemment que l'axe de l'épitrochlée s'incline en bas et en dehors ; le fragment peut devenir horizontal. Dans l'observation 134, la rotation est complète : elle atteint 180° ; le fragment diaphysaire arraché est en dehors, l'épitrochlée en dedans. Le fait doit être rare : je ne l'ai pas trouvé signalé par les auteurs.

La fracture sans déplacement, dont Mouchet a recueilli 6 observations dans sa thèse, n'est pas admise par Destot, Vignard et Barlatier. C'est une question de mots : la radiographie ne peut évidemment déceler un décollement de l'épitrochlée, que si l'espace clair dia-épiphysaire est un peu élargi ; mais, en pratique, on peut considérer les cas de M. Mouchet comme des fractures sans déplacement.

Les lésions du périoste, assez limitées dans la fracture isolée de l'épitrochlée, peuvent être plus importantes dans les grands déplacements, ou lorsque la fracture s'accompagne d'une luxation. Dans les déplacements directs en dehors, ou en dehors et en haut, le périoste peut se décoller sur une longueur variable le long du bord interne de la diaphyse humérale.

L'articulation du coude est presque toujours intacte dans la fracture simple, sauf chez les enfants très jeunes, ajoutent Poland et Cotton. Lorsque la fracture s'accompagne d'une luxation, les lésions articulaires sont plus ou moins considérables ; l'épicondyle est souvent atteint alors par le traumatisme.

CHAPITRE II

TRAITEMENT

Le traitement des fractures de l'épitrochlée sans luxation est des plus simples : on peut, dans tous les cas, se contenter de placer le bras en écharpe, avec un pansement ouaté. La réduction est à peu près impossible. Poland recommande de la tenter, mais reconnaît qu'elle est très difficile. L'obtiendrait-on, que son maintien n'en serait pas plus aisé.

La réduction n'a d'ailleurs qu'une importance très secondaire : le fragment est petit, extraarticulaire, et ne gêne guère la motilité. Destot, Vignard et Barlatier préfèrent cependant le plâtre à la simple écharpe ; je n'en vois pas l'avantage : l'écharpe évite aussi sûrement les mouvements intempestifs, qui pourraient entraîner une luxation secondaire. La méthode d'extension de Bardenheuer, appliquée à ces fractures, me paraît bien sévère pour une lésion si peu grave, et elle ne peut assurer une meilleure réduction que les autres procédés.

La position à donner à l'avant-bras est la flexion. Malgaigne lui reconnaît l'avantage de mieux assurer le relâchement des muscles épitrochléens. Birt, dans un cas où il avait appliqué une attelle en extension, obtint un si mauvais résultat, qu'il dut soumettre le coude de son malade à une mobilisation forcée sous chloroforme.

La durée du maintien de l'écharpe est variable : elle dépend uniquement des symptômes fonctionnels, douleur et gonflement. Au bout de 10 à 15 jours, on peut presque toujours rendre au malade la liberté de ses mouvements.

Le massage et la mobilisation passive me paraissent aussi formellement contre-indiqués dans les fractures de l'épitrochlée que dans les autres traumatismes du coude chez l'enfant, et pour les mêmes raisons. J'ai toujours vu la motilité se rétablir spontanément, et, grâce à la flexion, qui relâche les muscles, plusieurs fois une épitro-

chlée déplacée a repris spontanément une position presque normale
(obs. 129, 145). M. Mouchet, dans sa thèse, cite une observation, où
la mobilisation et le massage délogèrent une épitrochlée en situation
intraarticulaire, entre le coroné et la trochlée, et réussirent à la placer hors de l'articulation. Comme Destot, Vignard et Barlatier, j'ai
peine à admettre cette explication. On retrouvera l'histoire de cette
malade dans mon observation 149.

La question de l'intervention sanglante précoce se pose ici, comme
dans toutes les fractures du coude. L'absence de gravité habituelle
de l'opération a tenté bien des chirurgiens : Kocher, notamment,
opère presque toutes les fractures de l'épitrochlée. C'est, il me semble,
déplacer la question. Il ne s'agit pas de savoir si l'opération est sans
gravité, mais si elle est indispensable. Or, nous le verrons, les fractures de l'épitrochlée guérissent presque toujours d'une manière très
satisfaisante, sans intervention : les cas d'interposition articulaire
permanente, les déplacements du fragment au voisinage du coroné
sont peu fréquents : il est bien rare que, même dans ces cas, les choses
ne s'arrangent pas d'elles-mêmes à la longue, à condition d'éviter
l'immobilisation trop prolongée et les manœuvres intempestives. On
ne risque rien à attendre, et les inconvénients de l'opération, moins
graves ici que dans les autres fractures de l'extrémité inférieure de
l'humérus, n'en existent pas moins : l'infection opératoire, la blessure
du nerf, les adhérences cicatricielles, la luxation du cubital, la reproduction du fragment enlevé sont toujours à craindre.

Bien entendu, l'existence d'une fracture ouverte (obs. 147) commande
toujours une intervention ; mais, même dans les paralysies précoces
du cubital, l'expectation devrait être de règle : il s'agit, en général,
d'une simple contusion du nerf, et, bien souvent, la disparition des
troubles moteurs s'effectue spontanément (obs. 142).

Les malades présentant un cal vicieux gênant les mouvements sont
presque toujours victimes d'un traitement mal dirigé, et surtout de
manœuvres intempestives de massage et de mobilisation. L'intervention peut alors être nécessaire, mais il faut toujours s'assurer auparavant que l'infirmité est définitive et que l'amplitude des mouvements
n'augmente pas : deux examens successifs au moins, à plusieurs mois
d'intervalle, sont nécessaires pour s'en assurer.

L'opération la plus simple est la meilleure. La reposition du fragment est impossible ; la fixation par suture ou enchevillement est
toujours peu recommandable dans les régions épiphysaires chez les

enfants. La méthode de choix est l'ablation de l'épitrochlée déplacée.
M. Broca, M. Mouchet, Destot, Vignard et Barlatier, Muller ont adopté
ce mode opératoire. Muller recommande l'ablation large avec le périoste : il convient de ne pas aller trop loin dans cette voie ; il est au
moins inutile, en effet, d'aller ouvrir l'articulation du coude, ou d'enlever des portions de cartilage dia-épiphysaire, pour éviter les troubles
de développement ultérieurs. L'indication est la même dans les lésions
nerveuses, sauf dans les cas de resserrement de la gouttière épitrochléo-
olécranienne comprimant le cubital : il est nécessaire alors de creuser à nouveau cette gouttière en pratiquant une résection modelante,
et de faire au cubital un lit musculaire.

Muller a pratiqué une hémirésection dans un cas de fracture de
l'épitrochlée, avec fragment logé dans la fosse olécranienne. Le diagnostic ne fut pas confirmé par l'opération, puisqu'on ne retrouva pas
le fragment. L'opération fut faite trois semaines seulement après
l'accident. Elle me paraît moins recommandable encore dans les
fractures de l'épitrochlée que dans les autres traumatismes du coude.

Lorsque la fracture de l'épitrochlée s'accompagne d'une luxation
des os de l'avant-bras, la réduction aussi rapide que possible de la
luxation s'impose. On sait, en effet, avec quelle rapidité ces luxations
deviennent irréductibles. La réduction précoce s'effectue en général
très facilement sous anesthésie ; elle est bien rarement gênée par
l'interposition de l'épitrochlée ; assez souvent même, le retour des os
de l'avant-bras à leur situation normale améliore sensiblement la
position de l'épitrochlée. La luxation réduite, le traitement devient
celui de toute fracture de l'épitrochlée, et, sauf exception, l'application d'un appareil plâtré me semble inutile ; l'écharpe en flexion
immobilise assez le coude pour calmer la douleur et empêcher la
luxation de se reproduire.

Lorsque la luxation est irréductible, soit d'emblée par interposition
articulaire du fragment, soit par suite de l'ancienneté du traumatisme,
l'intervention s'impose. La simple arthrotomie suffit presque toujours
(Broca, in thèse de Buthaud, 1897) ; l'ablation de l'épitrochlée est nécessaire lorsque son déplacement empêche la réduction. Dans quelques
rares cas, on peut être amené à pratiquer une résection du coude. M. le
professeur Kirmisson, pourtant ennemi des opérations mutilantes, dut
s'y résoudre chez le malade de l'observation 162.

CHAPITRE III

ÉVOLUTION ET RÉSULTATS

§ 1. — Évolution et résultats anatomiques.

Dans les cas simples, avec déplacement nul ou très léger, le retour de la région épitrochléenne vers un aspect normal s'effectue souvent assez rapidement, et il est parfois impossible de distinguer, sur les épreuves radiographiques, l'épitrochlée saine de celle qui avait été fracturée ; mais en général le traumatisme marque l'os d'une empreinte ineffaçable.

On a beaucoup discuté, pour savoir si la réparation de la fracture se faisait ou non par un cal osseux. César, Fallier, Bardenheuer considèrent le cal osseux comme habituel ; Poland ne l'admet que dans les fractures sans déplacement ; Hutchinson le considère comme exceptionnel ; Cotton nie la possibilité de sa production.

La question me paraît assez mal posée. La fracture de l'épitrochlée est presque toujours un décollement épiphysaire : on doit donc considérer comme présentant une absence de cal osseux, les seules fractures où la radiographie montre encore un espace clair, à l'âge où l'épitrochlée normale est soudée à la diaphyse. Or nombre d'auteurs parlent de cal fibreux chez des enfants de 13 à 15 ans.

En réalité, non seulement la fracture de l'épitrochlée entraîne rarement un cal fibreux définitif, mais, le plus souvent, elle hâte au contraire la soudure de l'épiphyse décollée à la diaphyse. Dans 6 de mes observations, cette soudure précoce est complète chez des enfants de 12 à 16 ans (obs. 132, 136, 137, 139, 143, 154). L'un d'eux avait eu une fracture à grand déplacement en haut. Cette tendance à l'ossification précoce est très remarquable dans l'observation 134. Il s'agit d'une fracture vraie, avec gros fragment diaphysaire, ayant subi une rotation de 180°. La soudure entre les portions diaphysaire et épiphysaire du fragment est complète, et la ligne d'union à l'humérus est à peine visible. De même, dans l'observation 153, l'épitrochlée est unie à la coronoïde, à tel point qu'on ne distingue plus ce qui la constituait. D'autres fois, la soudure est partielle : en général, les deux fragments, unis en haut, sont plus ou moins distants en bas.

Je ne nie pas, cependant, la possibilité d'une absence de consolidation osseuse, mais elle me paraît rare. Deux malades (obs. 150 et 152), l'un de 19, l'autre de 17 ans, paraissent présenter un cal fibreux sans tendance à l'ossification. Le fait me semble plus fréquent dans les fractures à plusieurs fragments ; l'épitrochlée ne se reconstitue pas toujours, et ses morceaux restent écartés de la diaphyse (obs. 133, 157).

La position de l'épitrochlée peut subir, nous l'avons dit, une amélioration spontanée, en dehors de toute tentative de réduction. Ce phénomène me paraît relever de l'adaptation fonctionnelle : à mesure que les mouvements se rétablissent, l'épitrochlée, encore mobile, tend à reprendre la situation qui facilite le mieux leur exécution. Cette tendance à la correction spontanée peut s'observer, quel que soit le sens du déplacement. Dans l'observation 129, l'épitrochlée, voisine de la coronoïde, est presque remontée à sa place un an après. Dans l'observation 145, il existait un déplacement en haut ; dans les observation 158 et 159, le déplacement en bas et en dedans s'est beaucoup amélioré ; dans l'observation 161, enfin, l'axe de l'épitrochlée, horizontal, a repris une situation verticale.

Les altérations du périoste, en se réparant, exercent une certaine influence sur l'aspect radiographique : souvent des masses osseuses, invisibles sur l'épreuve ancienne, sont nettement aperçues plus tard. Tantôt elles se développent entre l'épitrochlée et la diaphyse, parfois aux dépens de cette dernière, et prennent part à la formation du cal (obs. 129, 135, 161), tantôt des petits fragments aberrants se développent autour de l'épitrochlée et en dehors d'elle (obs. 139, 148, 149, 150, 157, 158).

Le périoste joue aussi dans les fractures de l'épitrochlée son rôle de régularisation et de modelage. Le fait est très net dans l'observation 153 ; il l'est plus encore dans l'observation 154, où l'épitrochlée irrégulière, atrophiée, complètement soudée à la diaphyse, est entourée d'une zone d'os périostique plus clair, reproduisant la forme d'une épitrochlée normale. Cette néoformation périostique se retrouve également sur les observations 159 et 160. Dans l'observation 159, l'os de nouvelle formation entoure l'épicondyle.

Il est intéressant de constater que cette atteinte de l'épicondyle s'observe assez souvent dans les fractures de l'épitrochlée avec luxation concomitante. Les radiographies faites immédiatement après le traumatisme n'indiquent aucune lésion épicondylienne ; le périoste arraché avec le ligament latéral externe prolifère ensuite et altère plus ou moins la forme de l'épicondyle (obs. 133, 152, 157, 160).

L'évolution anatomique des fractures de l'épitrochlée avec déplacement au voisinage de l'apophyse coronoïde, mérite une mention spéciale, en raison du pronostic fâcheux attribué à ce déplacement. Il est signalé dans 5 observations (obs. 129, 142, 147, 148, 153). Dans l'observation 129, l'épitrochlée a à peu près repris sa place normale spontanément. Dans les observations 142 et 153, elle s'est adaptée à sa nouvelle position : dans la première, elle est presque soudée à la coronoïde, dans la seconde cette soudure est si complète, qu'on ne voit plus qu'une coronoïde hypertrophiée en dehors, à contours arrondis et réguliers. Le fragment enlevé chirurgicalement, immédiatement après le traumatisme pour fracture ouverte dans l'observation 147, deux mois après pour cal vicieux immobilisant presque complètement le coude dans l'observation 148, s'est reconstitué dans ces deux cas à la place qu'il occupait avant l'intervention sanglante.

§ 2. — Évolution et résultats cliniques.

Le retour des mouvements, dans les fractures de l'épitrochlée, s'effectue le plus souvent d'une manière très régulière. En général, la flexion complète se rétablit plus vite que l'extension, et le malade ne reprend guère l'usage intégral de son membre avant six semaines dans les cas favorables ; un temps beaucoup plus long est nécessaire dans les cas plus sérieux.

La *restitutio ad integrum* s'obtient plus fréquemment que dans les autres fractures du coude. Dans 16 observations sur 34, l'excursion des mouvements est absolument identique des deux côtés, dans 2 autres, la flexion a subi une diminution à peine appréciable, avec une extension normale ; dans 4 enfin, à une flexion normale correspond une hyperextension si peu limitée qu'elle atteint ou dépasse la rectitude. Cela fait en somme 22 résultats absolument parfaits sur 34.

Dans 8 observations, la flexion a subi une diminution variable, à peine marquée dans 3 cas ; dans 2 autres, elle est limitée à 55°. Dans l'observation 148°, la flexion va jusqu'à 45° ; elle atteint cependant un angle inférieur de 10° à celui du côté sain.

La limitation de l'extension est beaucoup plus fréquente : je l'ai notée dans 15 observations, dont 5 où la rectitude est atteinte ou même dépassée. Cette limitation n'est jamais gênante ; dans les observations 152 et 155, elle atteint 160° ; dans l'observation 159, 165°. Une seule fois, elle ne dépasse pas 100° chez un malade ayant subi une résection du coude pour luxation ancienne irréductible, accompagnant la fracture de l'épitrochlée.

La pronation, presque toujours libre aussitôt après le traumatisme, est restée légèrement limitée dans un cas (obs. 152). De même, une diminution légère de la supination est notée dans les observations 141 et 143. Enfin, chez le malade de l'observation 162, dont le coude a été réséqué, la pronation et la supination sont complètement abolies, l'avant-bras est immobilisé en demi-pronation.

Destot, Vignard et Barlatier admettent que la limitation porte sur la flexion ou l'extension, suivant que l'épitrochlée est déplacée vers le coroné ou l'olécrane : l'examen clinique et radiographique ne me paraît pas confirmer cette opinion. Elle n'expliquerait pas, au reste, les cas de limitation simultanée de la flexion et de l'extension (obs. 141, 152, 155).

La possibilité d'un cubitus varus n'est guère admissible, et le cas unique de von Lesser semble douteux à M. Mouchet. Dans mon observation 132, cette déformation, légère, est très nette ; mais il s'agit d'une fracture ancienne, observée pour la première fois un an après le traumatisme ; la fracture de l'épitrochlée, incontestable, s'accompagnait d'une sus-condylienne très basse ; on sait la fréquence de la consolidation en varus dans cette variété de fracture.

Suivant de nombreux auteurs, le cubitus valgus n'existe pas non plus dans les fractures de l'épitrochlée. Destot, Vignard et Barlatier l'ont observé plusieurs fois, mais toujours chez des malades présentant en même temps une luxation non réduite. Cette déformation me paraît cependant plus fréquente qu'on ne le dit généralement. J'en ai relevé six observations des plus nettes (obs. 141, 142, 148, 155, 159, 160). Dans les observations 148 et 155, la diminution de l'angle huméro-cubital externe atteint 5°, dans l'observation 159, le valgus physiologique est à peu près inexistant du côté sain, et atteint 10° du côté fracturé.

La possibilité d'un valgus progressif, ostéogénique, rétrécissant peu à peu la gouttière olécrano-coronoïdienne, et pouvant amener une paralysie tardive du cubital, ne me paraît pas plus démontrée ici que dans les autres fractures de l'extrémité inférieure de l'humérus. L'existence de ces paralysies très tardives est indiscutable, mais leur pathogénie me semble différente. Leur apparition coïncide presque toujours avec un surcroît de fatigue imposé au coude anciennement fracturé; de petites contusions répétées contre une saillie osseuse, reliquat de l'ancienne fracture, irritent à la longue le nerf, qui réagit ainsi plusieurs années après le traumatisme initial. L'observation 89 de la thèse de Mouchet en est un exemple frappant. Sa malade, soignée en 1897 pour une fracture de l'épitrochlée, guérit sans incident. M. Mouchet la revoit en 1906 avec une parésie du cubital datant de six mois, et apparue à la suite de fatigues imposées au coude. L'opération consiste à réséquer une saillie osseuse, dont le voisinage irritait le nerf. J'ai revu cette malade (obs. 149) : elle est à peu près complètement guérie de sa paralysie ; elle présente seulement un peu d'atrophie des muscles antibrachiaux et hypothénar innervés par le cubital, et parfois quelques sensations légèrement douloureuses dans la sphère de ce nerf. *Je n'ai pas observé chez elle la moindre trace de cubitus valgus.*

Le pronostic des fractures de l'épitrochlée, avec fragment déplacé au voisinage de la coronoïde, me paraît bien plus favorable qu'on n'a coutume de le dire. Dans l'observation 129, l'épitrochlée est remontée d'elle-même à sa place normale, et, un an après, le malade avait recouvré l'intégrité complète de ses mouvements. Dans l'observation 142, une paralysie cubitale consécutive au traumatisme a guéri spontanément : le malade, deux ans après l'accident, ne présente plus qu'une très légère atrophie musculaire, une extension à 175°, et un valgus à peine accru de 1 ou 2°. Dans l'observation 153, le malade a une motilité identique à celle du côté sain. Dans ces deux derniers cas, cependant, l'épitrochlée est complètement soudée au coroné par un cal osseux : Chazal semble redouter les dangers de cette soudure; elle me paraît bien inoffensive. Enfin, dans les deux cas où l'épitrochlée avait été enlevée chirurgicalement, elle s'est régénérée, grâce au périoste; la reproduction de cette situation vicieuse n'a pas empêché une guérison complète (obs. 147) ou presque parfaite (obs. 148).

Le résultat semble donc aussi bon ici que dans les autres fractures de l'épitrochlée. Au point de vue de l'aspect clinique, d'ailleurs, ces fractures sont celles qui donnent le moins de déformation visible. Bien souvent le coude est normal à la vue et à la palpation. La palpation, cependant, décèle fréquemment des irrégularités ou un épaississement de l'os au niveau de l'épitrochlée. Parfois, celle-ci fait une saillie visible à la région interne. La trace de l'arrachement du ligament latéral externe, entraînant souvent une parcelle du périoste épicondylien, est souvent appréciable cliniquement : la région du condyle externe est épaissie, et parfois saillante.

Je n'ai jamais observé dans ces fractures de pseudarthrose vraie, avec mobilité persistante de l'épitrochlée. Mouchet en note un cas dans sa thèse (obs. 81); Destot, Vignard et Barlatier la signalent également.

Cinq malades seulement présentent un léger degré d'atrophie musculaire persistante; deux d'entre eux avaient présenté des phénomènes de paralysie cubitale (obs. 138, 142, 149, 159, 162).

La résultat fonctionnel est généralement excellent. Un seul malade sa plaint d'une diminution très sensible de la valeur fonctionnelle de son membre (obs. 155), malgré une limitation peu considérable de l'excursion des mouvements (flexion, 55°; extension, 160°), et des altérations osseuses très minimes. Ce malade a été longtemps massé et mobilisé par ses parents; peut-être faut-il voir là la cause du résultat, moins favorable que la bénignité de la fracture ne permettait de l'espérer.

Dans l'ensemble, les fractures avec luxation, même réduite, comportent un pronostic plus sévère que les fractures isolées de l'épitrochlée. Ces dernières présentent toutes un résultat définitif à peu près parfait, y compris les trois malades opérés (une fracture ouverte, un cal vicieux, une paralysie cubitale tardive).

En somme, sur 34 fractures de l'épitrochlée, 21 fractures simples présentent un résultat parfait, 13 fractures avec luxation présentent 10 résultats parfaits, un résultat satisfaisant (obs. 152) (flexion 55°, extension 160°), un résultat passable seulement au point de vue fonctionnel, malgré l'intégrité relative de la motilité (obs. 155) (flexion 55°, extension 160°), enfin un résultat très médiocre, dans un cas de luxation non réduite ayant nécessité une résection du coude (flexion 50°, extension 100°, pronation et supination abolies).

Ces résultats ne sont guère plus favorables que dans les deux autres variétés principales de fractures de l'extrémité inférieure de l'humérus. Ils se rapprochent de la statistique de Destot, Vignard et Barlatier, qui, sur 13 observations de fracture de l'épitrochlée, obtiennent 7 résultats parfaits, 5 satisfaisants, et une ankylose presque complète.

OBSERVATIONS

FRACTURES DE L'ÉPITROCHLÉE

1° Fractures isolées de l'épitrochlée.

Obs. 129. — *Fracture de l'épitrochlée gauche.*

Perr... Sadi, 10 ans, *24 octobre 1901.* — L'enfant est tombé sur le coude gauche, le 28 septembre dernier. On diagnostique une fracture de l'épitrochlée.

La radiographie de face, très floue, l'enfant ne voulant pas rester im-

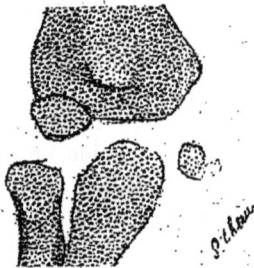 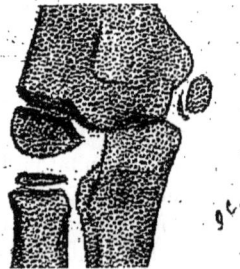

Fig. 361.	Fig. 362.

mobile, montre cependant l'épitrochlée déplacée en bas, située à un demi-centimètre en dedans du bord interne du coroné (fig. 361).

L'enfant est soumis au massage pendant deux mois, sans immobilisation.

20 octobre 1902. — Le résultat est parfait. Tous les mouvements sont normaux.

La radiographie montre l'épitrochlée presque revenue à sa place normale, avec une zone d'ossification nouvelle entre elle et le bord huméral (fig. 362).

Obs. 130. — *Arrachement de l'épitrochlée droite.*

Lann... (garçon), 12 ans, *28 octobre 1901.* — Le 8 octobre dernier, l'enfant, en courant, tombe sur la face interne du coude droit, le bras en flexion. L'enfant a ressenti une douleur vive; il s'est produit une impotence fonctionnelle complète, mais le coude n'a présenté ni ecchymose, ni gonflement.

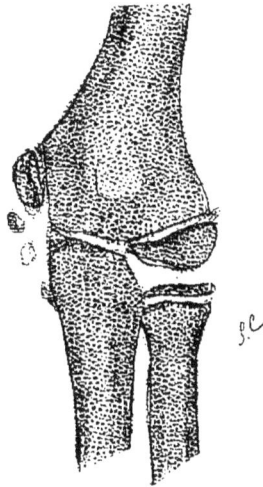

FIG. 363.

Actuellement, la flexion et l'extension s'effectuent normalement et sans douleur. Il n'y a ni tuméfaction, ni ecchymose. La pronation et la supination sont un peu douloureuses, ainsi que la pression au niveau de la tête radiale et dans la région épitrochléenne. On fait le diagnostic de *pronation douloureuse.*

L'enfant revient le *16 février 1902.* — L'épitrochlée droite, augmentée de volume, fait fortement saillie en dedans, et est douloureuse à la pression. Les mouvements du coude s'effectuent normalement.

La radiographie de face montre un arrachement d'un fragment de l'épiphyse épitrochléenne de la grosseur d'un petit pois; le reste de cette épiphyse est augmenté de volume (fig. 363).

19 mai 1910. — L'épitrochlée reste un peu saillante. Tout est normal d'ailleurs. Pas de nouvelle radiographie.

Obs. 131. — Fracture de l'épitrochlée droite.

Dur... Germaine, 6 ans et demi, *1903.* — L'observation n'est pas prise mais le diagnostic est noté et confirmé par la radiographie qui, bien que très floue, montre un arrachement d'os très clair au niveau de l'épitrochlée.

12 mai 1910. — Le coude est absolument normal. Pas de nouvelle radiographie.

Obs. 132. — *Fracture ancienne de l'extrémité inférieure de l'humérus gauche. Subluxation du cubitus. Fracture de l'épitrochlée. Fracture sus-épicondylienne.*

Marc... Maurice, 5 ans et demi, *juillet 1902.* — Il y a un an, l'enfant, jouant dans une cour, a fait une chute sur le bras gauche. Aucun médecin n'a été consulté, aucun traitement essayé.

La motilité restant défectueuse, la mère le conduit à l'hôpital. L'extension est complète, mais la flexion ne dépasse pas l'angle droit.

A l'inspection, le coude semble normal. La palpation ne décèle aucune saillie anormale, soit en avant, soit en arrière. Cependant cette limitation des mouvements s'explique par les résultats de la radiographie (dont l'observation donne la description suivante) :

Sur celle-ci on constate en effet, en même temps qu'une subluxation du cubitus et un arrachement de l'épitrochlée, un trait de fracture partant du bord externe de l'extrémité inférieure de l'humérus, juste au-dessus de l'épicondyle, traversant la fossette épicondylienne (?) (il s'agit évidemment de la fossette olécranienne ou coronoïdienne), et, continuant sa direction en bas et en dedans, sectionnant la trochlée humérale à l'union de son tiers interne et de ses deux tiers externes. Le périoste a été arraché à la suite du traumatisme sur une certaine surface, et une nouvelle production osseuse fait relief sous forme de bande allongée, surajoutée sur une certaine hauteur au bord externe de l'humérus. De même, au niveau du trait de fracture indiqué plus haut, existe un cal osseux faisant saillie et butoir.

En réalité, la lésion importante est ici une véritable fracture supra-condylienne transversale basse, avec déplacement en dehors du fragment inférieur. Le trait de fracture me semble aboutir en dedans, non pas au niveau de la trochlée, mais en face de l'épitrochlée, qui a probablement été arrachée avec le fragment inférieur (fig. 364). Le profil est d'ailleurs tout à fait celui d'une sus-condylienne par extension. On y retrouve le butoir antérieur bas situé, et le crochet osseux postérieur signalé notamment sur les radiographies des observations 42, 63, 71. Il s'agit d'une difficulté d'interprétation analogue à celle des observations 98 et 102 ; la fracture serait mieux classée avec les sus-condyliennes (fig. 365).

L'enfant est revu le 14 août 1902. L'extension est égale à celle du côté opposé, mais la flexion est toujours limitée à l'angle droit.

12 mai 1910. — Le coude est absolument normal à la vue et à la palpation. Il existe un très léger degré de cubitus varus (178° environ). La flexion atteint 50° ; l'hyperextension est un peu plus marquée qu'à droite. Le résultat fonctionnel et esthétique est parfait.

La radiographie de face montre un développement normal des quatre noyaux épiphysaires. Les travées osseuses sont assez irrégulières autour

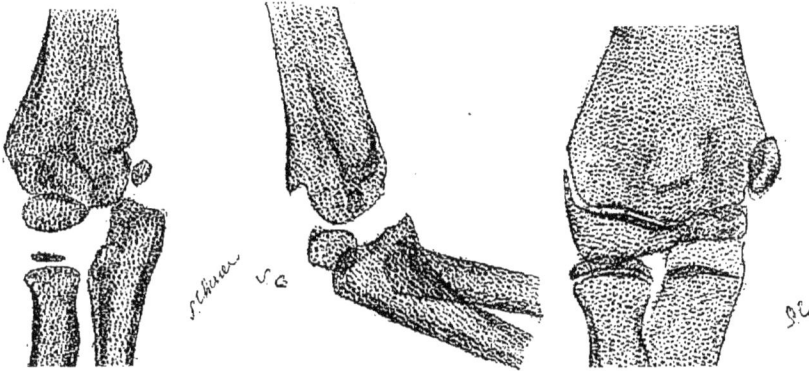

FIG. 364.   FIG. 365.   FIG. 366.

et surtout en dehors de la cavité olécranienne qui est un peu déformée. Le cubitus est en rapport normal avec la trochlée (fig. 366). Le profil semble presque normal. L'os est seulement un peu plus clair au niveau probable de l'ancien trait de fracture, mais le butoir antérieur et le crochet postérieur ont disparu.

Il reste un peu d'épaississement antéro-postérieur, et la concavité physiologique antérieure n'existe plus.

Obs. 133. — *Fracture de l'épitrochlée droite.*

Creus... Louis, 8 ans, *23 mai 1904.* — L'enfant est tombé sur le coude en jouant à saute-mouton. Il a pu remuer son bras après l'accident, mettre la main sur sa tête, quoiqu'avec difficulté, et même écrire quelques lignes.

Actuellement le coude présente du gonflement, mais pas d'ecchymose

Les mouvements sont intacts et indolores. La pression est douloureuse au niveau de l'épicondyle et de l'épitrochlée, de cette dernière surtout.

On fait le diagnostic d'entorse du coude.

La radiographie montre un arrachement osseux au niveau de l'épitrochlée, dont le noyau épiphysaire n'est pas encore ossifié (fig. 367).

L'enfant quitte le service le 26 mai avec un enveloppement ouaté autour du coude.

15 mai 1910. — L'épitrochlée est un peu irrégulière à la palpation, et saillante en avant et en dedans. L'épicondyle semble aussi assez augmenté de volume. Tout est normal d'ailleurs.

La radiographie de face montre une augmentation de volume très

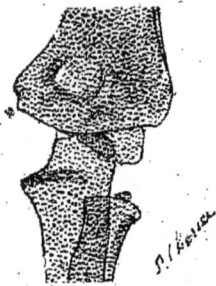 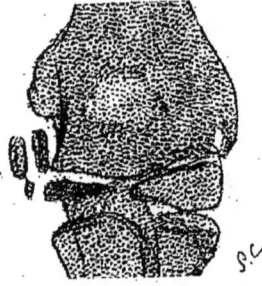 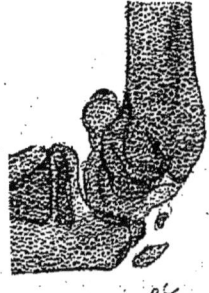

FIG. 367.   FIG. 368.   FIG. 869.

nette de la région épicondylienne. La région épitrochléenne est très déformée. On y voit trois noyaux osseux indépendants, deux supérieurs allongés, représentant probablement, l'interne, l'épiphyse épitrochléenne proprement dite, l'externe un fragment diaphysaire arraché avec elle, et seul visible sur l'épreuve de 1904, où le point épitrochléen était encore cartilagineux. Tenant au petit fragment inférieur, il est impossible de l'individualiser d'une manière précise. Sur le profil, on ne voit qu'une saillie osseuse au lieu de trois, mais elle suffit pour montrer qu'il existe un déplacement en avant (fig. 368 et 369).

Obs. 134. — *Fracture de l'épitrochlée gauche.*

Trou... Jeanne, 5 ans, *11 juin 1904.* — L'observation n'a pas été retrouvée, mais la radiographie montre une fracture de l'épitrochlée gauche avec fort déplacement en dehors, et rotation de près de 180°, telle que la surface fracturée de la portion diaphysaire du fragment arraché regarde directement en dehors. Il existe en outre un petit éclat osseux libre entre les extrémités supérieures des deux fragments. Enfin on trouve un petit arrachement osseux au niveau de l'épicondyle (fig. 370).

19 mai 1910. — L'épitrochlée gauche est saillante à la vue et à la palpation. Le condyle externe semble aussi un peu gros. La flexion est complète à 1° ou 2° près. L'extension atteint 170°. Les autres mouvements sont normaux ainsi que les muscles. Le résultat fonctionnel est parfait.

La radiographie montre l'ancien trait de fracture encore visible ; il ne s'est pas fait de cal osseux. Le fragment épitrochléen, où les portions dia-

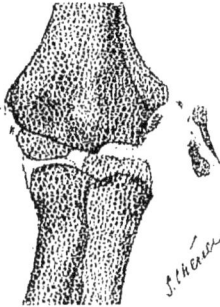

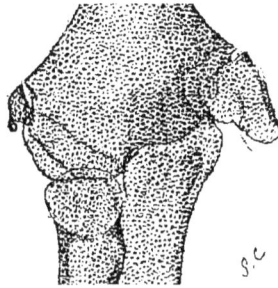

Fig. 370. Fig. 371.

physaire et épiphysaire sont soudées, forme une masse triangulaire à base correspondant au reste de l'os, à sommet arrondi dirigé en bas et en dedans ; le bord inférieur de l'humérus forme ainsi une ligne irrégulière et sinueuse. Du côté externe, l'épiphyse épicondylienne semble présenter deux fragments (fig. 371).

Obs. 135. — *Fracture de l'épitrochlée droite.*

Dalm... 12 ans, *18 juin 1904.* — L'observation n'a pas été retrouvée, mais la radiographie montre un décollement de l'épiphyse épitrochléenne

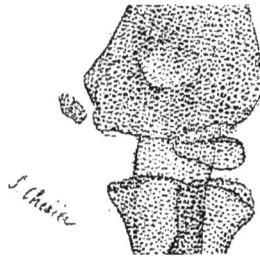

Fig. 372.

avec déplacement en dehors et un peu en bas d'un fort demi-centimètre (fig. 372).

12 mai 1910. — L'épitrochlée est un peu irrégulière et un peu moins saillante qu'à gauche à la palpation. L'aspect est normal et le résultat fonctionnel parfait. Pas de nouvelle radiographie.

Obs. 136. — *Fracture de l'épitrochlée droite.*

Pég... Jean, 10 ans, *12 novembre 1904.* — L'enfant, poussé contre un mur, l'a heurté violemment avec la paume de la main droite.

Actuellement le membre présente une impotence fonctionnelle relative, et le coude est le siège d'un gonflement assez bien limité à sa partie interne. La région interne est également seule douloureuse à la pression. La pronation et la supination sont normales. L'abduction est douloureuse, la flexion également, quand elle dépasse l'angle droit.

Sur la radiographie, l'épiphyse épitrochléenne est déplacée directement en haut d'un bon centimètre (fig. 373).

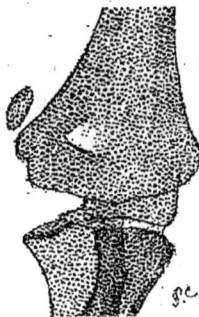 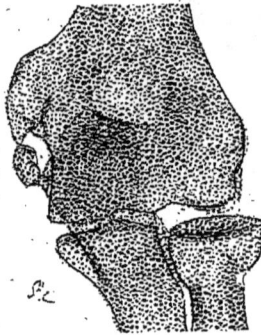

Fɪɢ. 373.   Fɪɢ. 374.

3 mai 1910. — L'épitrochlée droite est saillante et augmentée de volume à la palpation. L'extension atteint 178° environ. Tous les autres mouvements sont normaux. La musculature est très bonne, sans aucune atrophie du groupe épitrochléen. Résultat fonctionnel parfait.

La radiographie montre l'épiphyse épitrochléenne soudée à la diaphyse au point où elle s'était déplacée. A la place qu'elle devrait occuper s'est développé un petit noyau osseux partiellement uni à la diaphyse et à l'épiphyse épitrochléenne déplacée (fig. 374).

Obs. 137. — *Fracture de l'épitrochlée gauche.*

Hard... Valentin, 10 ans, *21 juin 1907.* — L'observation n'est pas retrouvée. La radiographie de face montre un décollement de l'épitrochlée très légèrement déplacée en dedans (fig. 375). Sur le profil, on retrouve l'épitrochlée nettement déplacée en arrière.

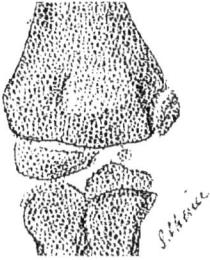 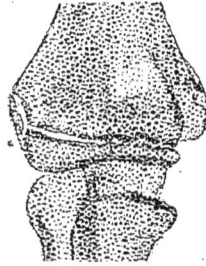

FIG. 375.   FIG. 376.

25 juin 1910. — Le résultat est absolument parfait à tous les points de vue. La radiographie montre seulement l'os un peu irrégulier au niveau de l'épitrochlée, déjà partiellement soudée à la diaphyse (fig. 376). Le profil, normal, ne montre plus aucune trace de déplacement postérieur.

Obs. 138. — *Fracture de l'épitrochlée droite.*

Bert... 9 ans, *26 juin 1908.* — Pas d'observation. La radiographie montre un décollement de l'épitrochlée déplacée en dedans d'un demi-centimètre, avec inclinaison de son axe, oblique en bas et en dehors (fig. 377).

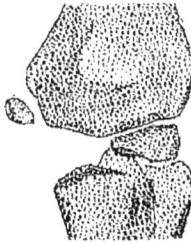

FIG. 377.

26 mai 1910. — On perçoit à la palpation une saillie peu marquée, un peu en avant et au-dessus de l'épitrochlée. Les muscles épitrochléens sont légèrement atrophiés. La flexion, la pronation, la supination sont normales. L'hyperextension est un peu moins marquée qu'à gauche. Le résultat fonctionnel est parfait. Pas de nouvelle radiographie.

Obs. 139. — *Fracture de l'épitrochlée droite.*

Esc... Louis, 10 ans et demi, *6 juillet 1908.* — Les quelques mots d'observation indiquent le diagnostic d'arrachement de l'épitrochlée droite. Il existe de la douleur à la pression de l'épitrochlée, une ecchymose légère et un gonflement du coude.

La radiographie ne montre rien de particulier ; il s'agit probablement d'un simple arrachement périostique (fig. 378).

12 mai 1910. — Le coude semble normal à tous les points de vue, mais la radiographie montre un petit fragment osseux détaché de la partie inférieure de l'épitrochlée. Il s'agissait donc bien d'un petit arrachement partiel (fig. 379).

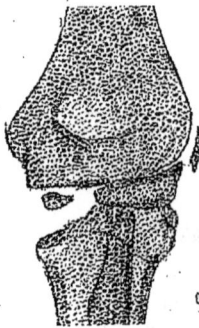 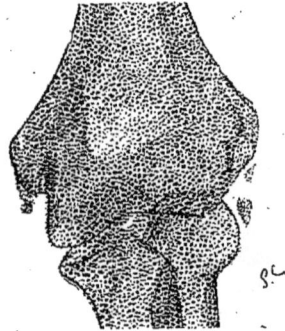

FIG. 378.   FIG. 379.

Obs. 140. — *Fracture de l'épitrochlée droite.*

Izan... 10 ans. *14 septembre 1908.* — Pas d'observation. La radiogra-

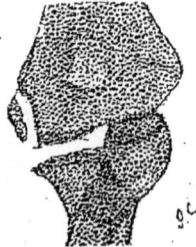

FIG. 380.

phie, prise sous un pansement ouaté, est un peu floue, mais montre bien l'épitrochlée décollée, légèrement déplacée en dedans, avec axe incliné en bas et en dehors (fig. 380).

19 mai 1910. — Le coude est absolument normal. Pas de nouvelle radiographie.

Obs. 141. — *Fracture de l'épitrochlée droite.*

Franc... 12 ans et demi, *17 octobre 1908.* — Il y a deux mois, l'enfant est tombé en arrière, sur le coude droit demi fléchi derrière le dos. Il a présenté une ecchymose, mais pas d'impotence fonctionnelle. On a pratiqué des massages.

Actuellement l'enfant se fatigue facilement, dès qu'il écrit longtemps. L'épitrochlée est un peu augmentée de volume, mais indolore. La flexion atteint 70°, l'extension 160°·

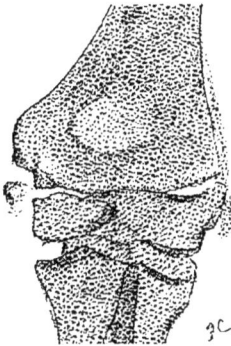 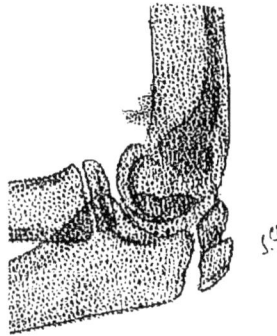

FIG. 381.   FIG. 382.

La radiographie montre seulement un petit fragment osseux arraché à la partie inférieure de l'épitrochlée et déplacé en bas (fig. 381). Sur le profil, on voit une petite saillie d'os néoformé en avant de la diaphyse, à la hauteur de l'épitrochlée (fig. 382).

19 mai 1910. — L'épitrochlée est un peu saillante, à la palpation plus qu'à la vue. La flexion atteint 45°, l'extension 175° ; la pronation est normale, la supination très légèrement limitée. Le valgus est plus marqué qu'à gauche de 1° ou 2°. Le résultat fonctionnel est excellent. La mère trouve que les mouvements prennent encore de l'amplitude. Il n'a pu être fait de nouvelle radiographie.

Obs. 142. — *Fracture de l'épitrochlée droite, avec lésion passagère du cubital.*

Ross... Paul, 15 ans, *19 décembre 1908.* — L'enfant a fait une chute sur le coude droit. Le lendemain matin, à la consultation, on fait le diagnostic de fracture de l'épitrochlée, sans explorer le nerf cubital.

La radiographie de face montre l'épitrochlée complètement déplacée en bas, coiffant en quelque sorte le bec de la coronoïde (fig. 383).

Depuis l'accident, on s'est aperçu que les 4e et 5e doigts sont restés un peu en griffe, mais les mouvements sont peu à peu revenus.

27 février 1909. — Il subsiste une griffe cubitale légère. L'éminence hypothénar, l'adducteur du pouce et la région antibrachiale interne sont

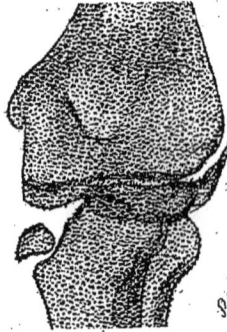 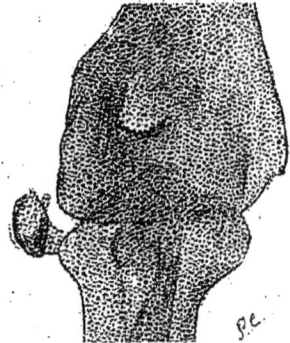

Fig. 383.   Fig. 384.

légèrement atrophiés. La sensibilité est diminuée, mais non abolie. L'index et le médius sont normaux.

1er mai 1909. — L'extension est encore un peu gênée.

23 juin 1910. — La paralysie cubitale a complètement disparu. Les muscles de l'avant-bras sont encore un peu atrophiés. L'épitrochlée semble diminuée de volume et irrégulière à la palpation; en réalité, elle est restée collée contre le bec coronoïdien, qui semble hypertrophié à la palpation. La flexion, la pronation et la supination sont normales. L'extension atteint 175°. Le valgus est peut-être plus marqué de 1° ou 2° qu'à gauche. Le résultat fonctionnel est parfait.

La radiographie montre un aplatissement de la région épitrochléenne. Le noyau épitrochléen, soudé au bec de la coronoïde, s'est développé normalement (fig. 384).

Obs. 143. — *Fracture de l'épitrochlée droite.*

Court... Claire, 13 ans, *19 janvier 1909*. — L'enfant, en se levant, s'est pris le pied dans le drap de son lit, et est tombée lourdement, le bras replié sous elle.

A l'examen, on constate un épanchement sanguin assez abondant à la face interne du coude droit, et une douleur très vive au niveau de l'épitrochlée. Les mouvements sont peu limités ; la flexion atteint 45°, l'extension 170° environ. On recommande le port d'une simple écharpe.

La radiographie montre un décollement de l'épiphyse épitrochléenne, avec faible déplacement (fig. 385).

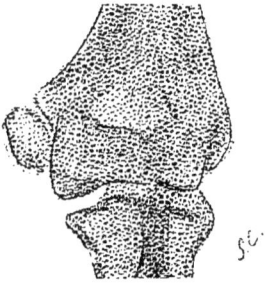 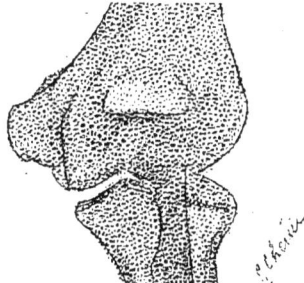

Fig. 385.   Fig. 386.

18 février. — L'extension est limitée à 140°, et douloureuse.
4 mars. — L'extension est toujours limitée.
20 avril. — L'extension a gagné un peu.
14 mai 1910. — L'aspect du coude et la musculature sont normaux. L'épitrochlée semble un peu irrégulière à la palpation. La flexion et la pronation sont complètes. L'extension atteint 178° environ. La supination est légèrement limitée. Le résultat fonctionnel est parfait.

La région épitrochléenne présente, sur la radiographie, des contours un peu irréguliers, et l'épitrochlée même est augmentée de volume (fig. 386).

Obs. 144. — *Décollement de l'épitrochlée gauche.*

Jank... David, 2 ans et demi, *19 août 1909* — L'enfant, tombé de sa chaise sur le coude gauche, est amené à l'hôpital pendant la garde.

Le coude présente à sa partie interne un gonflement modéré, une petite ecchymose, et une douleur bien localisée à l'épitrochlée. Les mouve-

ments sont douloureux, mais à peu près complets, sauf la pronation, qui
est un peu limitée. Il n'y a pas de déplacement appréciable.

On n'applique pas d'appareil.

Le diagnostic de fracture de l'épitrochlée ne peut être confirmé par la
radiographie, l'épiphyse étant encore cartilagineuse; elle montre seulement une teinte plus foncée des tissus mous au niveau de la région
interne du coude.

31 août. — La région épitrochléenne est encore un peu douloureuse.
Les mouvements sont normaux.

16 juin 1910. — La région interne est un peu épaissie à la palpation.
Tout est normal d'ailleurs. La radiographie ne donne aucun renseignement.

Obs. 145. — *Fracture de l'épitrochlée gauche.*

Hott... Henri, 11 ans, *1ᵉʳ juin 1910.* — L'observation n'a pas été prise
au premier examen, mais la radiographie montre un décollement de
l'épitrochlée gauche, déplacée d'un demi-centimètre en dedans et en
haut (fig. 387). Sur le profil, on constate qu'il existe aussi un léger dépla-

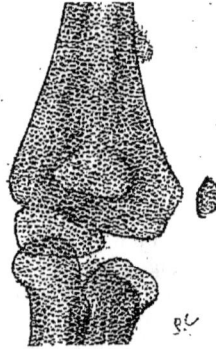

Fig. 387.

cement en avant. A noter la présence d'une apophyse sus-épitrochléenne
bien développée, visible sur les deux épreuves.

On n'a pas appliqué d'appareil. Simple écharpe.

11 juin. — Il reste une ecchymose à la région interne du coude. La douleur persiste au niveau de l'épitrochlée. La flexion atteint 60°; l'extension
110°, très douloureuse au delà de l'angle droit. La pronation et la supination sont normales.

25 juin — Flexion, 50°. Extension, 140°. L'épitrochlée est encore légèrement douloureuse à la pression.

27 septembre 1910. — Tous les mouvements ont une amplitude normale.

A la palpation, l'épitrochlée est très légèrement augmentée de volume. La gouttière épitrochléo-olécranienne est un peu comblée. Le résultat fonctionnel et esthétique est parfait.

La radiographie de face montre que l'épitrochlée s'est spontanément

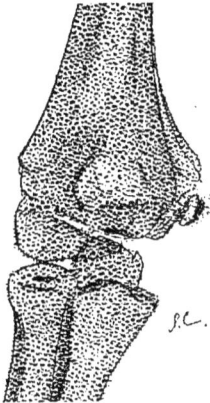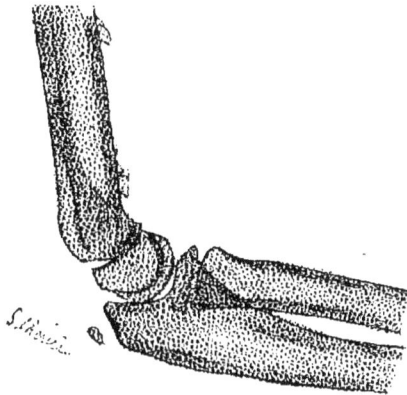

Fig. 388.   Fig. 389.

rapprochée du bord huméral, avec lequel elle est en contact. Elle reste cependant un peu au-dessus de son niveau normal. On constate qu'il s'est développé en dedans une production d'os périostique. Sur le profil, l'épitrochlée est restée un peu déplacée en avant (fig. 388 et 389).

Obs. 146 (Résumé, obs. 79, th. de Mouchet). — *Fracture de l'épitrochlée droite, sans déplacement.*

M... Corneille, 11 ans, *6 avril 1897.* — L'enfant est tombé sur la face postérieure du coude droit. Gonflement, douleur et crépitation au niveau de l'épitrochlée. La flexion ne dépasse pas l'angle droit, l'extension est presque complète, la pronation et la supination légèrement diminuées.

La radiographie (fig. 121, p. 229, th. de Mouchet) confirme le diagnostic.

Traitement : massages quotidiens.

Les mouvements reviennent rapidement, sauf l'extension qui n'est complète qu'en janvier 1898, sans hyperextension. A cette époque, il persiste encore un peu d'atrophie des épitrochléens.

Une radiographie, faite un mois après l'accident, montre déjà des travées osseuses unissant l'épitrochlée au reste de l'os.

Note remise par M. Mouchet, *19 mai 1900.* — N'était l'augmentation de volume de l'épitrochlée, on ne pourrait soupçonner une ancienne fracture. Musculature et fonctionnement normaux.

Obs. 147. — *Fracture ouverte de l'épitrochlée gauche.*

Leti... André, 11 ans, *14 avril 1907.* — L'enfant a été renversé par une voiture, dont la roue a passé sur lui. Il présente des contusions minimes en divers points du corps, et une plaie contuse importante, avec décollement de la largeur d'une paume de main, au niveau de la région supéro-interne de la jambe gauche.

Mais c'est surtout le coude gauche qui est atteint. Toute sa partie interne et très tuméfiée, ecchymotique. Juste à l'extrémité interne du pli du coude, on constate une petite plaie, par laquelle un peloton adipeux fait hernie.

On ne voit pas de solution de continuité entre l'extrémité inférieure de l'humérus et l'extrémité supérieure du radius et du cubitus ; cependant la région épitrochléenne est le siège de vives douleurs. La présence d'une volumineuse collection sanguine sous-cutanée empêche de sentir nettement l'épitrochlée.

L'avant-bras est en flexion moyenne et demi-pronation. La flexion et l'extension spontanées sont assez étendues et non douloureuses.

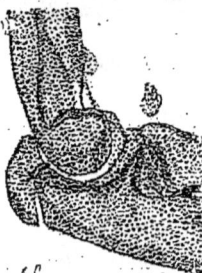

Fig. 390.

Le diagnostic probable est celui de fracture de l'épitrochlée.

Un débridement est jugé utile par MM. Broca et Mouchet, et pratiqué par M. Mouchet, le 15 février au matin, sous anesthésie chloroformique. On pratique un nettoyage soigné de la peau de tout le membre, qui est très malpropre. Débridement sur une étendue de 4 centimètres de la petite plaie des téguments ; il en sort une abondante quantité de sang liquide.

On voit par la plaie :

1° Le condyle interne de l'humérus, dénudé sur une étendue de la largeur d'une pièce de 5 francs.

2° Un arrachement de l'épitrochlée, attenante au ligament latéral interne, et située en regard de l'interligne articulaire.

3° L'interligne articulaire bâillant à chaque mouvement de latéralité en dehors.

On nettoie soigneusement la plaie, que l'on draine après excision du fragment épitrochléen. On applique ensuite un pansement ouaté sur le coude, maintenu en flexion par une attelle en fil de fer.

16 février. — Premier pansement. Il s'est écoulé une assez grande quantité de sang.

7 mars. — L'enfant quitte le service en parfait état, le coude encore un peu enraidi.

12 mai 1910. — Il existe une cicatrice étoilée à la région épitrochléenne. On constate une saillie osseuse au-dessus de l'épitrochlée. Tous les mouvements sont normaux. Le résultat fonctionnel est parfait.

La radiographie de face n'a pas été bien prise. Celle de profil montre un petit noyau isolé presque au contact du pourtour de la tête radiale et en avant d'elle. Une autre saillie osseuse est visible en avant de la face antérieure de l'humérus, à peu près au niveau de l'épitrochlée (fig. 390).

Obs. 148. — *Fracture de l'épitrochlée gauche opérée.*

Gon... Paul, 10 ans, *20 juin 1907.* — Les quelques notes prises indiquent qu'il s'agit d'une fracture de l'épitrochlée datant de deux mois, avec coude très enraidi, à peu près immobilisé à angle droit.

L'opération a consisté à enlever le fragment épitrochléen soudé au cubitus.

La radiographie faite à ce moment montre en effet l'épitrochlée au

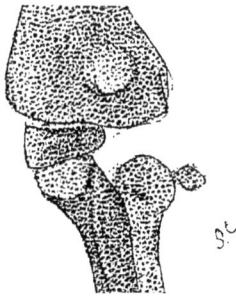

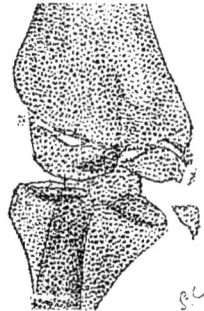

Fig. 391.   Fig. 392.

contact du bord de la coronoïde (fig. 391), et visible également sur le profil.

26 avril 1910. — La cicatrice opératoire est parfaitement souple. On constate à la palpation l'absence de l'épitrochlée à sa place normale. L'extrémité inférieure de l'humérus est un peu épaissie d'avant en arrière à sa partie interne. L'apophyse coronoïde semble assez fortement augmentée de volume au niveau de son bord interne.

La flexion dépasse 45°; il lui manque 10° environ pour être égale à celle du côté droit. L'extension est complète à 1° ou 2° près, sans hyperextension. Il y a un léger degré de cubitus valgus ; 5° à peu près de plus que du côté sain. La pronation et la supination sont normales. Le résultat fonctionnel est parfait.

La radiographie de face (fig. 392) montre que ce qui semblait être une augmentation de volume de la coronoïde est en réalité le fragment épitrochléen régénéré après l'opération, mais à contours plus irréguliers, et séparé de la coronoïde par une zone claire. La région épitrochléenne de l'humérus a une hauteur plus grande qu'à l'état normal ; l'épiphyse trochléenne est un peu irrégulière, plus allongée en dedans qu'à l'état normal, et son cartilage conjugal a des contours sinueux. Le profil montre une petite production d'os néoformé en arrière.

Obs. 149. — (Résumé, obs. 89, th. de Mouchet, et Mouchet, *Méd. prat.*, 1906, pp. 186-188). — *Fracture de l'épitrochlée droite, opérée neuf ans plus tard pour lésion secondaire du nerf cubital.*

Hur... Florida, 12 ans, *13 juillet 1897.* — L'enfant est tombée sur le coude droit, le 5 juillet dernier. Un médecin appelé le lendemain a diagnostiqué une simple contusion. La flexion atteint 90°, l'extension 120° à 130°. La pronation et la supination sont diminuées, l'abduction est exagérée.

La radiographie (fig. 133, p. 243, Th. de Mouchet) montre le fragment épitrochléen abaissé en avant, entre la trochlée et le coroné.

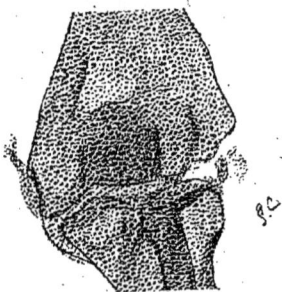

Fig. 393.

Le traitement consiste en massage et mobilisation.

Une nouvelle radiographie (17 août 1897) montre le fragment situé en meilleure position, au côté interne de la cavité sigmoïde. Les mouvements s'améliorent progressivement.

6 janvier 1898. — Tous les mouvements sont normaux, sauf l'hyperextension qui n'existe pas encore. La radiographie montre l'épitrochlée à la même place.

12 juillet 1898. — Même état.

Mars 1906. — La malade revient consulter pour une parésie progressive du cubital, ayant débuté il y a six mois. L'opération montre au bord interne de l'humérus, une saillie osseuse, développée secondairement, et irritant le nerf. On pratique une résection modelante (régularisation des contours et ablation de la saillie osseuse).

21 juin 1910. — Grâce à l'obligeance de M. Mouchet, je revois cette malade, actuellement âgée de 25 ans. Tous les mouvements ont une amplitude normale. Il subsiste un peu d'atrophie des muscles de l'avant-bras et de la main innervés par le cubital. La malade ressent de temps en temps quelques troubles dans la sphère de ce nerf. On ne sent pas à la palpation la saillie de l'épitrochlée. L'épicondyle semble un peu saillant.

La radiographie montre les contours latéraux de l'extrémité inférieure de l'humérus un peu irréguliers. Il existe de petits noyaux osseux au niveau de l'épicondyle, et une petite saillie au-dessus de la région épitrochléenne (fig. 393).

2° Fractures de l'épitrochlée avec luxation du coude.

Obs 150. — *Luxation du coude droit en arrière, avec arrachement de l'épitrochlée.*

Cor... Lucie, 11 ans et demi, 27 *février 1902.* — Le 26 février au matin, l'enfant, en courant, a fait un faux pas, et est tombée en avant.

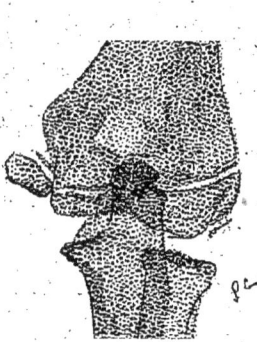

Fig. 394.

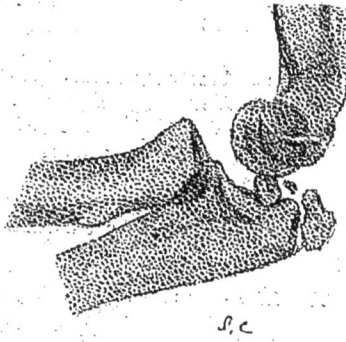

Fig. 395.

Le coude droit vient frapper le sol par sa face interne, l'avant-bras en extension presque complète sur le bras. L'enfant ressent une très vive douleur, et le coude gonfle rapidement. On amène la malade à l'hôpital l'après-midi ; l'interne de garde fait le diagnostic de luxation du coude en arrière avec fracture de l'épitrochlée, et réduit la luxation.

L'enfant revient à la consultation le 27 février. On l'envoie à la radiographie qui montre la luxation réduite. L'épitrochlée a subi une rotation en bas et en dedans de son pôle supérieur. Elle est également visible sur le profil juste au niveau de l'interligne (fig. 394 et 395).

3 mars. — Le coude droit est uniformément tuméfié, très augmenté de volume. Il existe à sa face antérieure une ecchymose empiétant sur la région interne et remontant à trois travers de doigt au-dessus et au-

TRÈVES.   17

dessous du pli du coude. L'enfant soutient de sa main gauche son avant-
bras droit fléchi à angle droit et en pronation.

La palpation éveille une vive douleur au niveau de l'interligne articu-

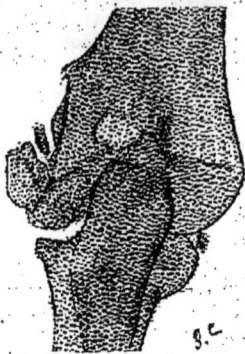

laire, surtout en dedans, au niveau de l'épitrochlée, où elle semble s'accompagner
d'une crépitation légère, avec un peu de
mobilité anormale. L'épicondyle est indolore.

La flexion est douloureuse; l'extension,
la pronation et la supination le sont à un
degré moindre.

21 juin 1910. — A la palpation, l'extrémité inférieure de l'humérus semble un
peu épaissie en dedans. Les mouvements
ont une amplitude normale. L'hyperextension est à peine moins marquée qu'à gauche.
La malade est coupeuse et n'a jamais ressenti la moindre gêne.

FIG. 396.

La radiographie (fig. 39.) montre que
l'épitrochlée s'est développée à peu près
normalement dans sa nouvelle position. Le point qui marquait sur
l'humérus le niveau supérieur du trait de fracture est deux fois plus
éloigné de l'interligne que sur l'ancienne radiographie (4 centimètres au
lieu de 2). Le petit noyau osseux, à peine marqué sur l'ancienne radiographie, entre le fragment épitrochléen et l'humérus, est maintenant
bien développé. On voit, en contact avec lui, une saillie osseuse dépendant du corps de l'os. Le profil semble normal.

Obs. 151. — *Luxation du coude gauche et fracture de l'épitrochlée.*

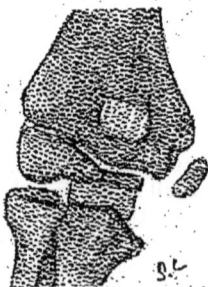

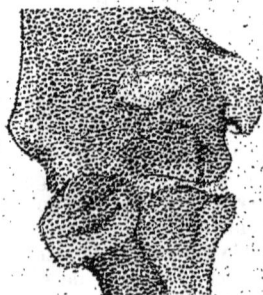

FIG. 397.   FIG. 398.

Anc... Henri, 11 ans, 3 juin 1903. — Le 11 mai dernier, l'enfant, grimpé sur un arbre, est tombé d'une hauteur de 60 centimètres, sur des pots de fleurs. La chute a provoqué aussitôt une vive douleur et un gonflement rapide du coude, plus prononcés à la partie postérieure de l'articulation, qui présentait une coloration violacée, ecchymotique. Un médecin a réduit la luxation des os de l'avant-bras.

L'articulation reste enraidie, l'épitrochlée présente un point très douloureux. L'extension est très limitée.

La radiographie montre un décollement de l'épitrochlée, déplacée d'un demi-centimètre en bas et en dedans (fig. 397).

On applique une compression ouatée et on pratique des massages.

23 juin 1910. — Résultat absolument parfait à tous les points de vue.

La radiographie montre l'épitrochlée soudée à l'humérus dans sa nouvelle position, par une zone de tissu osseux néoformé bien développée (fig. 398).

Obs. 152. — *Luxation du coude droit et fracture de l'épitrochlée.*

Douc... Georges, 9 ans, *29 juillet 1903.* — L'enfant fait une chute dans la cour de l'école. Poussé par un camarade, il tombe en arrière, le bras droit étendu. Il se présente aussitôt après l'accident, le coude droit complètement déformé, mais ne présentant encore aucun œdème.

Le coude est fléchi à angle droit; son diamètre transversal est élargi : l'olécrane est fortement saillant en arrière et surmonté d'une dépression profonde. Il est également notablement rejeté en dehors.

En avant, le pli du coude est effacé et remplacé par une saillie arrondie.

En dedans, au lieu de la saillie angulaire de l'épitrochlée normale, on trouve deux saillies superposées séparées par une dépression.

La partie inférieure du bord externe offre aussi une saillie très marquée, séparée par une dépression du bord externe de l'olécrane.

A la palpation, on n'éveille aucune douleur au niveau des os de l'avant-bras. L'olécrane est surmonté d'une profonde dépression, sur laquelle est tendu le tendon tricipital. A la partie externe, la tête radiale est reconnue aux mouvements de pronation et de supination; le doigt peut pénétrer dans la cupule.

A la partie inférieure du bord interne de l'humérus, le doigt sent une longue saillie, séparable en deux parties superposées, distantes de quelques millimètres, dont l'inférieure est trop éloignée de l'olécrane pour appartenir au cubitus. La douleur est très vive dans toute cette région, ainsi qu'au pourtour de toute l'extrémité inférieure de l'humérus.

L'abduction est exagérée.

Un mouvement de flexion un peu prononcé, associé à une pression d'arrière en avant, exercée sur l'olécrane, réduit la luxation. On se rend compte alors seulement, dans l'extension, que la saillie de la région interne du coude est l'épitrochlée détachée, présentant la forme d'un noyau

osseux de 1 centimètre de long environ, mobile et crépitant. Dans la
flexion, il reprend son immobilité.

2 août. — L'enfant quitte le service. La douleur a à peu près disparu.
Les mouvements provoqués sont faciles et indolores, sauf l'extension
complète. Il existe en dedans une forte ecchymose, au niveau de l'épitrochlée, qui est encore un peu douloureuse à la pression.

10 septembre 1910. — La flexion atteint 55° (le malade ne peut pas toucher son épaule droite avec la main droite). L'extension atteint 160°; la

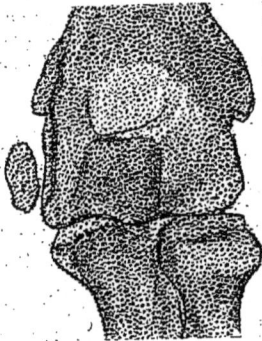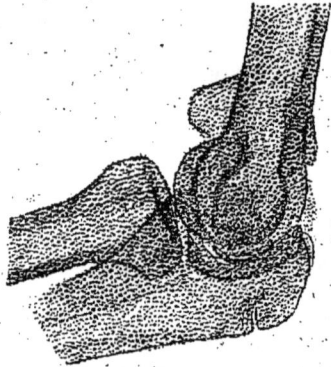

Fig. 399.   Fig. 400.

supination est complète, la pronation très légèrement limitée. La musculature est normale. A la palpation, l'épitrochlée semble déplacée en bas;
on sent une première petite saillie au-dessus de sa place normale, et une
autre, plus volumineuse, qui semble collée contre la partie antérieure du
bord externe de la coronoïde, et se déplace avec elle dans les mouvements
de flexion et d'extension. En dehors, le condyle externe paraît un peu
saillant, et la fossette cutanée, qui normalement le sépare du bord externe
de l'olécrâne, est peu marquée. Le résultat fonctionnel est excellent.

Sur la radiographie de face, l'extrémité inférieure de l'humérus, présente une hauteur telle, que le bord inférieur de la cavité oléocranienne
est à près de 2 centimètres au-dessus de l'interligne. L'épicondyle semble
ainsi remonté; l'épitrochlée au contraire est abaissée, mais non soudée
au bord huméral. Au-dessus d'elle est une petite saillie osseuse, attenant
à la diaphyse et dont elle est séparée par une dépression. Cette saillie est
également visible sur la radiographie de profil, car elle dépasse le bord
antérieur de l'humérus d'un bon centimètre (fig. 399 et 400).

Obs. 153. — *Luxation du coude gauche et fracture de l'épitrochlée.*

Vill... Georges, 13 ans et demi, *22 septembre 1904.* — L'enfant présente une luxation du coude datant de quinze jours, avec arrachement de l'épitrochlée déplacée en bas contre la coronoïde, et ankylose presque complète de l'articulation. On réduit la luxation.

D'après la radiographie, la luxation est bien réduite, mais l'épreuve de face ne montre pas nettement la place qu'occupe l'épitrochlée, dont on constate cependant l'absence à sa place normale. Le profil la montre nettement superposée à l'ombre de la base de l'olécrane.

Deux nouvelles radiographies, faites le 13 décembre suivant, montrent nettement le déplacement de l'épitrochlée, accolée et déjà partiellement soudée au bec de la coronoïde (fig. 401).

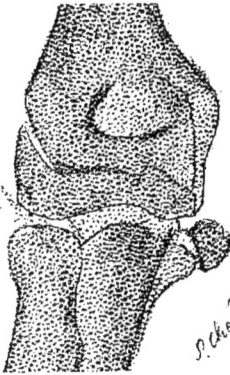

Fig. 401.

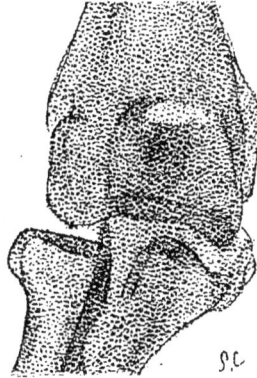

Fig. 402.

21 juin 1910. — Dans l'hyperextension, on voit et on palpe une saillie osseuse en dehors et en avant de l'épitrochlée. Le membre est par ailleurs absolument normal à tous les points de vue, et la motilité parfaite. Le malade est maçon, et n'a jamais été gêné dans son travail.

La radiographie de face montre l'aplatissement de la région épitrochléenne. L'épitrochlée s'est complètement soudée au bec de la coronoïde, au point qu'elle semble simplement une coronoïde hypertrophiée (fig. 402). Elle est également visible sur le profil sous forme d'un noyau osseux allongé, superposé à la base de l'olécrane.

Obs. 154. — *Luxation du coude gauche et fracture de l'épitrochlée.*

Grat... Georges, 9 ans et demi, *27 juillet 1907.* — L'enfant est tombé

sur le coude gauche il y a trois semaines. Un médecin a diagnostiqué et
réduit une luxation, et mis le bras en écharpe pendant quinze jours.

Actuellement la flexion et l'extension sont incomplètes. La pronation
est un peu douloureuse. La pression de l'épitrochlée éveille une légère
douleur. On observe une ecchymose jaunâtre, allant de l'interligne articulaire du coude à la partie moyenne du bord interne de l'avant-bras.

La radiographie montre l'épitrochlée un peu remontée. Au-dessus
d'elle est une zone d'os néoformé irrégulière, et encore en partie perméable aux rayons X (fig. 403).

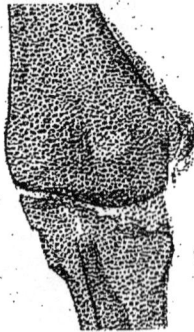 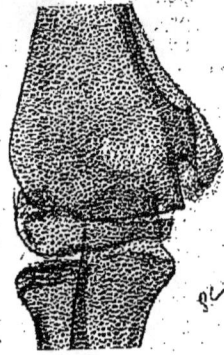

Fig. 403.   Fig. 404.

30 juin 1910. — La musculature et les mouvements sont normaux. A
la palpation, on sent très peu de différence de volume entre les deux
épitrochlées.

La radiographie (fig. 404) montre le noyau osseux épitrochléen soudé
à l'humérus, et autour de lui les zones d'os néoformé de teinte plus
claire, mais à contours bien réguliers, reproduisant la forme d'une épitrochlée normale.

Obs. 155. — *Luxation du coude gauche et fracture de l'épitrochlée.*

Pois... Lucien, 12 ans, *5 septembre 1908.* — L'enfant a fait une chute
sur le coude gauche le 12 juillet dernier. On a diagnostiqué une luxation
du coude en arrière, que l'on a réduite sous anesthésie au chlorure
d'éthyle ; le bras a été mis en écharpe pendant quinze jours ; on a con-
seillé ensuite des massages, qui ont été pratiqués par les parents.

Actuellement les mouvements sont nettement limités.

La radiographie montre l'arrachement d'une lamelle épitrochléenne
légèrement déplacée en dedans (fig. 405).

30 avril 1910. — La flexion atteint 55°, l'extension 160°. L'épitrochlée est saillante. Il existe un léger degré de cubitus valgus (5° de plus qu'à droite). Le malade se plaint d'une diminution fonctionnelle très appréciable de son membre.

La radiographie montre que le fragment détaché est soudé à sa partie

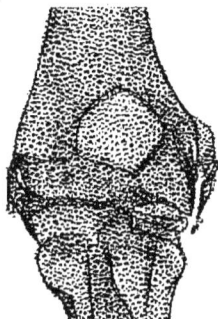

FIG. 405.

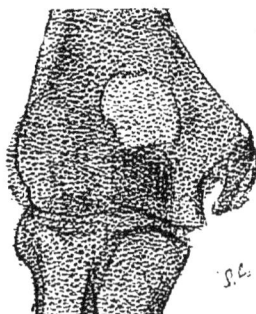

FIG. 406.

supérieure. En bas, un espace clair assez large le sépare du reste de l'humérus (fig. 406). Le profil semble absolument normal et ne montre aucun épaississement pouvant expliquer la limitation des mouvements.

Obs. 156. — *Luxation du coude droit et fracture de l'épitrochlée.*

Ler... Albert, 9 ans, *11 mai 1909.* — Le 26 avril dernier, l'enfant, en jouant, tombe sur le coude droit. Douleur et impotence fonctionnelle immédiates. Un médecin, consulté aussitôt, constate une luxation du coude droit, la réduit et applique un pansement ouaté.

Les mouvements revenant difficilement, il conseille de conduire le malade à l'hôpital. On constate un arrachement de l'épitrochlée, vérifié par la radiographie, qui montre le fragment un peu déplacé en bas (fig. 407).

30 avril 1910. — Le coude est normal à tous les points de vue. L'épicondyle et l'épitrochlée droits sont un peu épaissis à la palpation. Pas de nouvelle radiographie.

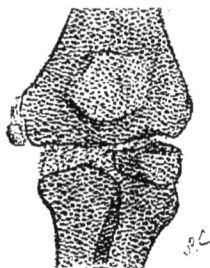

FIG. 407.

Obs. 157. — *Luxation du coude gauche et arrachement de l'épicondyle et de l'épitrochlée.*

Manch... Pierre, 8 ans, *13 juin 1909.* — L'enfant a fait une chute sur le coude le 10 juin. La radiographie montre une luxation du coude en arrière. L'épitrochlée et l'épicondyle sont encore cartilagineux (fig. 408 et 409).

La luxation est réduite le 13 juin.

20 juin. — Les mouvements sont encore douloureux. On conseille le port d'une écharpe.

13 septembre 1910. — L'épitrochlée et l'épicondyle sont saillants à la palpation. Les mouvements sont normaux ; l'extension ne dépasse pas la rectitude (180°). Le résultat fonctionnel est parfait.

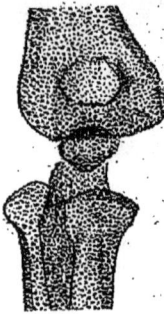 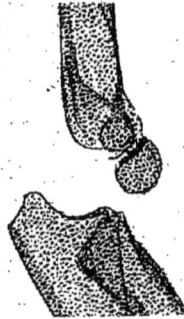 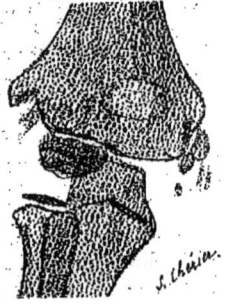

Fɪɢ. 408.   Fɪɢ. 409.   Fɪɢ. 410.

La radiographie montre un développement irrégulier de l'épitrochlée et une saillie de l'épicondyle, indiquant qu'il y a eu un arrachement osseux à leur niveau (fig. 410).

Obs. 158. — *Luxation du coude droit, fracture de l'épitrochlée et disjonction épiphysaire intraarticulaire.*

Mouf... Suzanne, 11 ans, *15 juillet 1909.* — En voulant sauter par-dessus une haie, au bois de Boulogne, l'enfant s'est pris le pied dans le grillage en fer, et est tombée sur le coude droit fléchi. Un médecin consulté a réduit une luxation du coude.

A son entrée, le coude droit présente une grosse tuméfaction et une large ecchymose au niveau de l'épitrochlée, remontant jusqu'au tiers moyen de la face interne du bras. La région épicondylienne présente également une ecchymose du diamètre d'une pièce de 5 francs.

L'épitrochlée et l'épicondyle sont très douloureux à la pression. La douleur existe aussi, mais moins vive, à la face antérieure de l'articulation, à sa partie externe.

Le coude est fléchi à 130°; la flexion et l'extension sont à peu près impossibles. La pronation et la supination sont assez libres.

La radiographie montre l'épitrochlée déplacée en bas, et basculée autour de son pôle inférieur. Les épiphyses épicondylienne, condylienne et trochléenne sont nettement écartées et un peu déplacées en bas et en dehors en un seul bloc (fig. 411).

Le coude est mis en écharpe, sans plâtre.

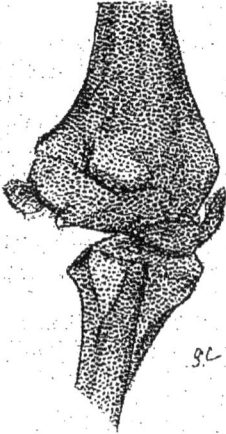 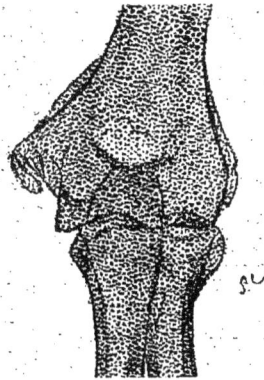

Fig. 411.   Fig. 412.

28 juillet. — Très bon état. Le membre n'est plus douloureux. On retire l'écharpe.

16 juin 1910. — L'épitrochlée paraît être restée déplacée en bas ; à sa place normale, on sent une saillie marquée, qui ressemble à une épitrochlée normale, et une dépression au-dessous de cette saillie. Tous les mouvements sont normaux. L'hyperextension, d'ailleurs très peu marquée à gauche, n'existe pas à droite. Le résultat fonctionnel est parfait.

La radiographie montre l'épitrochlée bien en place, et un peu irrégulière seulement. La saillie inférieure, prise à la palpation pour l'épitrochlée abaissée, représente en réalité l'angle saillant de la trochlée (fig. 412).

Obs. 159. — *Luxation du coude gauche et fracture de l'épitrochlée.*

Bonh... André, 8 ans et demi, *17 août 1909.* — L'enfant est tombé sur le coude gauche, le bras écarté du corps. On constate un gonflement modéré à la partie interne du coude, et une petite ecchymose au niveau de l'épitrochlée. L'avant-bras pend en extension presque complète et en pronation, soutenu par la main droite.

L'olécrane, saillant, est au-dessus de la ligne bitubérositaire, et surmonté d'une encoche. L'extrémité inférieure de l'humérus fait saillie en avant. Le doigt pénètre dans la cupule radiale.

La palpation éveille une douleur très nette au niveau de l'épitrochlée. La flexion ne dépasse pas 130°, la pronation est facile, la supination douloureuse. Il existe des mouvements anormaux étendus de latéralité.

La radiographie de face montre les os de l'avant-bras luxés en dehors, et l'épitrochlée déplacée en bas et en dehors, située au-dessous et au contact du bord inférieur de la diaphyse à son extrémité interne. Sur le profil, on voit une luxation en arrière classique ; l'épitrochlée est en arrière et au-dessous de l'extrémité inférieure de l'humérus.

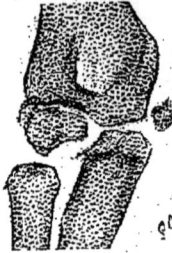

On réduit la luxation sous anesthésie au chlorure d'éthyle, et on maintient le membre avec une bande de tarlatane.

30 août. — Le membre est en bonne attitude. Le coude est encore un peu tuméfié, à peine douloureux à son côté interne. On laissera encore le bras en écharpe pendant 4 ou 5 jours.

La radiographie montre la luxation bien réduite, mais l'épitrochlée encore assez fortement déplacée en bas et en dedans.

2 septembre 1909. — L'épitrochlée est épaissie. Pronation et supination normales. Le coude reste fléchi. On recommande une mobilisation prudente.

24 mars 1910. — L'extension n'est pas encore complète.

7 mai 1910. — Atrophie musculaire de tout le membre supérieur gauche. A la palpation, l'épitrochlée est saillante. La flexion, la pronation et la supination sont normales. L'extension atteint 165°. Le cubitus valgus, à peine existant du côté sain, atteint à gauche 170°.

La radiographie montre l'épitrochlée toujours abaissée et déplacée un peu en dedans, non soudée à l'humérus (fig. 413). Sur le profil, elle semble déplacée en avant, ce qui n'était pas visible sur la radiographie faite en août 1909.

Obs. 160. — *Luxation du coude droit. Arrachement de l'épitrochlée et de l'épicondyle.*

He... François, 10 ans, *7 octobre 1909.* — Le 19 septembre dernier, l'enfant, en jouant, fait une chute sur le coude droit fléchi. Un médecin diagnostique et réduit une luxation du coude.

Actuellement, le coude reste enraidi. La flexion spontanée atteint 60° environ, l'extension 110°. Les mouvements provoqués sont douloureux pour une amplitude supérieure, mais on atteint alors aisément 40° en flexion, 160 à 170° en extension.

La région épitrochléenne est un peu épaissie ; la radiographie y montre l'épitrochlée déplacée en dedans de 1 centimètre ; mais elle ne donne aucun renseignement sur l'état de l'épicondyle où la douleur est maxima (fig. 414).

18 janvier 1910. — La région condylo-épicondylienne est assez notablement épaissie. La pronation et la supination sont normales. La flexion est à peu près complète. L'extension atteint presque la rectitude. Il n'existe plus de douleur, et l'atrophie musculaire a presque disparu.

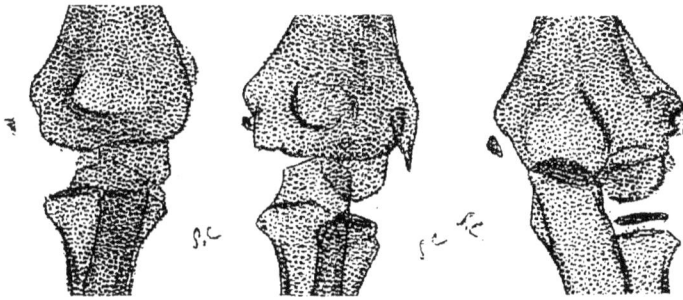

FIG. 414.   FIG. 415.   FIG. 416.

La radiographie montre un épaississement et une saillie allongée en bas au niveau de l'épicondyle. L'épitrochlée, au contraire, semble normale et normalement située (fig. 415). Sur le profil, on voit une saillie osseuse irrégulière en avant de l'humérus.

5 mai 1910.— Le condyle externe est un peu épaissi d'avant en arrière. La flexion est complète à 1 ou 2° près, l'extension est complète sans hyperextension ; le cubitus valgus est plus marqué de 1 ou 2° qu'à gauche. Le résultat fonctionnel est excellent, la musculature normale.

La radiographie montre la région épicondylienne épaissie, irrégulière, soudée au corps de l'os et surmontée d'une petite bande d'os périostique néoformé. L'épitrochlée reste un peu déplacée en dedans et séparée de la diaphyse par une zone claire assez large (fig. 416). Le profil montre toujours une saillie osseuse irrégulière.

Obs. 161 (malade de M. le professeur Kirmisson). — *Luxation du coude droit et fracture de l'épitrochlée.*

Defr... Jean, 12 ans, *12 octobre 1908.* — L'enfant a glissé dans la cour de l'école, et est tombé sur le coude droit. On l'a conduit aussitôt à l'hô-

pital Boucicaut, où on a réduit une luxation du coude et envoyé l'enfant
à l'hôpital des Enfants-Malades.

L'observation n'indique pas l'état actuel, mais la radiographie montre
l'épitrochlée déplacée d'un bon centimètre en dedans et un peu en bas,
et basculée autour de son pôle inférieur (fig. 417).

17 juin 1910. — L'épitrochlée droite est augmentée de volume et irrégulière à la palpation. Tous les mouvements sont normaux; l'hyperextension seule un peu moins marquée qu'à gauche. Le malade reste un
peu moins fort du membre supérieur droit que du gauche, mais le résultat fonctionnel est excellent.

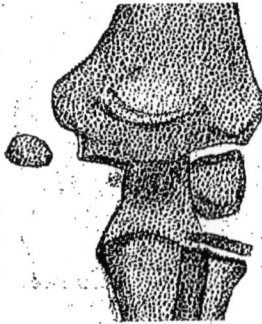 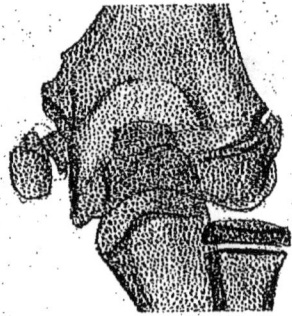

Fig. 417.   Fig. 418.

La radiographie montre que l'épitrochlée a repris son axe normal ; elle
est moins déplacée en dedans, bien développée, un peu irrégulière, et
partiellement unie à la diaphyse par une zone osseuse opaque. Le bord
huméral au-dessous, et surtout au-dessus d'elle, présente des contours
irréguliers (fig. 418).

Obs. 162 (Malade de M. le professeur Kirmisson). — *Luxation ancienne du
coude droit et fracture de l'épitrochlée.*

Bonn... Lucien, 12 ans, *3 février 1908.* — Quelques jours avant la
Toussaint, l'enfant a été poussé par un camarade. Dans sa chute, le
coude droit heurte une pierre. Il augmente de volume, une ecchymose
large s'étend peu à peu sous les téguments de la région, l'impotence
fonctionnelle est complète.

On mène le malade à deux reprises chez un rebouteur ; à la suite des
manœuvres pratiquées, le coude s'est ankylosé.

Le membre supérieur droit est en extension complète. Vu par sa face
antérieure, il présente un certain degré de cubitus valgus, un peu plus

marqué qu'à gauche. L'avant-bras est déplacé en masse en dehors.

La dépression du pli du coude est remplacée par une voussure. La saillie des muscles épitrochléens est un peu plus marquée que du côté sain. En dedans, on remarque une éminence osseuse mousse, située nettement au-dessous du niveau normal du pli du coude, et surmontée d'une seconde saillie, dans un plan un peu postérieur.

En dehors, la dépression cutanée rétro-radiale est remplacée par une voussure. Enfin l'olécrane paraît remonté et un peu saillant en arrière, ainsi que la tête radiale.

Le malade ne peut exécuter spontanément aucun mouvement de flexion. La pronation et la supination sont possibles et indolores. La flexion provoquée est à peine marquée et devient rapidement très douloureuse. La pronation n'est pas complète. On peut imprimer à l'avant-bras des mouvements de latéralité.

Les différents segments du membre ont la même longueur qu'à gauche, mais dans son ensemble il mesure 1 centimètre de moins. La circonférence du coude, mesuré au niveau de la saillie olécranienne, mesure 1 centimètre de plus qu'à gauche. Au compas d'épaisseur, la distance de l'olécrane à la partie antérieure du coude est de 7 centimètres à droite, de 5 centimètres à gauche.

La radiographie de face montre la luxation des os de l'avant-bras en dehors, l'extrémité inférieure de l'humérus épaissie, à contours irréguliers, entourée de productions osseuses néoformées, et l'épitrochlée, à grand axe horizontal, située presque au contact du bec de la coronoïde (fig. 419). Sur le profil, on voit que la luxation n'est pas réduite ; l'épitrochlée est visible entre l'humérus et la cavité sigmoïde.

11 février — L'enfant étant endormi, on imprime d'abord à l'avant-bras de petits mouvements de flexion et d'extension, pendant lesquels on sent se rompre de petites brides fibreuses. Faisant ensuite l'extension et la contre-extension, on imprime en même temps des mouvements de latéralité, mais on n'obtient aucune réduction appréciable, vu l'ancienneté du traumatisme ; on ne poursuit pas plus loin ces tentatives, se proposant d'avoir recours à une intervention sanglante ultérieurement.

22 février. — Chloroformisation. Résection orthopédique du coude. Incision d'Ollier ; le périoste est décollé à la rugine. On a beaucoup de peine à contourner l'épitrochlée. Lorsque la dénudation osseuse est complète, on imprime un mouvement de flexion forcée au coude, pendant lequel l'humérus fait saillie en dehors. Le périoste se laisse décoller avec la plus grande facilité. L'extrémité inférieure de l'humérus est réséquée sur

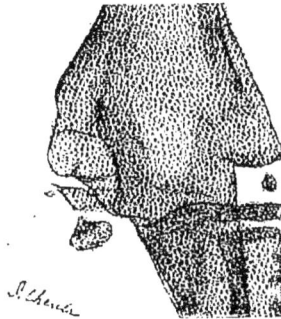

FIG. 419.

une hauteur de 4 centimètres. Le tendon du triceps est rabattu et maintenu par deux points de suture au catgut, accolé à la face antérieure de la plaie, de façon à réaliser une interposition fibreuse. Suture de la peau au crin de Florence, après interposition d'un drain au côté externe. Immobilisation dans un appareil plâtré.

1er mars. — On commence à mobiliser le bras.

24 mars. — Suppression de l'appareil plâtré.

2 avril. — La mobilisation a fait saigner un peu la plaie, qui paraissait complètement cicatrisée.

20 mai. — Depuis huit jours, on fait de l'électrisation. A la suite d'une des séances, sur la face externe du bras, au tiers moyen, il s'est produit

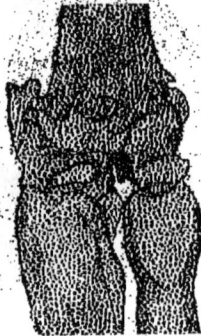 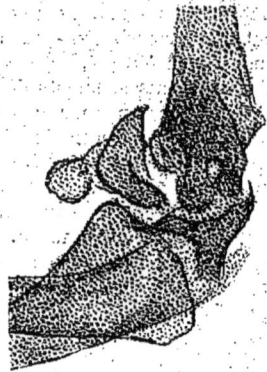

FIG. 420.   FIG. 421.

une escarre, qui tombe deux jours après, laissant une plaie de la dimension d'une pièce de 2 francs, saignant facilement.

20 juin. — La plaie du coude est presque cicatrisée; l'escarre est en voie de résolution ; on mobilise doucement le coude, mais les mouvements ne sont guère étendus.

11 juillet. — Cicatrisation complète du coude. L'escarre n'est plus visible qu'en un seul petit point. On décide une nouvelle intervention, pour rendre à l'enfant quelques mouvements.

13 juillet. — Opération. Pansement deux jours après et suppression du drain.

24 juillet. — On enlève les fils. Bon état. Pas de fièvre.

29 juillet. — On supprime tout pansement. On mobilise le coude chaque matin.

22 juin 1910. — La flexion atteint 50°, l'extension 100°. La pronation et la supination sont à peu près abolies, mais le membre est en bonne position de demi-pronation. L'atrophie musculaire est assez notable. A la palpation, on sent des saillies osseuses difficiles à individualiser.

La radiographie de face montre l'extrémité humérale inférieure très irrégulière. L'épitrochlée n'y est plus visible. Sur le profil, on voit que des masses osseuses, reproduisant en partie l'aspect de l'extrémité inférieure de l'humérus, sont visibles en avant, mais le cubitus est bien articulé (fig. 420 et 421).

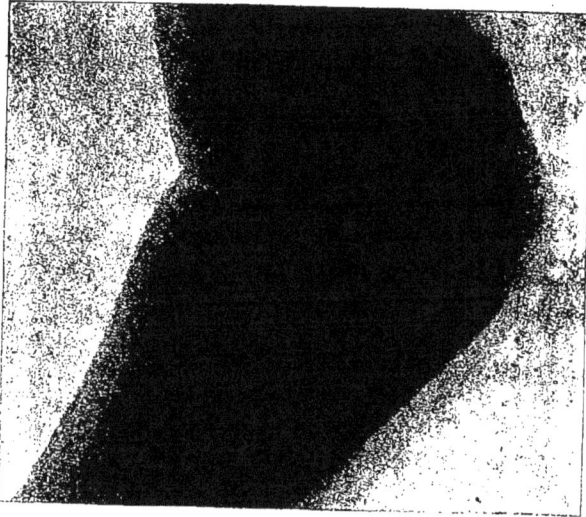

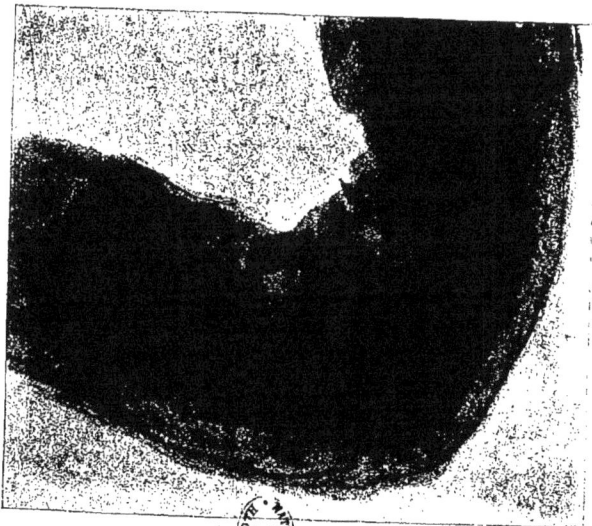

G. STEINHEIL, Éditeur.

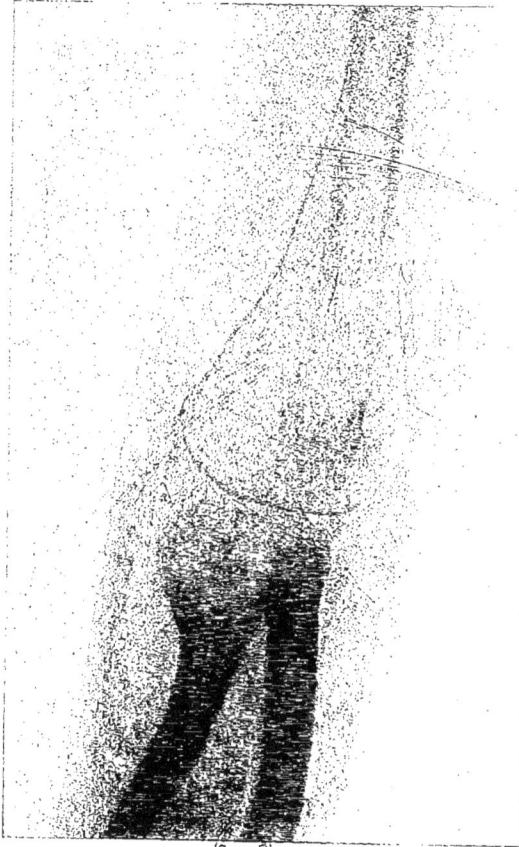

G. STEINHEIL, Éditeur.

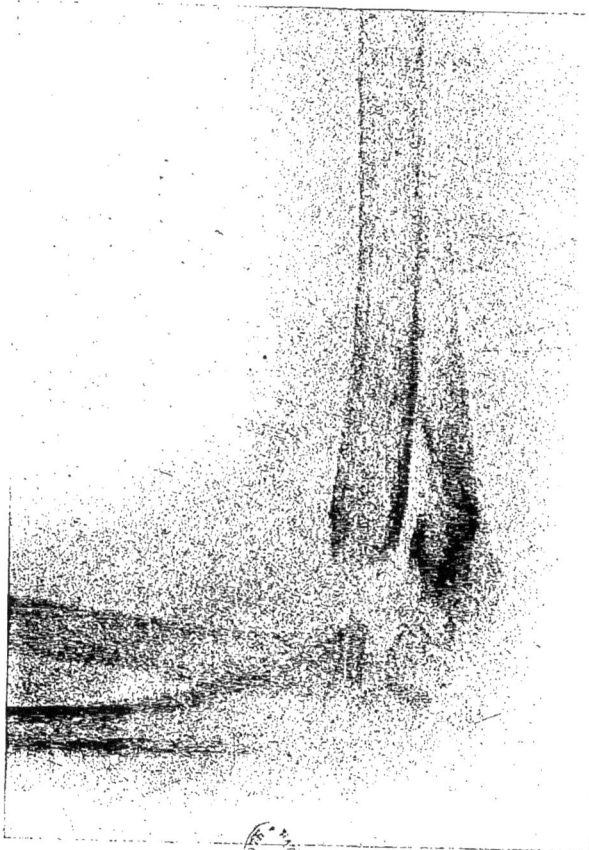

G. STEINHEIL, Éditeur.

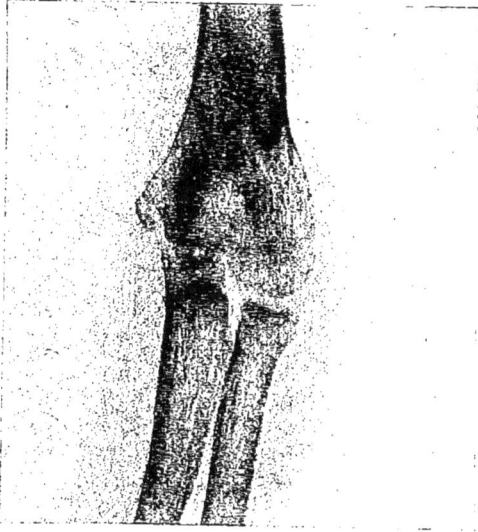

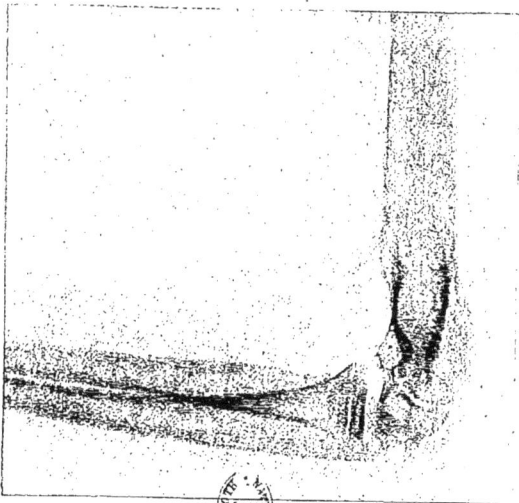

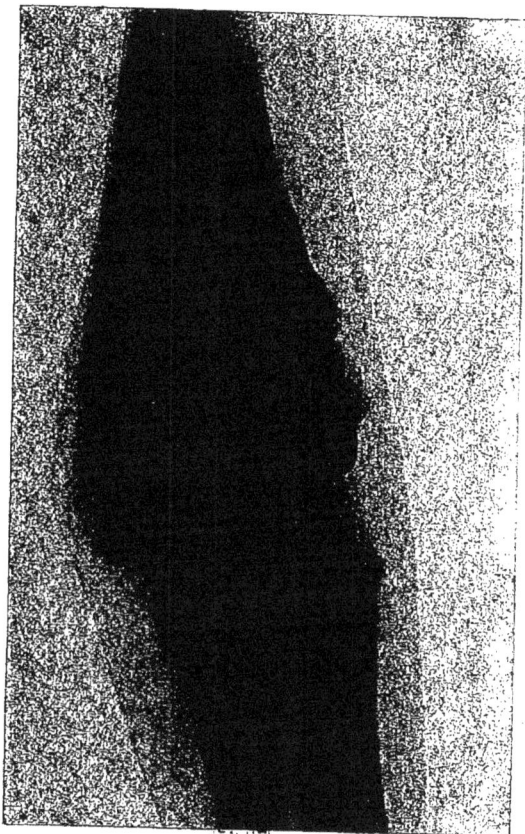

G. STEINHEIL, Éditeur.

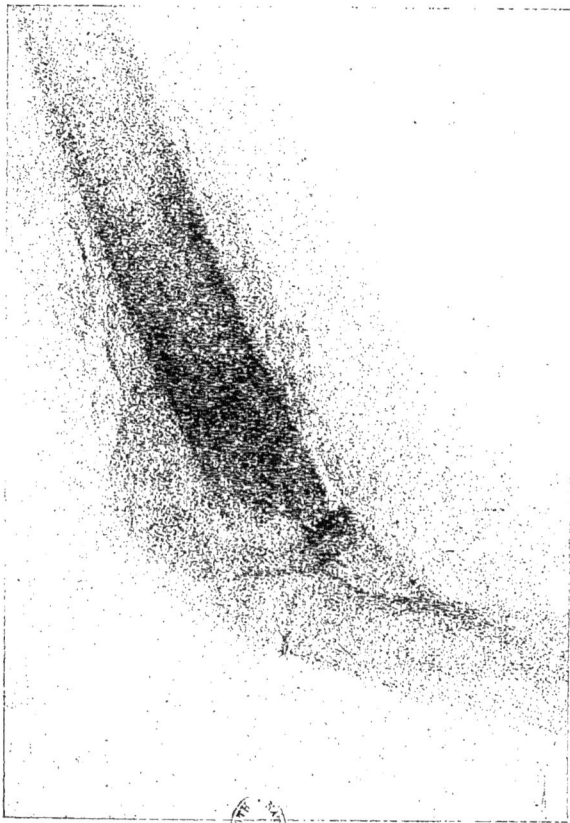

G. STEINHEIL, Éditeur.

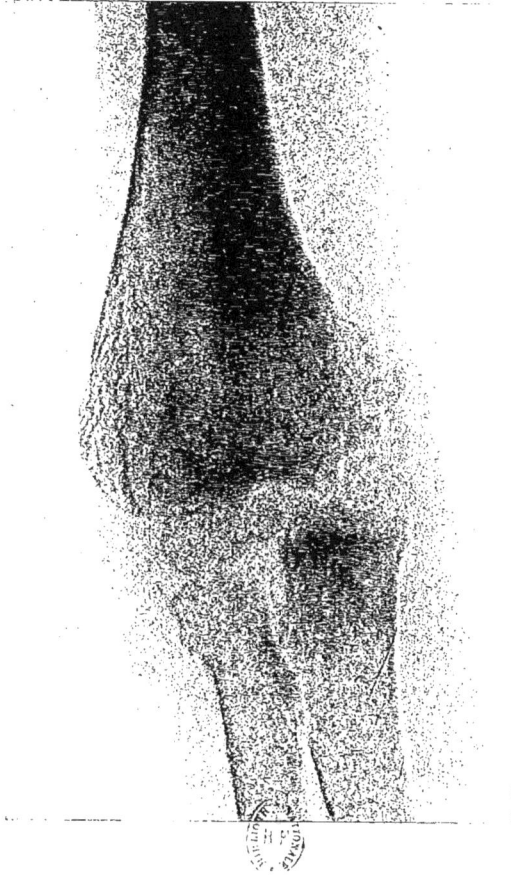

G. STEINHEIL, Éditeur.

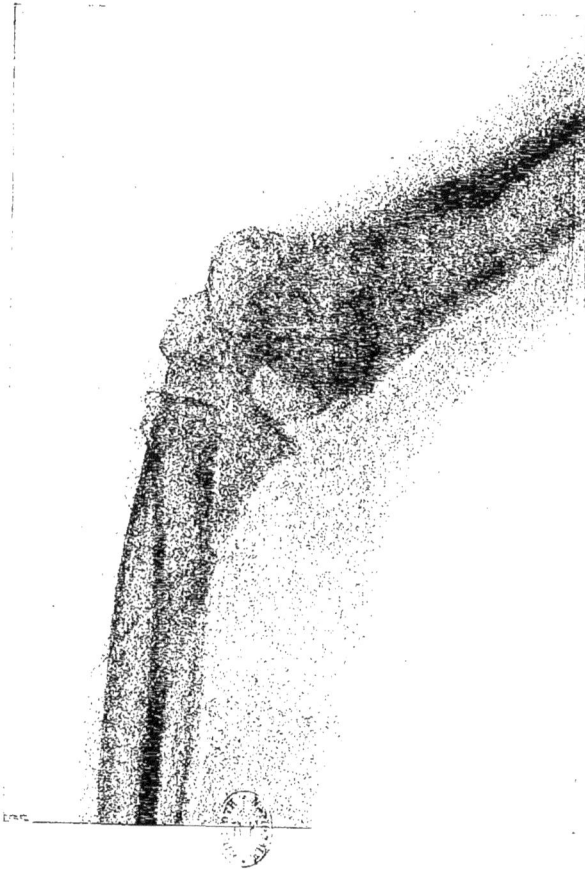

G. STEINHEIL, Éditeur.

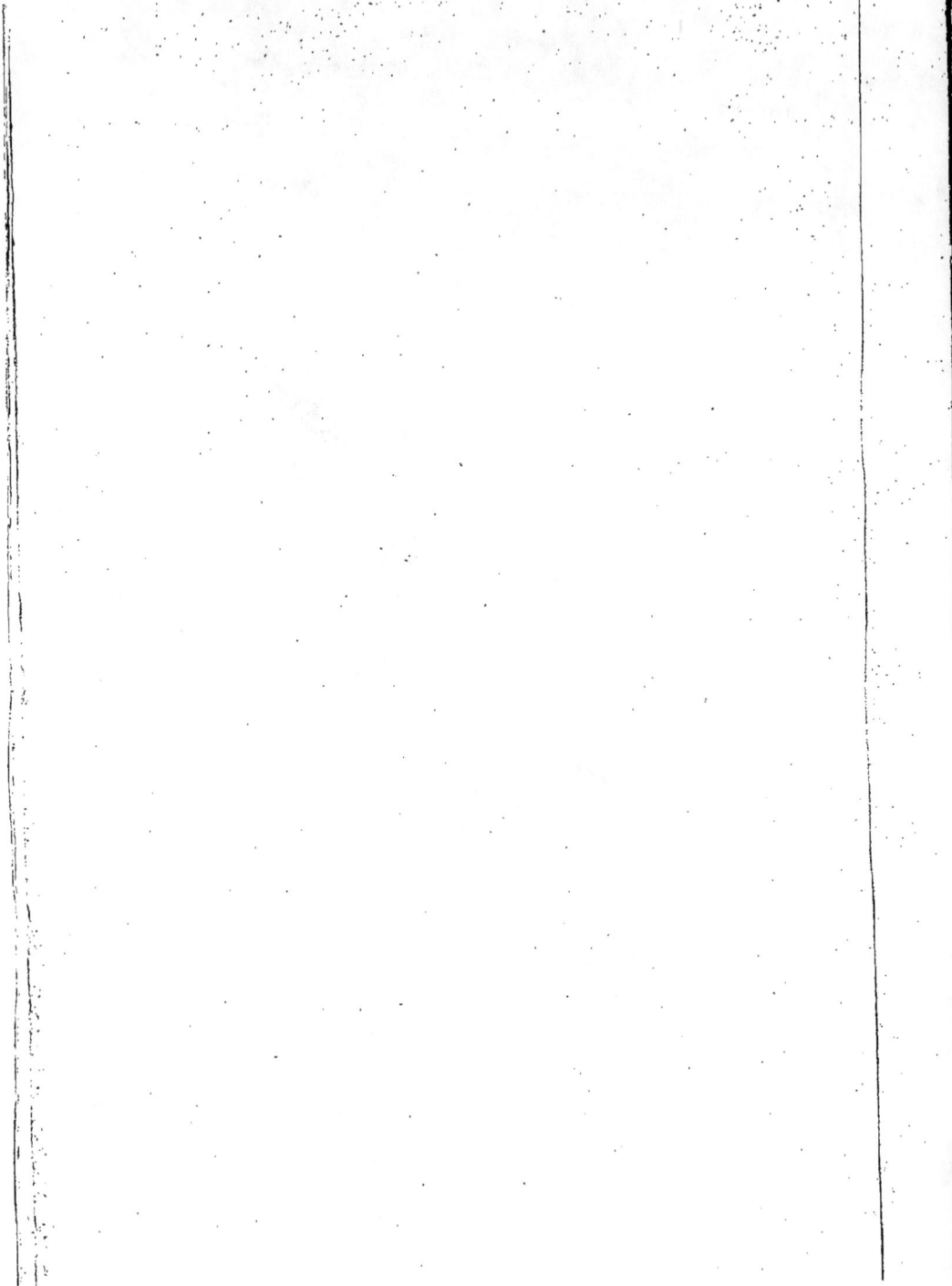

CONCLUSIONS

Dans leur ensemble, les fractures de l'extrémité inférieure de l'humérus ne présentent pas le pronostic sévère qu'on leur attribue en général. La raison de cette opinion si répandue réside dans la lenteur très grande de l'évolution de ces fractures, surtout dans les cas graves : on ne revoit presque jamais les cas moyens ou légers ; les enfants mal guéris reviennent jusqu'au jour où ils peuvent se passer du chirurgien, et tel résultat très médiocre six mois après le traumatisme, est presque parfait deux ans plus tard.

Sur nos 163 fractures de l'extrémité inférieure de l'humérus (1), quatre seulement présentent un mauvais résultat définitif, une douzaine un résultat passable ou assez satisfaisant, toutes les autres ont obtenu une guérison presque parfaite ; quelques-unes enfin n'ont pas achevé leur évolution. On a vu la statistique complète des résultats dans le corps de cet ouvrage, à propos de chaque variété de fracture.

Je n'ai pas choisi les malades : j'en ai revu le plus grand nombre possible ; la grande majorité avait été bien traitée par mes maîtres M. le professeur Kirmisson, M. Broca, ou par M. Mouchet ; mais d'autres avaient été mal soignés ou n'avaient subi aucun traitement. C'est à peu près exclusivement parmi ces derniers que l'on peut observer les résultats médiocres.

Le traitement de ces fractures présente en effet une importance considérable, et sa vulgarisation éviterait aux praticiens bien des déboires.

Sauf les fractures sus-condyliennes *par flexion*, où l'extension s'impose, et les quelques sus-condyliennes avec déplacement latéral pur, où l'extension est admissible, toutes les fractures de l'extrémité inférieure de l'humérus doivent être immobilisées en flexion.

_____

(1) En 162 observat'ons : l'observation 87 concerne une fracture des deux condyles externes.

Dans les fractures sans déplacement en général, dans toutes les fractures isolées de l'épitrochlée, la simple écharpe est suffisante.

Dans les sus-condyliennes avec déplacement, dans les luxations accompagnant les fractures du condyle externe et surtout de l'épitrochlée, l'urgence de la réduction, contrôlée par la radiographie, s'impose au chirurgien. Dans les fractures du condyle externe, cette réduction, difficile à obtenir, doit être tentée cependant.

La bande plâtrée circulaire en flexion forcée est un appareil excellent pour maintenir la réduction des fractures supra-condyliennes ; la gouttière plâtrée postérieure, débordant en dehors, est préférable pour les condyles externes ; l'écharpe suffit dans les luxations compliquant les fractures de l'épitrochlée, lorsque le déplacement des os de l'avant-bras est corrigé.

La durée de l'immobilisation varie suivant les cas : elle peut être de 8 à 15 jours pour les cas légers, avec écharpe ; elle ne dépassera pas trois semaines, dans les cas où un plâtre a été appliqué.

La mobilisation passive et le massage devraient être complètement bannis de la thérapeutique des fractures chez les enfants : nuisibles dans leur application immédiate, en raison de la prolifération périostique qu'elles exagèrent, ces pratiques sont au moins inutiles à la suite de l'immobilisation : elles ont les mêmes inconvénients que dans leur emploi précoce, elles découragent et effrayent les enfants, et retardent plutôt qu'elles ne hâtent le retour des mouvements. La mécanothérapie, la mobilisation active les remplaceront avantageusement.

Le traitement sanglant précoce devrait être réservé aux luxations irréductibles et aux fractures ouvertes ou accompagnées de certaines lésions nerveuses.

Dans les opérations pour cal vicieux compromettant définitivement la motilité, ou pour lésions nerveuses tardives, les opérations les plus simples et les moins mutilantes sont les meilleures : abrasion large du butoir diaphysaire dans les sus-condyliennes, ablation du fragment déplacé dans les condyles externes et les épitrochlées, arthrotomie dans les luxations.

On ne devrait pratiquer aucune opération sanglante avant d'avoir la certitude qu'aucune amélioration spontanée ne peut plus être espérée. Une attente de deux ans au moins, des examens répétés tous les deux ou trois mois, peuvent seuls donner une certitude à ce sujet.

Ce qui domine, en effet, l'évolution anatomique des fractures de l'extrémité inférieure de l'humérus chez les enfants, c'est l'adaptation fonctionnelle. Elle achève l'œuvre de la réduction ; elle y supplée même lorsque cette réduction manque ou est insuffisante.

Le butoir diaphysaire des sus-condyliennes remonte à mesure que l'os s'accroît ; sa saillie s'atténue, il va jusqu'à se résorber, ne laissant qu'une convexité antérieure ; le condyle externe déplacé en avant subit aussi l'influence de l'accroissement osseux, mais à un degré moindre ; l'épitrochlée se soude au bord du coroné contre lequel elle est déplacée. Avec le temps, les angles s'arrondissent, les surfaces se modèlent les unes contre les autres, et on assiste peu à peu à une régularisation anatomique, parallèle à l'amélioration clinique. Cette vitalité de l'os et du périoste devient un danger dans les interventions sanglantes. La diaphyse abrasée, l'épitrochlée, le condyle enlevés, surtout pendant la période de réparation, se reproduisent parfois après l'opération et détruisent plus ou moins l'œuvre du chirurgien.

Les fractures de l'extrémité inférieure de l'humérus laissent presque toujours leur empreinte sur l'os. Sans doute, dans quelques cas, l'humérus semble normal sur l'épreuve radiographique, mais celle-ci permet en général un diagnostic rétrospectif : dans les sus-condyliennes, on voit un épaississement antéro-postérieur de l'os, une inflexion en arrière de la diaphyse avec convexité antérieure ; dans les fractures anciennes du condyle externe, la forme du bord diaphysaire inférieur est altérée ; on y remarque une encoche, plus ou moins large, plus ou moins profonde ; parfois ce bord inférieur est en retrait dans toute sa partie externe ; la région condylienne fait une saillie marquée ; le noyau condylien est rarement atteint, son cartilage de conjugaison presque jamais. Dans les fractures anciennes de l'épitrochlée, la région a des contours irréguliers, l'épiphyse est souvent précocement soudée à la diaphyse, on rencontre souvent de petites masses osseuses autour de l'os normal.

La pseudarthrose vraie avec fragment mobile n'existe pas dans les sus-condyliennes ; elle est exceptionnelle dans les condyles externes et les épitrochlées. Je n'en ai pas rencontré un seul cas.

La consolidation par cal fibreux ne se produit jamais dans les fractures supra-condyliennes ; elle est plus fréquente dans les fractures du condyle externe, assez rare dans les épitrochlées, où l'épiphyse normale se soude tardivement à la diaphyse.

Le cubitus varus est extrêmement fréquent dans les supracondyliennes, où on le rencontre dans près des deux tiers des cas ; on le rencontre moins souvent dans les fractures du condyle externe, jamais dans celles de l'épitrochlée. Il est rarement accentué au point de donner à l'interligne articulaire une direction assez oblique pour qu'elle soit visible sur la radiographie de face. Sa production est due à une réduction insuffisante du déplacement en dedans avec bascule, si fréquent dans les sus-condyliennes, au maintien du déplacement en bas, dans les fractures du condyle externe.

Le cubitus valgus est très rare dans les sus-condyliennes, où il succède à un déplacement en dehors avec bascule ; cette rareté tient à la facilité plus grande de la réduction de ce déplacement, souvent hypercorrigé. La déformation est plus fréquente dans les fractures du condyle externe ; elle se produit lorsque le fragment reste déplacé en haut, surtout lorsque cette position s'accompagne d'un cal fibreux. Le cubitus valgus est plus fréquent dans les fractures de l'épitrochlée qu'on ne l'admet d'habitude. Sa production semble due, soit à l'hypertrophie de la région fracturée, soit au maintien d'un déplacement en dehors, loin de l'articulation, permettant un transport et une bascule de l'extrémité supérieure du cubitus dans le même sens.

Je ne crois guère à l'existence du varus et du valgus progressifs, d'origine ostéogénique : la production de ces déformations me paraît s'expliquer par une hypertrophie, par réduction défectueuse, plutôt que par une atrophie par arrêt de développement.

La motilité se rétablit toujours lentement dans les fractures de l'extrémité inférieure de l'humérus ; il faut compter par semaines dans les cas simples, par mois dans les cas sérieux, par années dans les cas graves. La flexion revient la dernière dans les sus-condyliennes ; dans les condyles externes et les épitrochlées, le retour des mouvements s'effectue dans un ordre plus variable. Dans toutes les variétés de fractures, la limitation de la supination, et surtout de la pronation, est exceptionnelle et toujours très légère.

Lorsque la motilité reste définitivement limitée, cette limitation porte toujours sur la flexion dans les sus-condyliennes ; l'hyperextension, au contraire, est souvent augmentée ; la diminution porte plus souvent sur l'extension dans les deux autres variétés de fractures. La limitation dépasse rarement quelques degrés ; elle devient plus rapidement gênante, lorsqu'elle porte sur la flexion.

Le cubitus varus et le cubitus valgus, légers en général, n'ont aucune influence sur la valeur fonctionnelle du membre ; le varus est un inconvénient uniquement esthétique, lorsqu'il est très accentué ; un seul malade a réclamé une correction opératoire de sa difformité.

L'atrophie musculaire, presque constante après la fracture, est rarement définitive et toujours légère ; elle est parfois un peu plus marquée à la suite des lésions nerveuses, même guéries.

Les saillies osseuses persistantes, très rares après les sus-condyliennes qui laissent au membre son aspect général normal, se rencontrent plus souvent dans les fractures du condyle externe et de l'épitrochlée.

Le résultat fonctionnel est presque toujours excellent après ces fractures et j'ai rarement vu des malades se plaindre d'une diminution notable de leur vigueur.

Dans l'ensemble, la variété la plus sérieuse est celle des fractures du condyle externe : « Elles donnent des résultats définitifs moins bons que les supracondyliennes, au début bien plus impressionnantes cependant. »

En résumé, on obtient à peu près constamment, par un traitement bien conduit, des résultats excellents dans les fractures de l'extrémité inférieure de l'humérus chez l'enfant ; un échec partiel ne doit pas décourager le chirurgien : il faut savoir attendre et laisser agir la nature, sans chercher à l'aider d'une main trop vigoureuse : « Le temps fait souvent mieux que le chirurgien, et à moins de frais. »

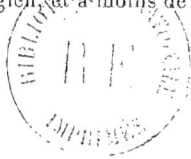

BIBLIOGRAPHIE

1° Travaux publiés sur les fractures, comprenant une étude
des fractures du coude.

Bardenheuer. Behandlung der intra und juxtaarticulären Frakturen. *Zeitschr. f. orthop. Chir.*, 1903-1904, XII, 107-158.

Bardenheuer et **Graessner**. *Technique des bandages à extension dans le traitement des fractures et luxations des extrémités* (trad. Staas et Moons sur la 3e édit. allemande), Paris 1908.

Beck. The modern treatment of fractures. *Medic. Record.*, New-York, 1906, LXIX, 449-456.

Berger (Paul). Sur le traitement des fractures intraarticulaires. *Bull. méd.*, 1905, XIX, t. I, 71-77 et *Méd. des accid. du trav.*, 1905, III, 161-180.

Birt. Ueber das spätere Schicksal kindlicher Frakturen. *Beitr. z. klin. Chir.*, 1909, LXIV, 437-471.

Championnière (J.-Lucas). *Traitement des fractures par le massage et la mobilisation*, Paris 1895.

Championnière (J.-Lucas). — Broca (Aug.). Traitement des fractures par la mobilisation et le massage. *Méd. des accid. du trav.*, 1905, III, 321-340.

Desguin (L.). *Le massage dans le traitement des fractures des membres.* Paris, 1907, 158 p.

Gillette. Fractures in or near the joints. *St-Paul med. Journ.*, 1903, V, 167-177.

Guermonprez. *Etude sur le traitement des fractures des membres.* Paris, 1906, 1652 p.

Hennequin et **Lœwy**. *Les fractures des os longs*, Paris.

Jones. Fractures juxtaarticulaires. *Soc. roy. de méd. de Londres*, 8 nov. 1910 ; in *Presse Méd.*, 23 nov. 1910, p. 884.

Kelly. The operative treatment of fractures. *Journ. of amer. med. assoc.*, 1906, XVI, 103 ; 178.

Kœnig (Fritz). Die späteren Schicksale difformgeheilter Knochenbrüche, besonders bei Kindern. *Arch. f. klin. Chir.*, 1908, LXXXV, 187-211.

Lambotte. *De l'intervention sanglante dans les fractures récentes et anciennes*, Paris, Maloine, 215 p.

Lane (W. Arbuthnot). On the operative treatment of fractures. *Clin. Journ. Lond.*, 1903, XXII, 161 ; 184 ; 196 ; 218.

Lane (W. Arbuthnot). *The operative treatment of fractures,* Londres 1905, 144 p.

Lane (W. Arbuthnot). On the treatment of fractures in vicinity of joints. *Lancet,* 1907, I, 1283-1287.

Lorenz. Zur Frage der Wachstumstörungen und Gelensksdifformitäten infolge von traumatischen Epiphysentrennungen. *Wien. klin. Wochenschr.,* 1902, XV, 1351-1357.

Mohr. Die modernen Grundsätze der Frakturen Behandlung. *Med. Woche.* Berlin., 1904, V, 35 ; 43 ; 53.

Nimier. De la conservation dans le traitement des traumatismes des membres. *Congr. de chir.,* 1905, 19-111.

Poland. *Traumatic separation of the epiphyses.* Londres, 1898.

Scudder. *The treatment of fractures.* Philadelphie et Londres, 1907, 628 p.

Stimson. *Fractures and dislocations,* New-York. 1905, 4e édit., 844 p.

Willems. Traitement des fractures par la réduction sanglante sans fixation. *Bull. Soc. chir.,* Paris, 1909, XXXV, 45-58.

Wolff (Oscar). Ueber traumatische Epiphysenlösungen. *Deutsche Zeitschr. f. Chir.,* 1900, LIV, 273-324.

2o FRACTURES DU COUDE EN GÉNÉRAL

Albertin ; Nové-Josserand. Ancienne fracture de l'extrémité inférieure de l'humérus ; articulation des os de l'avant-bras sur un cal diaphysaire latéral et externe ; récupération des fonctions du coude. *Bull. Soc. chir. Lyon,* 1903, VI, 355-357.

Allis. *Philad. med. and surg. Reporter,* 1876, XXXV, p. 1.

Allis. *Philad. med. Times,* 1879, IX, 517.

Allis. *Journ. of amer. med. assoc.,* 1894, II, 53.

Barbarin. Traitement des fractures du coude chez l'enfant. (Discuss. : **Mouchet, Coudray, Durey).** *Soc. de méd. de Paris,* 26 nov. 1910 ; in *Presse méd.,* 3 déc. 1910, p. 918.

Bardenheuer. Die Verletzungen der oberen Extremitäten. *Deutsche Chir.* (Billroth et Lücke), t. LXIIIa, I, pp. 664 et suiv.

Broca (Aug.). *Leçons cliniques de chirurgie infantile,* Paris, 1902, I, 59-175.

Broca (Aug.). Rapport sur une communication de Silhol (de Marseille). *Bull. Soc. chir.,* Paris, 1908, 2 déc., p. 1201.

Bruce. Fractures of the lower end of the humerus. *Brit. med. Journ.,* 1896, II, 1201.

Çarless. Some fractures about the elbow-joint. *Practitioner,* 1907, LXXVIII, 611-624.

Chazal (Jean). *De l'intervention sanglante primitive dans les fractures du coude chez l'enfant.* Thèse de Lyon, 1907-1908, 66 p.

Gilley. The diagnosis and treatment of fractures involving the lower end of the humerus. *Postgraduate*, 1900, XV, 193-199.

Cohn (Max). Ueber den Einfluss der Rœntgendiagnostik auf die Erkennung und die Behandlung der Ellenbogenbrüche. *Berl. klin. Wochenschr.*, 1907, XLIV, 960-963.

Compayré. *Consolidation vicieuse des fractures de l'extrémité inférieure de l'humérus chez l'enfant*. Thèse de Paris, nov. 1905, 53 p.

Cotton. Elbow fractures in children. Fractures of the lower end of the humerus ; lesions and end results, and their bearing upon treatment. *Ann. of surg.*, 1902, XXXV, 75-104 ; 242-269 ; 365-399.

Cotton. Elbow fracture. *Boston med. and surg. Journ.*, 1906, CLV, 644.

Coudray. Fractures du coude chez l'enfant (Discuss. : **Desternes, Mouchet, Léopold Lévi**). *Bull. Soc. de méd. de Paris*, 1910, n° 1, p. 17-24.

Deaver. X ray pathology of fractures about the elbow. *Trans. coll. Phys. Phila.*, 1897. 3ᵉ s. XIX, 213-217.

Dehais. *Contribution à l'étude des fractures de l'extrémité inférieure de l'humérus*. Thèse de Paris, 1894-1895.

Derscheid-Delcourt (Mme). Fracture du coude. Consolidation vicieuse. Présentation du malade. *Journ. de chir. et Ann. Soc. belge de chir.*, 1906, VI, 149-151.

Destot, Vignard et **Barlatier**. *Les fractures du coude chez l'enfant.* Paris, 1909, 211 p.

Dulles. Note on fractures of the humerus at the elbow joint. *Boston med. and surg. Journ.*, 1894, II, 208-209.

Flint. The operative treatment of fractures involving the elbow joint. *Med. Rec.*, 1907, LXXII, 465-474.

Frazier. Report of a series of fractures of the elbow-joint, treated by the Jones method. *University med. Magaz.*, 1897-1898, X, 400-408.

Geissler. Die Behandlung der Humerusfrakturen im Schwebestreckverband (Aequilibrier-Methode). *Centralbl. f. Chir.*, 1904, XXXI, 6-9.

Gillette et **Brimhall**. Treatment of fractures and injuries of the elbow joint. *St. Paul med. Journ.*, 1902, IV, 541-550.

Grant. Elbow fractures and the X rays. *Journ. of amer. med. assoc.*, 1901, XXXVI, 777-780.

Guedeney. *Du traitement des fractures du coude chez l'enfant, par l'immobilisation en extension et en flexion alternatives avec supination*. Thèse de Lyon, 1893, 70 p.

Huchet. Traitement chirurgical des fractures de l'extrémité inférieure de l'humérus. *Presse méd.*, 1907, XV, 185-186.

Hutchinson. The treatment of injuries of the lower end of the humerus. *Brit. med. Journ.*, 1894, II, 965-968.

Johnson. A case of ischemic paralysis following a fracture of the lower end of the humerus. *Internat. clin. Phila.*, 1897 ; 2ᵉ s., 1, 193-197.

Kirmisson. *Les difformités acquises de l'appareil locomoteur*. Paris, 1902, 599-616.

Kirmisson. La fracture du coude chez l'enfant et son traitement. *Rev. prat. d'obstétr. et de gynéc.*, 1904, 267-272.

Kirmisson. Fractures et luxations du coude chez les enfants. *Méd. Mod.*, 1906, XVII, 253.

Kirmisson. Les fractures du coude chez les enfants. *Rev. internat. de méd. et de chir.*, 1908, XIX, 321.

Kocher. Les fractures de l'humérus et du fémur (Trad. française SENN), 1904, 284 p., p. 81-181.

Lambotte. Un cas de fracture du coude avec consolidation vicieuse. *Journ. de chir. et Ann. de la Soc. belge de chir.*, 1906, VI, 190.

Lane (W. Arbutnot). Operation for fracture through the lower end of the humerus. *Med. Press and Circ.*, 1903, LXXV, 463.

Levings. Fracture of the humerus and into the elbow joint. *Clin. Rev.*, 1907, XXIV, 679-705.

Lloyd (Samuel). Simple fractures about the elbow joint and their treatment. *Postgraduate*, 1900, XV, 127-139.

Lloyd (Samuel). An X rays study of the causes of disability following fractures involving the elbow joint. *New-York med. Journ.*, 1901, LXXIII, 1017-1027.

Mac-Connell. Modern treatment of fractures with special reference to lower end of the humerus and bones of the leg. *New-York med. Journ.*, 1903, LXXVIII, 637-640.

Malgaigne. *Traité des fractures.* Paris, 1855, p. 542-562.

Monnier. Deux observations de cals vicieux du coude traités avec succès par l'arthrotomie. *Journ. de méd. de Paris*, 1900, XI, 61-63.

Monnier. Diagnostic et traitement des fractures du coude dans la pratique journalière. *Rev. gén. de chir. et de thérap.*, 1904, XVIII, 97 ; 113.

Mouchet. *Fractures de l'extrémité inférieure de l'humérus, avec radiographies.* Thèse de Paris, 1898, 304 p.

Mouchet. Considérations anatomo-pathologiques sur les fractures du coude chez les jeunes enfants. *Bull. Soc. anat.*, 1898, LXXIII, 811-813.

Mouchet. Complications tardives des fractures de l'extrémité inférieure de l'humérus. *Méd. Prat.*, 1906, II, 186-188.

Mouchet. Les fractures du coude chez l'enfant. *Méd. Prat.*, 1909, V, 101-106.

Mouchet. Résultat éloigné d'une ancienne fracture du coude traitée par l'intervention chirurgicale. *Méd. Prat.*, 15 févr. 1910, n° 7.

Muller (H.). *Contribution à l'étude des cals vicieux, dans les fractures de l'extrémité inférieure de l'humérus chez les enfants.* Thèse de Lyon, 1904-1905, 206 p.

Powers. The question of position in the treatment of fractures of the lower end of the humerus. The testimony of 650 cases under the care of Hartley and Woodbury, Curtis, Van Arsdale and the author. *Med. Rec.*, 1896, XLIX, 615-619.

Ricard et Demoulin. Fractures du coude. In *Traité de chir.* de DUPLAY et RECLUS, 2e édit. Paris, 1897, II, 479-498.

Rieffel (H.). Fractures du coude. In *Traité de chir. cliniq. et opérat.* de Le
Dentu et Pierre Delbet, 1896, II, 245-262.

Rieffel (H.). Etude sur le cubitus valgus et le cubitus varus. *Rev. d'orthop.*, 1897, VIII, 243; 327; 405.

Smith. Position in the treatment of elbow joint fractures : an experi-
mental study. *Boston med. and surg. Journ.*, 1894, II, 386-389; 411-414.

Smith. The treatment of the elbow joint fractures in the position of
acute flexion without splints, with report of cases. *Boston med. and
surg. Journ.*, 1895, II, 1-4. Discussion : 14-15.

Smith. Fractures of the arm involving the elbow joint. *Chicago med.
Times*, 1896, XXIX, 134-136.

Smith. Treatment of the elbow joint fractures. *Journ. med. and science*,
Portland, 1897-98, IV, 197-200.

Spietschka. Ueber Frakturen am unteren Humerusende. *Prager med.
Wochenschr.*, 1901, XXVI, 101; 126; 140 ; 160 ; 180.

Stimson. The treatment of fractures of the humerus involving the
elbow joint. *Med. News.*, 1891, LIX, 385-390.

Stimson. Cubitus varus or « gunstock » deformity following fractures
of the lower end of the humerus. *Ann. of surg.*, 1900, XXXII, 301-308.

Tuffier. Traitement opératoire de certaines fractures récentes comminu-
tives du coude par l'ouverture du foyer et l'enchevillement des fragments (Discuss. : **Routier; Quénu; Félizet,** etc.). *Bull. Soc. chir. Paris*,
1893, XIX, 320 et suiv.

Vignard. De l'intervention chirurgicale dans certaines fractures du
coude chez l'enfant. *Lyon Méd.*, 1905, CV, 1106-1109.

Vignard et **Barlatier.** De l'intervention sanglante dans les fractures
récentes du coude. *Rev. d'orthop.*, 1908, IX, 297-316.

Warbasse. Some common injuries of the elbow. *Med. Rev.*, 1909, LXXV,
170-174.

Wendt. Die Frakturen am unteren Humerusende im Rœntgenbilde.
Fortschr. a. d. Geb. der Rœntgenstrahlen, 1902-1903, VI, 215-224.

Whitney. Fractures at and near the elbow. *Northwest. Lancet*, Saint-
Paul, 1897, XVII, 446-449.

Zehn. *Die spälteren Schicksale einiger Frakturen in Bereiche des Ellbogengelenkes.* Thèse de Rostock, 1907.

3° Fractures supracondyliennes.

Albouze. Fracture sus-condylienne de l'humérus. *Arch. de méd. et de
pharm. milit.*, 1909, III, 94-97.

Bérard. Fractures supracondyliennes de l'humérus (Discuss. : **Destot** ;
Vincent). *Bull. Soc. chir. Lyon*, 1904, VII, 265-268.

Broca (Aug.). Fracture sus-condylienne de l'humérus chez l'enfant, et
ses complications. *Trib. Méd.*, 1908, 21 mars, 165-167.

Cœnen (H.). Die Behandlung des supracondylären Oberarmbruches. *Beitr. zur klin. Chir.*, 1908, LX, 313-332..

Deniker et **Dézarnaulds.** Des fractures sus-condyliennes de l'humérus chez l'enfant. *Presse Méd.*, 1905, 385-387.

Dieulafé. Traitement chirurgical des consolidations vicieuses des fractures sus-condyliennes de l'humérus. *Revue d'orthop.*, 1910, XXI. 201-209.

Frœlich. Fracture sus-condylienne de l'humérus. *Rev. Méd. de l'Est.*, 1906, XXXVIII, 246.

Gaudier. Fracture supracondylienne de l'humérus avec déplacement du fragment inférieur et de l'avant-bras en arrière; traitement par la réduction à ciel ouvert et l'agrafage des fragments avec les agrafes de Jacoël; excellent résultat fonctionnel. *Lyon Méd.*, 1904, CIII, 557-561.

Gérard-Marchant. Fracture sus-condylienne et intra-condylienne du coude droit. *Rev. d'orthop.*, 1899, X, 97 100.

Graessner. Die Behandlung der Fractura supracondylica humeri mittels Bardenheuerschen Extension. *Centralbl. f. Chir.*, 1903, XXX, 1201-1206.

Hagenbach-Burckhardt. Deux cas de fractures supracondyliennes de l'humérus compliquées de plaie et guéries heureusement par l'intervention chirurgicale. *Rev. d'orthop.*, 1908, IX, 97-104.

Hilgenreiner. Zur supracondylären Fraktur des Oberarmes. *Beitr. zur klin. Chir.*, 1903, XXXIX, 275-348.

Hilgenreiner. Bemerkungen über die Arbeit von H. Cœnen: Die Behandlung des supracondylären Oberarmbruches. *Beitr. z. klin. Chir.*, 1908-1909, LXI, 799-802.

Jaboulay. Coexistence de luxation et de fracture du coude (Discuss. Durand.) *Bull. Soc. chir. Lyon.*, 1904, IV, 192-195.

Judet. La fracture sus-condylienne de l'humérus chez l'enfant. *Bull. Méd.*, 1905, XIX, II, 1085-1089; 1109-1113.

Judet. Des renseignements fournis par la radiographie dans les fractures sus-condyliennes transversales de l'extrémité inférieure de l'humérus chez l'enfant. *Arch. d'électr. Méd.*, 1906, XIV, 123-144.

Knocke. Beitrag zur Behandlung der supracondylären Humerusfrakturen. *Deutsche Zeitschr. f. Chir.*, 1907, XC, 167-173.

Lebourgeois. *Fracture sus-condylienne de l'humérus.* Thèse de Paris, 1904.

Lusk. Reduction of supracondyloid fracture of the humerus (extension type) by preliminary hyperextension of the forearm, and maintenance of the reduction by extreme flexion. *Ann. of surgery*, 1908, XLVIII, 432-434.

Mériel et **Gorse.** Fracture sus-condylienne oblique de l'humérus (radiographie). *Toulouse méd.*, 1906, VIII, 45.

Mouchet. Les fractures sus-condyliennes transversales, en particulier chez l'enfant. *Gaz. des malad. infant.*, 1904, VI, 153-156.

Schrecker. Ueber die Behandlung der supracondylären Fraktur des

Humerus und Femur mit Bardenheuerscher Extension. *Münchn. med Wochenschr.*, 1906, LIII, 115-117.

Schwab. Some cases of supracondyloid fracture of the humerus (with X rays illustration). *Brooklyn med. Journ.*, 1902, XVI, 166-169.

Shands. The treatment of supra-condyloid fracture of the humerus. *New-York med. Journ.*, 1900, LXXII, 1077-1079.

Veau. Application de la radiographie au diagnostic et au traitement des fractures sus-condyliennes de l'humérus vicieusement consolidées. *Arch. de méd. des enfants*, 1898, 1, 220-226.

Vivier. Traitement de la fracture sus-condylienne de l'humérus chez l'enfant. *Presse méd.*, 1908, XVI, 49-52.

4° FRACTURES DU CONDYLE EXTERNE

Bassetta. Pseudarthrose du condyle externe de l'humérus. *Rev. d'orthop.*, 1908, IX, 81-83.

Broca (Aug.). Intervention précoce pour fracture du condyle externe de l'humérus. [Rapport sur communication de SILHOL (de Marseille)]. *Bull. Soc. chir.*, Paris, 2 août 1910, 904-905.

Guyot. De l'enchevillement dans les fractures du condyle externe de l'humérus avec retournement. *Bull. Soc. anat.*, 1907, LXXXII, 383-384.

Landwehr. Ueber Condylenbrüche des Humerus und ihre Behandlung. *Deutsche Zeitschr. f. Chir.*, 1909, XCIX, 360-374.

Mathews. Fracture of the external condyle of the humerus. *Ann. of surg.*, 1909, XLIX, 712.

Mériel. Malformations osseuses complexes à la suite d'une fracture non consolidée du condyle externe de l'humérus. *Bull. Soc. anat.*, 1903, LXXXVIII, 568-570.

Siter. The treatment of fractures of the condyles of the humerus. *Ann. of surg.*, 1904, XXXIX, 1033-1036.

5° AUTRES VARIÉTÉS DE FRACTURE DU COUDE

Battle. A case of separation of the lower epiphysis of the humerus with injury to the brachial artery. *Lancet*, 1899, I, 440.

Bouglé. Décollement épiphysaire de l'épitrochlée. Radiographie. *Bull. Soc. anat.*, 1901, LXXVI, 73-75.

Broca (Aug.). Décollement intraarticulaire complet de l'épiphyse humérale inférieure. *Bull. Soc. chir.*, Paris, 1904, XXX, 1016.

Cerné. Décollement de l'épiphyse inférieure de l'humérus et de l'épitrochlée. Déviation de l'avant-bras en dehors. Radiographie. *Normandie médic.*, 1905, XX, 470-472.

César. *Essai sur les fractures de l'épitrochlée.* Thèse de Paris, 1876, n° 228.

Cottam. Traumatic separation of the lower epiphysis of the humerus and their treatment by the extended position, with report of two cases *Med. Rec.*, 1903, LXIV, 772-773.

Davis (G.-G). Fractures of the internal condyle of the humerus and the correction of the resultant deformity by operative measures. *Ann. of surg.*, 1899, XXIX, 40-50.

— Décollements épiphysaires. *Congr. franç. de chir.*, Paris, 1904, XVII,

Déjardin. Un enfant atteint de fracture intraarticulaire du coude. *Ann. Soc. méd. chir. Liège*, 1905, XLIV, 184-186.

Eccles. Traumatic separation of the lower end of the humerus. *Lancet*, 1898, II, 688.

Fallier. *Contribution à l'étude des fractures de l'épitrochlée avec luxation du coude.* Thèse de Paris, 1888-1889.

Fowler. Separation of the lower extremity of the humerus, with the report of a case in which the epiphysis was displaced forward. *Brooklyn med. Journ.*, 1899, XIII, 209-220.

Hutchinson. On detachment of the internal epicondyle of the humerus. *Brit. med. Journ.*, 1892, I, 111-114.

Joüon. Décollement traumatique de l'épiphyse inférieure de l'humérus. *Rev. d'orthop.*, 1902, III, 379-399.

Joüon. Fracture oblique interne de l'extrémité inférieure de l'humérus. *Rev. d'orthop.*, 1908, IX, 379.

Lucid. Epiphyseal separation of the ends of the humerus. *New-York med. Journ.* 1899, XX, 406-409.

Lucid. Further observations on epiphyseal separation of the ends of the humerus. *Buffalo med. Journ.*, 1906-1907, LXII, 594-598.

Patel. Luxation du coude en avant avec fracture de l'épitrochlée. *Lyon méd.*, 1908, CXI, 45.

Steinthal. Die isolierte Fraktur der Eminentia capitata im Ellbogengelenke. *Centralbl. f. chir.*, 1898, XXV, 17-20.

6º COMPLICATIONS NERVEUSES

Bérard. Des complications nerveuses dans les fractures de l'extrémité inférieure de l'humérus. *Bull. Soc. chir. Lyon*, 1904, VII, 310-318.

Bellissen. *Section du nerf radial dans les fractures de l'extrémité inférieure de l'humérus.* Thèse de Lyon, nov. 1900, 56 p.

Broca et Mouchet. Complications nerveuses des fractures de l'extrémité inférieure de l'humérus. *Rev. de chir.*, 1899, I, 701-744.

Broca (Aug.). Complications nerveuses tardives des fractures de l'extrémité inférieure de l'humérus. *Bull. Méd.*, 1900, XIV, 1353-1356.

Broca (Aug.). Complications nerveuses tardives des fractures de l'extrémité inférieure de l'humérus. *Ann. de chir. et d'orthop.*, 1903, XVII, 17-21; 45-52.

Brun. *Bull. Soc. Chir.*, 1904, p. 1138. Discussion.

Claus. *Centralbl. f. chir.*, 1893, 833-835.

Courtin. Paralysies radiales consécutives aux fractures de l'humérus chez l'enfant. *Gaz. hebd. des sciences méd. Bordeaux*, 1901, XXII, 208-210.

Diehl. *Du traitement de la paralysie radiale traumatique, suite de fracture de l'humérus.* Thèse de Paris, 1906, 60 p.

Finotti. *Wien. Med. Wochenschr.*, 1893 p. 2019.

Frère. *Troubles nerveux par cals exubérants du membre supérieur.* Thèse de Paris, 1896-1897.

Gamet. *Troubles nerveux consécutifs aux fractures de la gouttière épitrochléo-olécranienne.* Thèse de Paris, 1898-1899.

Lambret. Complications nerveuses tardives des fractures du coude. *Echo Med. du Nord*, 1904, VIII, 133-136.

Launois et **Lejars.** Résultats des opérations libératrices du nerf radial à la suite des fractures de l'humérus. *Rev. de chir.*, 1903, I. XXVII, 574-589.

Le Chaix. Thèse de Paris, 1898-99, n° 417.

Mouchet. Complications nerveuses tardives des fractures de l'extrémité de l'humérus inférieure survenues dans l'enfance. *Gaz. Hôp.*, 1902, LXXV, 1113-1116.

Muhsam. Paralysie dans les fractures de l'humérus. Réunion libre des chirurg. de Berlin, in *Presse Méd.*, 1906 p. 603.

Natier. *Les complications nerveuses des fractures du coude.* Thèse de Lille, 1904, 88 p.

Nové-Josserand. Des complications nerveuses dans les fractures de l'extrémité inférieure de l'humérus. *Bull. Soc. Chir. Lyon*, 1904, VII, 324.

Payr (Erwin). Ueber Läsion des Nervus ulnaris bei Verletzungen am Ellbogengelenke; ein Beitrag zur Lehre von den Nervenläsionen bei Traumen des Ellbogengelenkes. *Deutsche Zeitschr. f. Chir.*, 1900, LIV, 167-190.

Peltesohn. Ueber cubitus valgus mit sekundären Störungen in Gebiet des Nervus ulnaris. *Zeitschr. f. orthop. Chir.*, 1906. XVII, 246-256.

Riethus. Ueber die Verletzungen des Nervus radialis bei Humerusfrakturen und ihre operative Behandlung. *Beitr. z. klin. Chir.*, 1899, XXIV, 703-760.

Roumagoux. *Paralysie cubitale précoce.* Thèse de Montpellier, 1902-1903.

Savariaud. Les complications nerveuses des fractures de l'extrémité inférieure de l'humérus chez les enfants. *Arch. gén. de méd.*, 1903, 1, 65-77; 129-142.

Sengensse. Compression du cubital par un cal vicieux du coude. Réfection de la gouttière épitrochléo-olécranienne. Guérison. *Ann. de la polic!. de Bordeaux*, 1897-98, V, 641-644.

Vacquerie. *Contribution à l'étude des complications nerveuses tardives des fractures de l'extrémité inférieure de l'humérus.* Thèse de Paris, 1902, 80 p.

Veau. Troubles nerveux dans les fractures du coude. *Bull. Soc. Pédiatrie*, nov. 1909, 441-446.

Zoœge-Manteuffel. Complicirte Fraktur des Ellenbogengelenkes, mit Verletzung, Lähmung und Neuralgie des Nervus radialis; Heilung. *St-Petersb. Med. Wochenschr.*, 1896, XIII, 279-281.

TABLE DES MATIÈRES

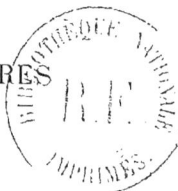

TROISIÈME PARTIE

FRACTURES DE L'ÉPITROCHLÉE

2956. — Tours, Imprimerie E. ARRAULT et Cⁱᵉ.

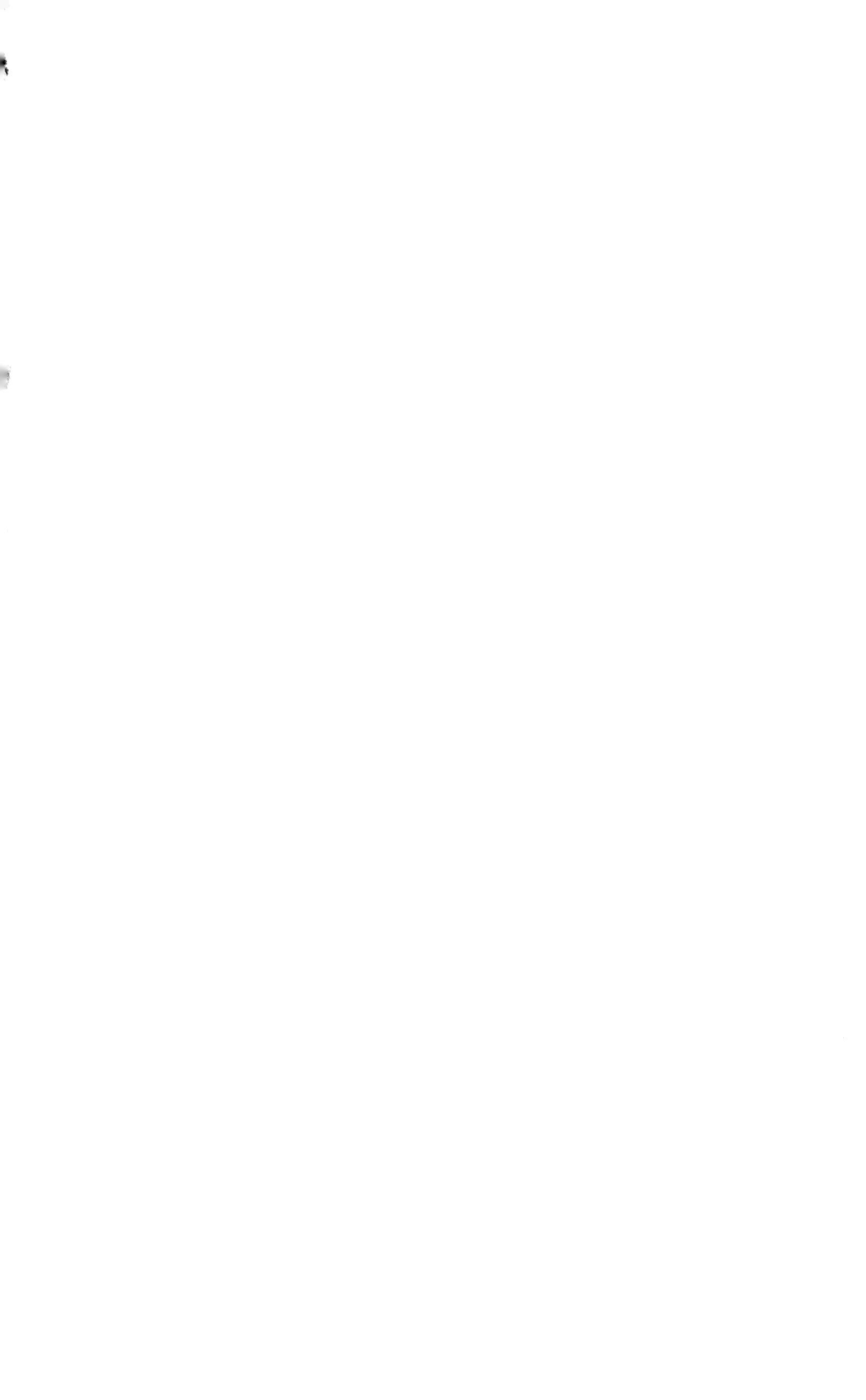

www.ingramcontent.com/pod-product-compliance
Lightning Source LLC
Chambersburg PA
CBHW060423200326
41518CB00009B/1464